神経筋の検査と症例診断

秋口一郎／岡 伸幸／中野 智
康生会武田病院　　国立病院機構南京都病院　　大阪市立総合医療センター
神経脳血管センター長　神経内科診療部長　　　神経内科部長

編著

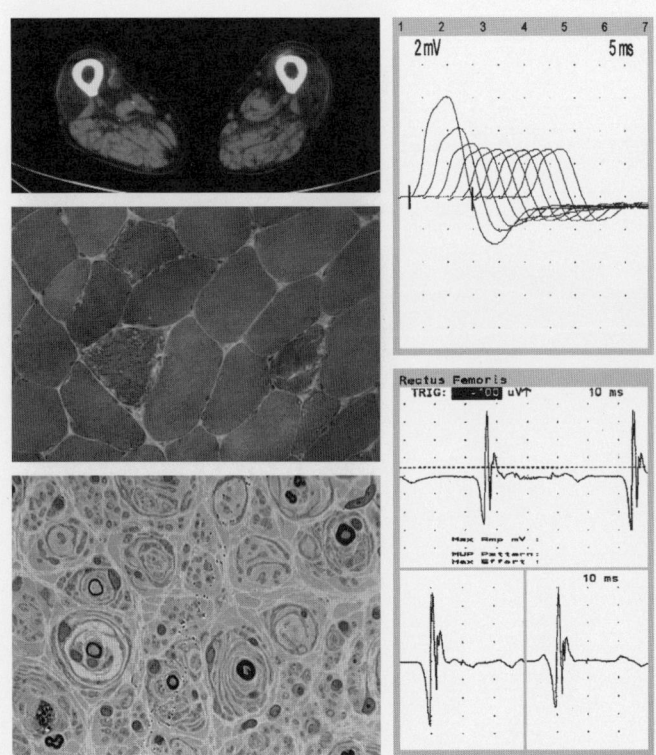

金芳堂

執筆者一覧

編著者（執筆順）

秋口　一郎
康生会武田病院神経脳血管センター長

岡　伸幸
国立病院機構南京都病院神経内科診療部長

中野　智
大阪市立総合医療センター神経内科部長

執筆者（執筆順）

小島　康祐
医仁会武田総合病院神経内科部長

川崎　照晃
康生会武田病院神経脳血管センター部長

宮本　勝一
近畿大学医学部神経内科准教授

安田　斎
滋賀医科大学名誉教授

近藤　誉之
京都大学医学部附属病院地域ネットワーク医療部准教授

浅沼光太郎
康生会柳馬場武田クリニック所長

松井　大
大津赤十字病院神経内科部長

編集者のことば

　神経筋疾患は神経内科の扱う領域のうちで最も神経内科らしい部分を占めている．言うまでもなく筋・末梢神経系は主に四肢・体幹や胸腹部に位置し，筋炎・末梢神経炎・腫瘍・遺伝性疾患などの神経筋固有疾患のみでなく，それらの部位の内科疾患に呼応した各種の症候・病態を示す．結合織病・リウマチ性疾患や血管炎，糖尿病に代表される内分泌代謝疾患，肝・腎・血液疾患に伴う各種合併症など枚挙にいとまがない．これまでに脳脊髄疾患については研修医・神経内科専門医向けの優れたケーススタディ本があるが，不思議なことに神経筋疾患に関してはまとまった本は出版されていない．特に神経筋疾患に関する電気生理と生検病理診断のエキスパートが共同で表した本は未だない．本書を作成しようとした意図の一つはそこにある．しかし，もう一つには，今後の高齢化社会や病院・施設・在宅へと多極化する医療に向けた卒後研修や総合内科・総合診療の専門医教育において神経筋疾患のケーススタディは避けて通れない重要な課題であると確信するからである．また，電気生理，画像，血液生化学，組織検査に携わる検査医学領域の医師やコメディカルに対してもその検査依頼の背景にある疾患やケーススタディの流れ・帰結の把握は極めて有用なフィードバック研修・生涯教育につながるものと考える．

　本書は大きく，①末梢神経および筋疾患の検査・診断と②主要疾患のケーススタディの2部に分け10人の共同執筆者にそれぞれの専門の検査診断領域と症例提示を担当していただいた．執筆者の大半はかつての京都大学神経内科神経病理・神経免疫研究室の仲間であり，そのうちの末梢神経病理部門のヘッドだった岡伸幸先生と筋病理部門のヘッドだった中野智先生には共同編集にも加わってもらった．電気生理研究室出身の小島，浅沼両先生には神経筋の電気生理について担当して頂いた．また滋賀医科大学の安田斎先生には先生の専門領域である糖尿病性ニューロパチーについて快く執筆に加わって頂いた．ここに共同執筆者の先生方に深謝申し上げます．

　冒頭にも述べましたが，本書は神経筋疾患の教科書・手引書として他に例を見ない体裁と内容を備えており，必ずや医学教育や実臨床の現場で役に立つものと信じます．

2015年3月吉日

秋口　一郎

目　次

I　ベッドサイドの診断

1　神経筋疾患診察の手順 ──────────────── 秋口一郎　3
  1　神経筋疾患診察の手順　3
  2　神経筋疾患診療の要点　8

II　神経筋の検査と診断

1　神経電気生理 ──────────────────── 小島康祐　27
  1　電気生理検査でわかること　27
  2　神経伝導検査の基礎　28
  3　神経伝導検査における異常の判定　32
  4　神経伝導検査の解釈　33
  5　反復刺激検査　34
  6　針筋電図検査　35
  7　検査の進め方　36

2　末梢神経病理 ──────────────────── 岡　伸幸　38
  1　神経生検の適応　38
  2　神経生検をどこから行うか　38
  3　生検手技の実際　39
  4　組織の処理　40
  5　正常所見　40
  6　代表的な異常所見　43

3　末梢神経血液生化学・髄液検査 ──────────── 川崎照晃　48
  1　病変分布による検査方針　48
  2　成因による検査方針　48
  3　病理病態による検査方針　49
  4　髄液検査　51

4　ガングリオシド抗体・末梢神経遺伝学的診断 ─────── 宮本勝一　54
  1　ガングリオシド抗体　54
  2　末梢神経遺伝学的診断　55

5　糖尿病性ニューロパチーの診断 ─────────── 安田　斎　59
  1　糖尿病性ニューロパチーの診断における特殊性　59
  2　糖尿病性ニューロパチーの自然史と診断　60
  3　糖尿病多発ニューロパチーの診断　61
  4　糖尿病性単ニューロパチーの診断　68

6 神経筋疾患の免疫・画像検査概説 ── 近藤誉之　71
- 1　末梢神経障害　71
- 2　神経筋接合部疾患　75
- 3　筋疾患　76

7 筋電気生理 ── 浅沼光太郎　80
- 1　自発放電　80
- 2　運動単位電位の観察　84

8 筋病理学的診断 ── 中野　智　85
- 1　筋生検の実際　85
- 2　筋疾患の組織化学的診断　86
- 3　筋疾患の免疫組織化学的診断　95

9 神経筋接合部疾患の免疫診断 ── 松井　大　98
- 1　神経筋接合部について　98
- 2　神経筋接合部を障害する疾患　100

10 筋疾患遺伝子診断のエッセンス ── 中野　智　103
- 1　Duchenne型/Becker型筋ジストロフィー　103
- 2　筋強直性ジストロフィー　103
- 3　眼咽頭筋ジストロフィー　104
- 4　顔面肩甲上腕型筋ジストロフィー　104
- 5　肢帯型筋ジストロフィー　104
- 6　遠位型ミオパチー　105
- 7　Emery-Dreifuss型筋ジストロフィー　105
- 8　先天性ミオパチー　105
- 9　先天性筋ジストロフィー　106

11 痛みとしびれの診断 ── 秋口一郎　107
- 1　診察の手順　107
- 2　しびれの病態　107
- 3　痛みの病態　108
- 4　痛み・しびれを示す末梢神経障害　109

III 症例診断

1 絞扼性神経障害 ── 小島康祐　113
- 1　症例呈示　113
- 2　手根管症候群　116
- 3　肘部管症候群　117

2 腕神経叢を標的とした免疫性ニューロパチー ── 近藤誉之　118
- 1　症例呈示　118
- 2　考察　120

3　POEMS 症候群 ────────────────── 近藤誉之　122
  1　症例呈示　122
  2　考察　123

4　血管炎性ニューロパチー（1） ────────── 岡　伸幸　126
  1　症例呈示　126
  2　検査所見　126
  3　まとめと鑑別診断　126
  4　生検病理所見　127
  5　経過と考察　127

5　血管炎性ニューロパチー（2） ────────── 岡　伸幸　129
  1　症例呈示　129
  2　検査所見　129
  3　まとめと鑑別診断　130

6　Guillain-Barré 症候群 ────────────── 宮本勝一　133
  1　症例呈示　133
  2　病態　134
  3　症状　134
  4　検査　135
  5　電気生理検査　135
  6　診断基準　135

7　慢性炎症性脱髄性多発根ニューロパチー ───── 川崎照晃　139
  1　症例呈示　139
  2　臨床症状　139
  3　診断　140
  4　治療　142

8　Fisher 症候群 ──────────────────── 川崎照晃　143
  1　症例呈示　143
  2　診断　143
  3　治療　144

9　遺伝性ニューロパチー ────────────── 宮本勝一　145
  1　症例呈示　145
  2　分類　145
  3　電気生理　146
  4　病理　147
  5　病態　147
  6　まとめ　148

10　糖尿病性ニューロパチー ─────────── 安田　斎　150
  1　緩徐進行性に増悪した下肢のしびれ　150
  2　血糖コントロール後に出現したしびれと疼痛　151
  3　四肢のしびれと筋力低下を呈した症例　152

11　リウマチ性多発筋痛症 ────────────── 秋口一郎　154
  1　症例呈示　154

         2 筋痛を起こす日常的疾患　　155
         3 診断基準　　156
         4 自験 15 例のプロフィール　　157
         5 鑑別診断　　157
         6 PMR と側頭動脈炎　　159
         7 成因と免疫異常・病理　　160

12　重症筋無力症および Lambert-Eaton 症候群 ──────── 小島康祐　162
         1 症例呈示　　162
         2 重症筋無力症　　165
         3 Lambert-Eaton〔無筋力〕症候群　　166

13　筋萎縮性側索硬化症 ─────────────────── 浅沼光太郎　167
         1 症例呈示　　167
         2 検査所見　　168
         3 疫学および原因　　168
         4 治療・管理　　169
            Memo　ALS の臨床的特徴，病型および予後　　169

14　多発筋炎 ──────────────────────────── 松井　大　170
         1 症例呈示　　170
         2 病態　　171
         3 電気生理　　172
         4 筋生検　　173
         5 診断と治療　　173
            Memo　多発／皮膚筋炎の臨床病型とその自己抗体および予後　　174

15　封入体筋炎 ────────────────────────── 中野　智　175
         1 症例呈示　　175
         2 臨床　　176
         3 筋病理　　177
         4 概念の確立　　177
         5 病態機序　　178
         6 病態機序の解明と治療　　180

16　周期性四肢麻痺 ─────────────────────── 中野　智　181
         1 症例呈示　　186
         2 概念　　181
         3 診断　　183
         4 日常生活管理と治療　　184
         5 イオンチャネルとチャネロパチー（チャネル病）　　185

17　筋強直症候群（ミオトニー症候群） ────────── 浅沼光太郎　187
         1 症例呈示　　187
         2 筋強直性ジストロフィー　　187
         3 その他のミオトニーを呈する疾患　　191

18　ミトコンドリア脳筋症 ───────────────────── 松井　大　193
         1 症例呈示　　193
         2 病態　　194

3　診断　194
　　4　MERRF　195
　　5　KSS, CPEO　191
　　6　MELAS　196
　　7　その他の型　196
　　8　治療　196

日本語索引 ——————————————————— 199
外国語索引 ——————————————————— 204

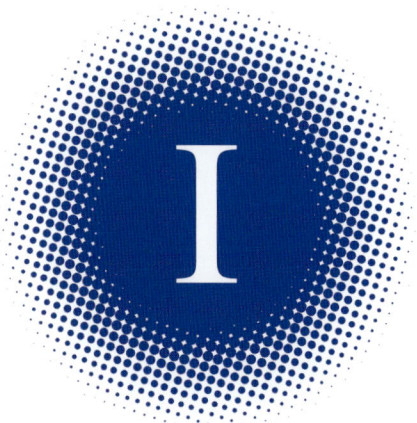

ベッドサイドの診断

1 神経筋疾患診察の手順

A. 問診の要点

　神経筋疾患に限らず神経内科の初診患者と向き合ったときには，まず全体像の観察と問診により，患者の苦痛や受診に至った目的が何かを把握しなければならない．説明が要領を得なかったり，回りくどくても，途中で聞き返したり経過を確認して，患者の言葉で病歴をまとめるように努める．症状や経過を医者の言葉で置き換えてはならない．問診は患者の時間，診察は医者の時間と心得る必要がある．

　このとき，細かい枝葉の症状より，運動麻痺や歩行障害，感覚障害や痛みなど患者の生命や日常生活を脅かすような症状をつかみ，それが一時的なものだったか現在も進行しているかを時間経過で聞き取ることが大切である．

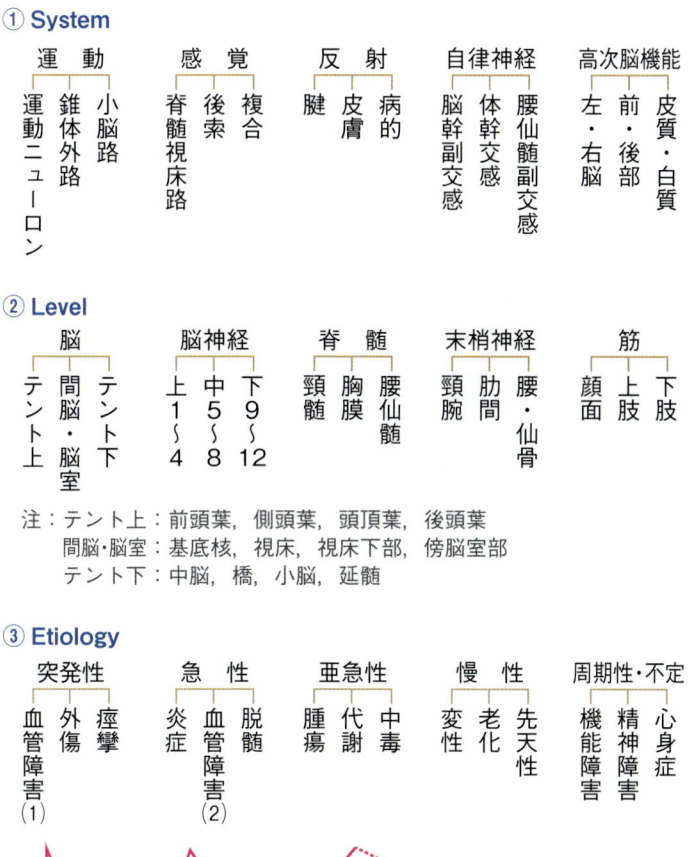

図1　SLEチェックリスト

この際に，図1に示したような問診・診察のための簡便なチェックリストが有用である．これにより
(1) 障害が運動系か感覚系か，あるいは自律神経系かなどのSystem異常に関して，
(2) 障害が脊髄か末梢神経か，あるいは筋肉由来かなどのLevel異常に関して，
(3) 発症は急性か，病態としては炎症が考えられるかなどのEtiologyに関して，
整理をし，問診の内容を診察と診断に反映させるようにする．（SLEチェックリスト：図1）．

B. 診察の要点

患者が入室したらまず全体像を観察し，問診をしながら次項で示したような神経学的緊急症があるかどうかを判断する．あれば緊急検査，治療を先行しなければならない．

診察にあたっては簡潔で系統的な検査を行い，問診で現れていなかった異常症候を見落とさないように努める必要がある．例えば，患者が何ら運動障害を訴えなくても，系統的な診察により軽い筋脱力を発見するというような場合がしばしばある．したがって，診察の際には，全ての患者について (1) 運動系（表1），(2) 感覚系（表2～4），(3) 反射系（表2, 3, 5），(4) 自律神経系（表6），(5) 高次脳機能系の5つの系統のチェックを絶えず念頭に置きながら，

表1 急性運動麻痺の時まず留意しなければならない疾患

片麻痺	(1) 片麻痺のみ 病変：皮質，皮質下白質，内包，橋 症候：顔・上肢・下肢型，顔・上肢型，上肢・下肢型がある	ほとんどが脳血管障害，時に多発性硬化症・血管炎・脳腫瘍
	(2) 片麻痺と感覚障害 病変：皮質，皮質下白質，視床 症候：感覚障害のほうが強い場合もある	
	(3) 片麻痺と運動失調 病変：皮質下白質，橋 症候：麻痺と同側のことが多い	
四肢麻痺	(1) 腱反射消失と四肢麻痺 呼吸麻痺，感覚障害を伴う場合あり	ギラン・バレー症候群
	(2) 弛緩性四肢麻痺 周期性，感覚障害なし，脳神経支配筋・呼吸筋は侵されない	周期性四肢麻痺（若年男性では甲状腺機能亢進の合併）
	(3) 痙直性四肢麻痺 足に強く手に軽い，項部痛や手の腱反射解離を伴う	頸椎疾患・脊椎管狭窄症（時にさいな外傷を契機に発症）
対麻痺	(1) 痛みを伴わない対麻痺	脊髄AVM・脊髄梗塞（腹部大動脈病変術後など）
	(2) 痛みを伴う対麻痺	転移性脊椎・脊髄腫瘍，硬膜外血腫・膿瘍
	(3) 感覚障害を伴う対麻痺	脊髄腫瘍，黄靱帯骨化症，多発性硬化症・血管炎

注：末梢神経の急性運動麻痺では動眼・外転・顔面神経麻痺，橈骨・尺骨・腓骨神経麻痺の頻度が高い．

表2　運動優位・感覚優位ポリニューロパシーのABCD

1. 運動優位ポリニューロパシーのABCD
   1) Acute intermittent porphyria　急性間欠性ポルフィリア
   2) Barré-Guillain（Guillain-Barré）症候群
   3) CIDP　慢性炎症性脱髄性ポリニューロパシー
   4) Diphteric neuropathy　ジフテリアニューロパシー
2. 感覚優位ポリニューロパシーのABCD
   1) Amyloid neuropathy　アミロイドニューロパシー
   2) Beriberi　脚気
   3) Carcinomatous neuropathy　癌性ニューロパシー
   4) Diabetic neuropathy　糖尿病性ニューロパシー

表3　頸椎症診断の6D

1. 自覚症状 Discrete movement	巧緻運動障害（ボタンかけがしにくい）
2. 運動障害 Delayed opening	手指による開閉運動の遅れ（グーからパーがスローモーションになる）
3. 感覚障害 Distant effect	推定髄節障害よりも，実際の感覚障害レベルが下方に出現する（C4-T2障害の70％がT4-T10に出現する）
4. 反射異常 Discrepancy	ある反射誘発手技でその反射が出ずに，別のレベルの反射が出現する（二頭筋反射・三頭筋反射手技で指屈曲反射が出現することが最も多い）
5. 痛み Discogenic pain	椎間板障害レベルに対応する関連痛が出現する
6. 排尿障害 Dysuria	

参考　1) 特に1，2，4があると，診断価値が高い．
　　　2) 他に上肢筋萎縮，下肢反射亢進・病的反射をしばしば認める．
　　　3) 転倒などのささいな外傷や，整体などの治療を契機にしばしば発症する．

表4　解離性感覚障害を起こす6S疾患【A】と部位診断に有効な6S感覚障害型【B】

【A】疾患
1) Syringomyelic dissociation　脊髄空洞症型解離
2) Spinal artery syndrome　前脊髄動脈症候群
3) Séquard-Brown（Brown-Séquard）症候群
4) Syphilitic(tabetic) dissociation　脊髄癆型解離
5) SCDC (subacute combined degeneration of the spinal cord)　亜急性連合性脊髄変性症
6) Syndrome of lateral bulbus　延髄外側症候群（Wallenberg症候群）

【B】感覚障害型
1) Syndrome of cheiro-oral topograpy　手掌・口感覚症候群
2) Shawl anesthesia　ショール状感覚消失
3) Suspension form　宙吊り型（感覚障害）
4) Sacral sparing　仙部回避現象
5) Saddle anesthesia　サドル状感覚消失
6) Stocking anesthesia　靴下状感覚消失

表5　4つの基本的な腱反射

1)	アキレス腱反射	S	1・2
2)	膝反射	L	3・4
3)	上腕二頭筋反射	C	5・6
4)	上腕三頭筋反射	C	7・8

表6　Tabes dorsalis の WASSERMANN

1) **W**　Westphal 徴候（膝反射の消失）
2) **A**　Argyll Robertson 徴候（対光反射消失・輻輳反射保持）
3) **SS**　Subjective paresthesia（自覚的異常感覚：冷感，しびれ感，ピンや針で刺されたような感じ）
4) **E**　"Electrical" pain（電撃性疼痛）（lightning pain）
5) **R**　Romberg 徴候
6) **M**　Mal perforant（perforating ulcer　穿孔性潰瘍）
7) **A**　Abadie 徴候（アキレス腱をつねっても痛みのないこと）
8) **NN**　Neurogenic bladder　神経因性膀胱

表7　ベッドサイド診察の要点

1) 座位でみること
   - 顔面・頭部　　動眼神経・外転神経麻痺，瞳孔
     水平性（橋）・垂直性（中脳）眼球運動障害，眼振，眼位，まつ毛徴候，
     顔面筋力左右差（イーと言わせる）嚥下障害，舌偏位，カーテン徴候
     snout，sucking（前頭葉徴候），Myerson 徴候，jaw・facial jerks
     対座法による視野検査（半盲，1/4 盲）
     顔面感覚障害（中枢性，末梢性）
   - 上肢運動　　運動麻痺，肢位（Barré 徴候），手指の分離運動
     遠位および近位筋力・「ring formation [*1]」（小指・母指球筋群）と上肢水平挙上[*2]（deltoid test）」
     運動失調「NFN [*3]・「FE テスト[*3]」
     筋トーヌス「筋固縮，gegenhalten」

2) 起立・歩行でみること　　Romberg・Mann テスト，tandem gait，自由歩行

3) 臥位でみること
   - 下肢運動　　運動麻痺，肢位（麻痺側の外旋位，下肢 Barré 徴候・Mingazzini 試験）
     遠位および近位筋力（代表として toe と iliopsoas）
     運動失調（shin tap・HK [*3] テスト）
   - 四肢・体幹　　筋固縮および不随意運動の有無を観察，特に頸部の筋固縮と項部硬直・jolt accentuation の有無
   - 反射　　腱反射左右差（S12・L34・C56・C78）
     Babinski 反射，Chaddock 反射，足クローヌス
   - 感覚　　通常筆や音叉で四肢および体幹の触覚と振動覚をみる．半側障害，脊髄横断障害，Wallenberg 型，手掌・口感覚障害，手袋靴下型などを鑑別する

[*1]　小指と母指で輪を作り，検者と被検者の間で引っ張りあい左右筋力を比較する．
[*2]　被検者の両上肢を横に水平に挙上させ，検者が下方に押し下げようとする力で，左右筋力を比較する．
[*3]　NFN：nose-finger-nose　　FE：finger to ear　　HK：heel to knee

しかし，あまり時間をかけすぎないようにして検査を行う．診察では，まず坐位で顔面・頭部・上肢の運動・感覚・反射系をみる．次に，起立・歩行をさせて平衡・歩行機能をみる．最後に，ベッドに横になってもらい，臥位で体幹・下肢（上肢）の運動・感覚・反射・自律神経系をみる．これまでの会話内容，指示に対する了解，患者の全体像から，高次脳機能障害の有無を判断する．必要ならば，脳神経，首・肩・腕，体幹，腰・足などの局所検査，簡単な神経心理検査を補足する（表7）．最後に，これまでの問診・診察情報と SLE チェックリストや前述の図表に基づき，想定される疾患とその局所・鑑別診断を考える．

C．補助検査の要点

　神経疾患は種類が豊富で様々な症候を示すので，診断に際してはまず可能性のある疾患を領域別の神経疾患 A-G 分類（表8）のなかに位置づけて鑑別診断や補助検査を選択する必要がある．このとき筋肉・骨関節疾患（リウマチ性疾患）の病態別 A-G 分類（表9）を同時に念頭に置くことが神経筋疾患の鑑別診断に際して強力な武器となる．また神経疾患の種類が豊富とはいっても実際に頻度の高い疾患は限られる．例えば，筋疾患の領域では数多くの後天性・遺伝性筋疾患があるが，頻度の高いものは，(1) 多発・皮膚筋炎や封入体筋炎，(2) 各種筋ジストロフィー，(3) 甲状腺ミオパチーなどである．一方，末梢神経疾患のなかでは，(1) 代謝・欠乏性（糖尿病性やビタミン B_1 欠乏など），(2) 中毒・薬物性（アルコール性やイソニアシド／INH 中毒など），(3) 炎症・脱髄性（Guillain-Barré 症候群や CIDP など）が比較的高頻度である．糖尿病患者は予備軍まで入れるとわが国で約 2200 万人と推定されているが，その大多数が何らかの神経筋症候を示すといわれている．なお，筋萎縮性側索硬化症，重症筋無力症，多発筋炎など，神経筋疾患のうちのいわゆる神経難病に属するものは，それぞれ，人口 10 万あたり約 3～5 の頻度であり，さほど多いものではない．しかし，原因が不明で難治な疾患群として臨床的に重要である．

　次に補助検査の立案については，考えられるものをリストアップした上で，診断の決め手となる最低限必要な検査は何かをまず考える．すなわち，検査は鑑別診断に必要なものを1度にすべて行うのでなく，ランクをつけ，何度かに分けて検査項目を組み立てる方がいい．検査の量や内容については途中で見直しをし，例えば，自らの肉親がこれを受けるというような状況を考えて，検査に過不足のないよう計画を立てる．陽性の検査は原則として再検し，follow-up する．

　神経筋疾患の診断は，電気生理や生検病理診断の進歩で，最近では分子遺伝学的診断，あるいは MRI や超音波画像診断の進歩により，著しい発展を遂げた．しかし，MRI などの画像診断，電気生理診断については得られたデータが診断に漏れなく利用されているとは到底いえない．初見時には知識不足で見逃していた画像所見をあとから発見する場合もしばしばある．また余分な検査，不完全な検査，不適切な検査方針が少なくなかったとあとで思うこともしばしばある．したがって，検査に当たっては病態や疾患に specific（特異的）な検査と sensitive（感度のよい）な検査を区別して，より有効な検査計画を考えることが大切である．

表8 神経疾患のABCDEFG

A	神経難病	1. Amyotrophy	2. Ataxia	3. Abnormal involuntary movement
B	脳脊髄固有疾患	1. Brain infection/MS	2. Brain tumor	3. Brain trauma/deformity
C	脳血管障害	1. Cerebral infarction	2. Cerebral bleeding	3. Carotid occlusion
D	老年神経学	1. Dementia	2. Disorder of gait	3. Deformance (DJD)
E	発作性・周期性異常	1. Epilepsy	2. Episodic headache	3. Episodic vertigo
F	精神身体（心身）医学	1. Fear/Anxiety	2. Faint/Syncope	3. Fake
G	神経筋疾患・神経内科学	1. Guilliain-Barré syndrome	2. General medicine neurology	3. Genetic/congenital myopathies

DJD：Degenerative joint diseases

表9 リウマチ疾患（rheumatology）のABCDEFG

A	Arthritis 関節炎	1. RA	2. Ankylosing spondylosis	3. Adult-onset Still (AOS)
B	Blood vessel diseases 血管炎	1. ANCA-related arteritis	2. Behcet disease	3. Classic PN
C	Connective tissue diseases 結合組織病	1. SLE	2. Scleroderma	3. Sjögren syndrome
D	Degenerative joint diseases 変形性関節症	1. CS/LS	2. Hand and foot joint OA	3. Hip and knee joint OA
E	Extra-articular diseases 皮下脂肪織炎/関節外炎	1. Erythema nodosum	2. Sarcoidosis	3. Bursitis/Synovitis
F	Fibromyalgia/Polymyositis 筋痛/筋炎	1. PM/DM	2. PMR	3. Fibromyalgia/Myofascial pain syndrome
G	General medicine 全身病	1. Gout	2. Entrapment syndromes	3. Osteoporosis

CS/LS：cervical and lumbal spondylosis, PM/DM：polymyositis/dermatomyositis, PMR：polymyalgia rheumatica

2 神経筋疾患診療の要点

　神経疾患の診断と治療に関しては単に神経筋疾患に目を向けるのではなく，広く神経系の症候全体に目を向ける姿勢が大切である．本稿では神経学的緊急症，運動系，感覚系，反射系，自律神経系，高次脳機能系の異常の順にその診療の要点を述べる．

A．神経学的緊急症

　神経学的緊急症は以下の3つに分けられる．a）は自律神経・高次脳機能障害，b）は感覚障害，c）は運動障害を背景とした緊急症である．

a）急性呼吸不全，意識障害，
b）急性頭痛，急性めまい，
c）けいれん，急性運動麻痺（表1，10）にまず注意する．

急性呼吸不全（acute respiratory failure）は緊急症の中で最も早急に対策を立てる必要のある症候である．神経疾患に伴う呼吸不全ではパーキンソニズム（特に多系統萎縮症），脳幹出血，上位頸髄病変，Guillain-Barré症候群，筋ジストロフィー，筋萎縮性側索硬化症，重症筋無力症の重症例や増悪期で呼吸不全が急に出現することがあるので注意が必要である．この他に，uncal herniationやtonsillar herniationによる急性脳幹障害，distal vertebral artery occlusionや脱髄・腫瘍などによる両側延髄や上位頸髄障害，重症筋無力症によるクリーゼなどが重要である．

意識障害を起こす原因は数多くある．しかし，その鑑別に際しては単に可能性のある疾患を羅列するのではなくて，緊急検査・治療に関する臨床的重要度を念頭において診断する必要がある．昏睡患者では，まず血糖値，そのほかのデータチェック用の採血を行い，その後，直ちに血管を確保してグルコースとビタミンB_1を入れる．この操作で，まず低血糖とビタミンB_1欠乏に対する初期処置を終えたことになる．その後，他の可能性につき順次検査，処置を行う．

急性の頭痛を訴える患者の中には，くも膜下出血，髄膜炎，脳内血腫などのように，早急な外科的，内科的救急処置を必要とする疾患が少なくない．したがってCTスキャン，腰椎穿刺を緊急に行い，これらを鑑別する必要がある．腰椎穿刺の緊急適応としては，髄膜炎（発熱，項部硬直，急性頭痛），くも膜下出血（急性頭痛，項部硬直，局所神経徴候），脳炎や悪性新生物による髄膜症などを念頭におく必要がある．ただし，禁忌として，（1）脳ヘルニアの進行期や脳局所の大きな占拠性病変，（2）脳幹および小脳の占拠性病変（特に脳膿瘍），（3）穿刺部位の皮膚ないし深部組織の化膿性病変，（4）はっきりとした出血傾向ないし50,000以下の血小板減少症に留意する必要がある．

頭痛は，症候群としてあらゆる神経疾患の原因究明の糸口となりうる．大きくは（1）片頭痛，（2）緊張型頭痛，（3）頭蓋内外器質性疾患や神経痛の3つのカテゴリーに分けて鑑別をするとわかりやすい．症候学的分類や診断基準による詳細な分類としては，国際頭痛学会分類（ICHD-3β）がある．

急性めまいでは，回転性めまい（vertigo）が重要である．回転性めまいは軽症化すると往々にして動揺性めまい，すなわちふらつき感との区別が困難となるので，注意する必要がある．良性発作性頭位めまい症は中高年で最も頻度の高いめまいであるが，一方，安易にこの病名が

表10　急性脊髄硬膜外圧迫を起こす6M

1）Metastatic tumor（Breast, Lung）転移性腫瘍
2）Malignant lymphoma　悪性リンパ腫
3）Multiple myeloma　多発性骨髄腫
4）Medial disc protrusion　正中部椎間板ヘルニア
5）Malformation　脊髄動脈奇形（acute epidural hematoma 急性硬膜外血腫）
6）Myelitis　骨髄炎（acute epidural abscess 急性硬膜外膿瘍）

参考1：硬膜内髄外性圧迫（MeningiomaとMedulloblastoma）
参考2：硬膜内髄内性圧迫（Multiple sclerosisとMedullary tumor）

つけられてしまう傾向があるので，十分に他疾患を鑑別する必要がある．

急性運動麻痺では，それが片麻痺か，四肢麻痺・対麻痺か，痛み・感覚障害を伴うかが重要な鑑別点になる（表1）．特にGuillain-Barré症候群の呼吸麻痺と急性脊髄硬膜外圧迫による運動麻痺（表10）は，早期診断・治療がその予後を左右する重要な病態である．

脳血管障害により急に片麻痺などの局所症候が出現した場合は，脳卒中（stroke）とよばれる．strokeはゴルフの一打，水泳の一かきと同意で，急に一撃を食らったの意味である．脳卒中は年間人口10万あたり250〜500人も発症する頻度の高い病気である．このうち70％は脳梗塞，20％は脳出血，10％はくも膜下出血である．死亡率は逆に，脳梗塞10％，脳出血20％，くも膜下出血30％であり，癌に次いで心臓病とともに死亡率の高い重要な成人病の1つである．脳梗塞のうち，①両側傍正中視床中脳梗塞は，眼筋麻痺と運動失調から後出のFisher症候群と類似し，②両側内側延髄梗塞は四肢麻痺からGuillain-Barré症候群と類似し，一方，③中大脳動脈皮質枝梗塞（precentral knob領域）は尺骨・橈骨神経麻痺と類似し，しばしば誤診されるので，注意が必要である．

B. 運動系

運動系の障害も3つに分けられる．
- **a)** 運動麻痺（筋脱力，筋萎縮）―上位・下位運動ニューロン系障害
- **b)** 運動異常（不随意運動，筋トーヌス異常）―錐体外路系障害
- **c)** 運動失調（小脳症状，平衡障害）―小脳路系障害

それぞれの系の代表的な変性疾患として，a）筋萎縮性側索硬化症，b）Parkinson（パーキンソン）病，c）脊髄小脳変性症がある．

1）運動麻痺

Guillain-Barré症候群（GBS）は主に急性炎症性脱髄性ポリニューロパシー（AIDP）により，急性発症の四肢・顔面筋麻痺と急性呼吸不全を起こす重要な疾患である（表1）．運動障害優位の根末梢神経炎を示すが，実は病初期にはほとんどの例が，むくみ感，しびれ感などの感覚障害を認める．現在，治療としてガンマグロブリン静注と血液浄化が推奨されている．キャンピロバクター菌体の表面糖鎖と類似構造を有するGM1ガングリオシドとの分子相同性抗体を示すAMAN，AMSANは軸索障害型GBSであり，急性発症の全外眼筋麻痺を特徴とするFisher症候群は眼球運動に関する脳神経に豊富に存在するガングリオシドであるGQ1bに対する抗体が90％以上の高頻度で検出される．このような臨床病型に対応する抗ガングリオシド抗体の検出はガンマグロブリン静注や血液浄化などの治療方針・予後と関連するので十分に留意する必要がある．

急性横断性脊髄障害（acute transverse myelopathy），特に急性脊髄硬膜外圧迫は，急性発症の対麻痺ないし四肢麻痺を伴う運動系の神経学的緊急症である．MRI，造影CT，腰椎穿刺ないし緊急ミエログラフィーによる原因の究明が必要である．内科的減圧として，グリセオールや副腎皮質ステロイド薬をまず投与し，外科的減圧も考慮する．急性脊髄硬膜外圧迫を起こす疾患としては，表10の6Mがある．

急性硬膜外血腫の原因としては，動静脈奇形，静脈血管腫などがある．急性硬膜外膿瘍（acute

epidural abscess）の原因としては，椎骨骨髄炎や敗血症などがある．そのほかに，横断性脊髄障害を起こす2つの硬膜内髄内性病変として（1）多発硬化症（multiple sclerosis）と（2）髄内腫瘍（medullary tumor）（神経膠腫 glioma と上衣腫 ependymoma），2つの硬膜内髄外性病変として，（1）髄膜腫（meningioma）や神経鞘腫と，（2）medulloblastoma の髄腔内播種を M をそれぞれ頭文字として記憶する．多発性硬化症は欧米に比べ，わが国ではさほど多い疾患ではないが，脱髄性疾患の代表として，また，MRI が強力な診断上の武器となることで重要である．治療法としては，βインターフェロン，各種の免疫抑制薬や分子標的薬が用いられる．なお，視神経脊髄炎（neuromyelitis optica；NMO）ではβインターフェロンではなくて，副腎皮質ステロイド薬を選択する．

　筋萎縮性側索硬化症（amyotrophic lateral sclerosis；ALS）は神経難病の中で最も予後不良の疾患であり，その診断には的確な電気生理検査と経過観察が必要である（表11, 12）．現在，

表11　神経筋性脱力の症候と診断

症候＼障害部位	上位運動ニューロン	前角細胞	根，末梢神経	神経筋接合部	筋肉
筋脱力の分布	遠位，近位筋び慢性	遠位，近位筋髄節分布	おもに遠位筋神経支配分布	眼筋球・呼吸筋近位筋	おもに近位筋
腱反射	亢進	減弱	減弱	正常	減弱
知覚障害	なし	なし	通常ある	なし	なし
筋線維束攣縮	なし	あり	時にある	なし	なし
筋萎縮	なし～軽度あり	あり，高度	あり	なし～軽度あり	あり，時に仮性肥大
筋圧痛	しばしば有痛けいれん	なし	異常知覚	なし	時にある
易疲労性検査	軽度	軽度	軽度	高度	軽度
筋酵素 CPK, GOT, aldolase	正常	正常～軽度上昇	正常～軽度上昇	正常	軽度上昇から異常高値
筋電図	正常	Fb, Fs, PS, GS	Fb, Fs, PS, Cx, GS	電気的疲労現象	低振幅，短いMUP，弱収縮で多数のMUP
神経伝導速度	正常	正常か軽度遅延	遅延	正常	正常
筋生検	正常	group atrophy	group atrophy	正常	変生，再生像，筋線維の大小不同
Tensilon test	不変	不変 Fs の増加	不変 Fs の増加	著明改善	不変
髄液検査	正常～軽度蛋白増加	正常～軽度蛋白増加	蛋白細胞解離（ギラン・バレー症候群）	正常	正常

Fb：筋線維攣縮，Cx：complex NMU，Fs：筋線維束攣縮，GS：giant spike，PS：positive sharp wave，MUP：運動単位電位
（Heilman ら，一部改変）

表12 筋萎縮性側索硬化症の診断手引き（厚生労働省特定疾患研究班）

1 主要項目
(1) 以下の①‐④のすべてを満たすものを，筋萎縮性側索硬化症と診断する．
　①成人発症である．
　②経過は進行性である．
　③神経所見・検査所見で，下記の1か2のいずれかを満たす．
　　　身体を，a. 脳神経領域，b. 頸部・上肢領域，c. 体幹領域（胸髄領域），d. 腰部・下肢領域の4領域に分ける（領域の分け方は，**2 参考事項**を参照）．
　　　下位運動ニューロン徴候は，(2) 針筋電図所見（①または②）でも代用できる．
　　1. 1つ以上の領域に上位運動ニューロン徴候を認め，かつ2つ以上の領域に下位運動ニューロン症候がある．
　　2. SOD1・IDP43遺伝子変異など既知の家族性筋萎縮性側索硬化症に関与する遺伝子異常があり，身体の1領域以上に上位および下位運動ニューロン徴候がある．
　④(3) 鑑別診断で挙げられた疾患のいずれでもない．
(2) 針筋電図所見
　①進行性脱神経所見：線維性収縮電位，陽性鋭波など．
　②慢性脱神経所見：長持続時間，多相性電位，高振幅の大運動単位電位など．
(3) 鑑別診断
　①脳幹・脊髄疾患：腫瘍，多発性硬化症，頸椎症，後縦靱帯骨化症など．
　②末梢神経疾患：多巣性運動ニューロパチー，遺伝性ニューロパチーなど．
　③筋疾患：筋ジストロフィー，多発筋炎など．
　④下位運動ニューロン障害のみを示す変性疾患：脊髄性進行性筋萎縮症など．
　⑤上位運動ニューロン障害のみを示す変性疾患：原発性側索硬化症など．

2 参考事項
(1) SOD1・TDP43遺伝子異常例以外にも遺伝性を示す例がある．
(2) 稀に初期から認知症を伴うことがある．
(3) 感覚障害，膀胱直腸障害，小脳症状を欠く．ただし一部の例でこれらが認められることがある．
(4) 下肢から発症する場合は早期から下肢の腱反射が低下，消失することがある．
(5) 身体の領域の分け方と上位・下位ニューロン徴候は以下のようである．

	a. 脳神経領域	b. 頸部・上肢領域	c. 体幹領域（胸髄領域）	d. 腰部・下肢領域
上位運動ニューロン徴候	下顎反射亢進 口尖らし反射亢進 偽性球麻痺 強制泣き・笑い	上肢腱反射亢進 ホフマン反射亢進 上肢痙縮 萎縮筋の腱反射残存	腹壁皮膚反射消失 体幹部腱反射亢進	下肢腱反射亢進 下肢痙縮 バビンスキー徴候 萎縮筋の腱反射残存
下位運動ニューロン徴候	顎，顔面 舌，咽・喉頭	頸部，上肢帯，上腕	胸腹部，背部	腰帯，大腿，下腿，足

リルゾールという薬物が投与可能である．予後，呼吸不全対策については本人や家族への適切な告知，治療方針の呈示が不可欠である．ALSの自然経過は平均予後3年であるが，人工呼吸器装着によりそれが約10年に延びた．ただし，その間の筋萎縮進行により最終的にはコミュニケーション困難ないし不能状態に陥る．このことに関する十分な情報と治療法の選択を患者と家族が得られるように主治医は最大限の努力をしなければならない．上位運動ニューロンのみの障害の場合は原発性側索硬化症と呼ばれ，痙性対麻痺と類似の病態である．抗痙縮薬が有用である．遺伝性のものについてはspastic paraplegia（SPG）のサブタイプとして多くの病型報告がある．表11で神経筋脱力，筋萎縮，運動ニューロン疾患の分類と診断・鑑別法を示し

表13 おもなミオパチーの鑑別診断

1. 後天性ミオパチー* 　a）多発筋炎（封入体筋炎と要鑑別） 　b）甲状腺ミオパチー 　c）ステロイドミオパチー 　d）アルコール性 　e）糖尿病性	特発または腫瘍に合併（全体の10％，中高年者では高率）． 赤沈亢進，皮膚症状，他の膠原病を示す所見，ステロイド有効． 甲状腺機能亢進症，甲状腺機能低下症． Cushing病，副腎皮質ステロイド薬投与の既往． 飲酒歴，下痢，低カリウム血症のチェック，心筋ミオパチーの合併． 両側大腿の近位筋萎縮，老年者糖尿病でみられる．
2. 筋ジストロフィー 　a）Duchenne型 　b）顔面肩甲上腕型 　c）肢帯型	（30歳以後の発症はまれ） 幼い男児を侵す．通常20歳までに死亡する． 常染色体優性．10〜20歳の間に発症． 肩と骨盤部の筋肉を侵す．15〜20歳の間に発症．
3. 筋強直性ジストロフィー	若年成人男子に多い．末梢部筋萎縮，前頭部禿頭症，白内障，内分泌異常．母指球や舌筋のミオトニー，常染色体優性．
4. 重症筋無力症（Lambert-Eaton Syndromeと要鑑別）	易疲労性と症状の変動が特徴．典型例では眼筋を侵す．テンシロン（エドロフォニウム）試験陽性
5. 周期性四肢麻痺（甲状腺機能亢進症・原発性アルドステロン症に注意）	食事，寒冷，運動と関係した脱力発作の反復．発作中の血清K値異常（通常低カリウム性）．

＊b），d），e）はしばしばneuromyopathyの型を示す　　　　　　　　　　　　　　　　　　　　　（weinerら[9]，改変）

表14　皮膚筋炎および多発筋炎の診断の手引き（厚生労働省特定疾患研究班）

1　診断基準項目
　1）皮膚症状
　　（a）ヘリオトロープ疹：両側または片側の眼瞼部の紫紅色浮腫性紅斑
　　（b）ゴットロンの徴候：手指関節背面の角質増殖や皮膚萎縮を伴う紫紅色紅斑
　　（c）四肢伸側の紅斑：肘，膝関節などの背面の軽度隆起性の紫紅色紅斑
　2）上肢または下肢の近位筋の筋力低下
　3）筋肉の自発痛または把握痛
　4）血清中筋原性酵素（クレアチンキナーゼまたはアルドラーゼ）の上昇
　5）筋電図の筋原性変化
　6）骨破壊を伴わない関節炎または関節痛
　7）全身性炎症所見（発熱，CRP上昇，または赤沈亢進）
　8）抗Jo-1抗体陽性など＊
　9）筋生検で筋炎の病理所見：筋線維の変性および細胞浸潤
2　診断基準
　　皮膚筋炎：1）の皮膚症状の（a）〜（c）の1項目以上を満たし，かつ経過中に2）〜9）の項目中4項目以上を満たすもの
　　多発筋炎：2）〜9）の項目中4項目以上を満たすもの
3　鑑別診断を要する疾患
　　感染による筋炎，薬剤誘発性ミオパチー，内分泌異常に基づくミオパチー，筋ジストロフィーその他の先天性筋疾患

＊抗ARS（Jo-1を含む）抗体，抗SRP抗体（壊死性ミオパチー）など

表15 重症筋無力症のOsserman病型分類

Ⅰ. 成人型 adult form
  1) 眼筋型　ocular form（Ⅰ型）
    外筋のみ侵されるもので予後は良い．一眼に起こることが多い．
  2) 全身型　generalized form（ⅡA型*，ⅡB型**）
    外眼筋，頸筋，四肢筋の脱力をきたすもので最も多く，予後は良いものと悪化するものとあり，球筋障害を伴うものもある．呼吸障害はない．
  3) 急性激症型　acute fulminant form（Ⅲ型）
    急激に発症し，全身型をとり，さらに呼吸筋麻痺を伴って死の転帰をとる．
  4) 晩期重症型　late severe form（Ⅳ型）
    全身型で長期経過中に，何らかの機序で急性に悪化し，呼吸麻痺をきたして死亡する例が多い．
  5) 筋萎縮合併型　with muscular atrophy（Ⅴ型）
    全身型の経過中に骨格筋の萎縮を伴うもの．舌筋，肩甲上腕部，腰帯上腿部の主として近位筋の萎縮が多い．
Ⅱ. 若年型　juvenile form
    小児期にみられるもので眼筋型が多い．一眼のもの，両眼のものがあり，予後は良い．
Ⅲ. 新生児一過性型　transient neonatal form
    母親が筋無力症の場合妊娠して生まれた新生児に一過性に筋無力症状を生ずる．経胎盤的に筋無力症惹起物質が胎児に移行するためと考えられる．生後6週間以内に自然にも軽快治癒するが，分娩直後は抗コリンエステラーゼ薬の投与を要する．

＊軽度全身・眼筋型　　＊＊中等度全身・眼筋・球症状型

た．表13はミオパチーの分類とその鑑別の要点，表14で皮膚筋炎・多発筋炎の診断基準，表15，16で重症筋無力症の病型分類と診断手引きを示した．各種の自己免疫疾患では最近その発症年齢の高齢化が報告されているが重症筋無力症でもかつての2～30歳代の若年発症は減少し，代わって60歳代以降の高齢発症が目立つようになっている．皮膚筋炎／多発筋炎は，骨格筋のみでなく皮膚と肺を主要標的臓器とする多様な症候群として捉えるべきで，特に間質性肺疾患および合併症としての悪性腫瘍の二つが予後決定因子として重要である．なお，ミオパチーの診断の進歩は著しい．この領域の日進月歩については国立精神神経センターHPからリンクできる埜中征哉先生の「筋疾患百科事典」が大変役に立つ．

2) 運動異常

不随意運動は，以下のアルファベット順で覚えるといい．（1）athetosis，（2）ballism，（3）chorea，（4）dystonia，（5）essential tremor，（6）familial myoclonus，（7）Gilles de la Tourette tic，（8）hemifacial spasm．

その他にIntention tremor, Jacksonian seizure, Kinesigenic choreoathetosis, Lance-Adams syndrome, Meige syndrome（blephalospasm）, Negative myoclonus（asterixis）, Orofacial dyskinesia, Pill rolling tremorなどいろいろの種類があるが，まずは表の8までで十分である．

本態性振戦（essential tremor）の患者は多い．姿勢時振戦が主体で，アルコールを飲用すると軽減するのが特徴である．一方，pill rolling tremorはParkinson病に特徴的な静止時振戦で丸

表16　重症筋無力症の診断の手引き（厚生労働省特定疾患研究班）

1 自覚症状
　(a) 眼瞼下垂　(b) 複視　(c) 四肢筋力低下　(d) 嚥下困難　(e) 言語障害
　(f) 呼吸困難　(g) 易疲労性　(h) 症状の日内変動

2 理学所見
　(a) 眼瞼下垂　(b) 眼球運動障害　(c) 顔面筋力低下　(d) 頸筋筋力低下
　(e) 四肢・体幹筋力低下　(f) 嚥下障害　(g) 構音障害　(h) 呼吸困難
　(i) 反復運動による症状増悪（易疲労性），休息で一時的に回復
　(j) 症状の日内変動（朝が夕方より軽い）

3 検査所見
　(a) エドロフォニウム（テンシロン）試験陽性（症状軽快）
　(b) Harvey-Masland 試験陽性（waning 現象）
　(c) 血中抗アセチルコリンレセプター抗体陽性*

4 鑑別診断
　眼筋麻痺，四肢筋力低下，嚥下・呼吸障害をきたす疾患はすべて鑑別の対象になる．Eaton-Lambert 症候群，筋ジストロフィー（Becker 型，肢帯型，顔面・肩甲・上腕型），多発性筋炎，周期性四肢麻痺，甲状腺機能亢進症，ミトコンドリアミオパチー，進行性外眼筋麻痺，ギラン・バレー症候群，多発性神経炎，動眼神経麻痺，Tolosa-Hunt 症候群，脳幹部腫瘍・血管障害，脳幹脳炎，単純ヘルペス・その他のウイルス性脳炎，脳底部髄膜炎，側頭動脈炎，ウェルニッケ脳症，リー脳症，糖尿病性外眼筋麻痺，血管炎，神経ベーチェット病，サルコイドーシス，多発性硬化症，急性播種性脳脊髄炎，フィッシャー症候群，先天性筋無力症候群，先天性ミオパチー，ミオトニー，眼瞼けいれん，開眼失行

5 診断の判定
　確実例：**1 自覚症状**の1つ以上，**2 理学所見** (a)〜(h) の1つ以上と (i), (j), **3 検査所見**
　　　　　(a), (b), (c) の1つ以上が陽性の場合
　疑い例：**1 自覚症状**の1つ以上，**2 理学所見** (a)〜(h) の1つ以上と (i), (j), **3 検査所見**
　　　　　(a), (b), (c) が陰性の場合

＊本抗体は，80〜85％で陽性，残りのうち数％では Musk 抗体が陽性．

薬を丸めるような特徴的な手の動きからこの名前がつけられている．Gilles de la Tourette tic はチックの重症型で，汚言，けいれんを伴う．essential tremor には β-ブロッカーやクロナゼパム，chorea や hemifacial spasm, Gilles de la Tourette tic にはハロペリドールを用いる．dystonia や hemifacial spasm には，ボツリヌス毒素局注が有効である．遺伝性・家族性 dystonia は DYT で分類され，わが国で比較的頻度の高いものには dystonia musculorum deformans（DYT1），瀬川病（DYT5），paroxysmal kinesigenic choreoathetosis（DYT7）などがある．intention tremor が高度の場合は hyperkinesie volitionnelle ともよばれる．この場合，クロナゼパムがしばしば有効である．Lance-Adams syndrome は脳低酸素障害後遺症により出現するミオクローヌスであるが，これにもクロナゼパムが有効である．続発性てんかん発作である Jacksonian seizure では，焦点発作の移動により身体の一部の間代運動（clonic movement）が行進（march）する．あとから出現する Todd paralysis にも注意する．paroxysmal kinesigenic choreoathetosis は運動開始ないし運動中に出現する不随意運動で，周期性を示すことが多い．本症にはカルバマゼピンが有効である．blephalospasm や orofacial dyskinesia には D2 antagonist であるスルピリド，チアプリドがしばしば有効である．このように運動異常では病態により各種の薬物やボツリヌス毒素の局注が有効なので，的確な診断と対策が必要である．

表17 立位・歩行障害の検査法

1. 立位・歩行負荷テスト
   ① Romberg 徴候（感覚異常による立位・歩行障害）
   ② Mann 検査（前庭機能異常による立位・歩行障害）
   ③ Tandem gait 継ぎ足歩行（小脳異常による歩行障害）
   ④ しゃがみ立ち・しゃがみ姿勢
      　立位からしゃがめない（膝・股関節 OA）
      　踵を上げてしゃがめない（小脳失調症）
      　しゃがみ立ちができない（Gowers 徴候：下肢帯筋脱力）
   ⑤ 片足立ち（パジャマ徴候＊：体幹・下肢の小脳失調）
   ⑥ つまさき歩き・踵歩き（下肢遠位筋の選択的脱力）
   ⑦ 空中での下肢歩行動作（臥位，ベッド上での歩行失行の検査）
2. 自由歩行
   ① 歩幅・姿勢，リズム　② 歩行開始・停止，左右への回転
   ③ 腕振りや不随意運動の有無
3. 補助検査
   1) 画像検査
      ① 頸椎・胸椎・腰椎 X 線，骨・関節 X 線
      ② 頭部 CT・MRI，脊髄 MRI
   2) 電気生理
      ① 筋電図
      ② 末梢神経伝導速度，知覚誘発電位
   3) 他科受診（耳鼻科，眼科，整形外科など）

＊筋脱力や運動麻痺がないのにパジャマを片足ずつはくことができず，壁にもたれてはくか，床に座ってはく場合を陽性とする．

3) 運動失調

　小脳性運動失調と脊髄後索性運動失調を鑑別する．小脳性運動失調は3つに分けられる．(1) 底部小脳症候群（原小脳障害）：体幹失調，小児の medulloblastoma など，(2) 前部小脳症候群（古小脳障害）：失調性歩行・姿勢反射障害，中毒疾患（アルコール性小脳変性症），晩発性小脳皮質萎縮症など，(3) 外側小脳症候群（新小脳障害）：四肢運動失調，多系統萎縮症（多系統萎縮症 MSA-C：オリーブ橋小脳萎縮症）など．

　急性発症の運動失調では，薬物中毒（抗けいれん薬，特にフェニトインや鎮静催眠薬），炎症性疾患（小児の急性小脳失調やフィッシャー症候群），小脳・脳幹梗塞や小脳出血に留意する必要がある．慢性に出現する運動失調としては，脊髄小脳変性症が重要である．このほかに，後頭蓋窩腫瘍（聴神経鞘腫，髄膜腫，血管腫，転移性脳腫瘍），脊髄癆，各種ポリニューロパチーなどが重要である．近年，脊髄小脳変性症の中の常染色体優性脊髄小脳失調症で遺伝解析が進み，その遺伝型分類が可能となってきた．このなかで SCA3/Machad Joseph 病は脊髄小脳失調とともに末梢神経障害を伴う場合がある．表17 には運動失調の診断に役立つ立位・歩行障害の検査法を示した．

C. 感覚系

感覚系の障害も，運動系と同様に3つに分けられる．

a) 表在感覚異常（触覚，表在痛覚，温度覚の障害）
b) 深部感覚異常（位置覚，振動覚，深部痛覚）
c) 複合知覚異常（立体覚，2点識別覚，図形識別覚）

a) はおもに脊髄視床路系，b) は脊髄後索系に属する．この2系は脊髄，脳幹でその経路を異にするため，それぞれの場所で特異的な感覚解離を呈する．感覚障害はまた，量的な変化により（1）感覚鈍麻・消失（hypesthesia・anesthesia）と感覚過敏（hyperesthesia）とに分けられ，質的な変化により（2）他覚的錯感覚（objective paresthesia）と自覚的異常感覚（subjective dysethesia）とに分けられる．他覚的錯感覚は検査刺激に際して感覚受容が内容的，時間的，空間的に変化する場合（例えば，触覚刺激でピリピリ感を感じ，それが後まで残る，周りに拡がると訴えるなど）であり，自覚的異常感覚は外からの刺激と関係なく自覚する異常感覚（例えば，手足の先のじんじん感・しびれ感など）である．錯感覚と異常感覚はしばしば混同して用いられるので，前記のように前に自覚的か他覚的かをつけるといい．

解離性感覚障害は，脊髄・脳幹病変における局所診断・鑑別診断のkeyである．表4左側Aの6Sでおぼえる（**表4A**）．

1) は脊髄中心部障害（両側髄節性の温・痛覚消失，触覚・深部覚は正常），2) は脊髄前部障害（障害レベル以下の温・痛覚消失と対麻痺，膀胱直腸障害，深部覚は正常），3) は脊髄半側障害（病巣側の運動障害と深部覚障害，反対側の温・痛覚消失，障害レベルでの帯状の全感覚消失），4) は脊髄後部障害（著明な深部覚障害）である．5) は索性脊髄障害（脊髄長索路である後索と側索の障害），6) は延髄外側障害（病巣側顔面の温・痛覚障害と各種の延髄外側症候，反対側顔面以下の温・痛覚消失）である．5) はB_{12}・葉酸欠乏のみでなく，肝硬変，中毒（SMON），感染（HAM）でも出現し，しばしばmyeloneuropathyの型を示す．

表右側は部位診断に有用な6つの特有の感覚障害型である（**表4B**）．1) は半側の手掌と口の周りの分布を示す．病巣は視床腹外側核，上視床脚，橋が考えられ，脳梗塞による場合が多い．2) は肩にショールをまとった部分の，おもに頸髄レベル，3) は身体の吻側と尾側を除いたおもに胸髄を中心とした部位の障害で，ともに脊髄中心症候群（脊髄空洞症など）で出現する．4) は脊髄髄内性病変におけるsacral regionの温・痛覚保存である（脊髄視床路のsacral regionの線維は最外層に位置するため，髄内性病変の場合，最後まで障害を受けない）．5) は下部馬尾神経障害で，6) はポリニューロパチーでみられる．**表18**には筋力・腱反射，感覚障害の評価法を示した．また，**表19**，**図2**には感覚障害の部位別鑑別法を示した．

D. 反射系

反射系の異常も，以下の3つに分けられる．

a) 腱反射異常
b) 皮膚反射異常
c) 病的反射

四肢腱反射のうちで最も基本的な反射は，アキレス腱反射，膝反射，上腕二頭筋反射，上腕

三頭筋反射の4つである．これらの関与する神経根は，表のように1から8までの連続した数字で示すことができる（表5）．

局所診断において重要な腱反射は，上記の4つと咬筋反射（jaw jerk）である．咬筋反射が正常でこれ以下の反射が亢進していれば，延髄以下の病変が考えられる．上記4反射のいずれか一側性の消失は，それぞれのレベルの根障害を意味する．両側アキレス腱反射の減弱・消失は，糖尿病性神経障害でよくみられるが，他にも多量飲酒者，胃切除歴や脚気歴を有する者，高齢者でしばしばみられる．強直性瞳孔を伴う場合はHolmes-Adie症候群とよばれる．ポリニューロパチーでは，一般に，下肢ないし四肢で両側性に反射の減弱ないし消失することが診

表18　筋力，腱反射および感覚障害の評価法

Kendalls %	Lovett		Aids to invest. of peripheral nerve injury		筋力評価の目安
100	Normal		5		筋に強い抵抗を与えても，完全に運動することができる．
95	Normal	−	5	−	
90	Good	＋	4	＋	若干の抵抗に打ち勝って完全に運動することができる．
80	Good		4		
70	Good	−	4	−	
60	Fair	＋	3	＋	重力に抗して完全に運動することができる．
50	Fair		3		
40	Fair	−	3	−	
30	Poor	＋	2	＋	重力を除外すれば完全に運動することができる．
20	Poor		2		
10	Poor	−	2	−	
5	Trace		1		筋のわずかな収縮がみられるが関節運動は起こらない．
0	Zero		0		筋の収縮がまったくみられない．

【腱反射の評価法】
①消失を（−），減弱を（±），正常を（＋），やや亢進（＋＋），亢進（＋＋＋），著明亢進（＋＋＋＋）とするのが一般的である．クローヌスが出現すれば（＋＋＋＋＋）とする．
②正常を0とし，消失を−4，著明亢進を＋4とするMayo Clinicの評価法もある．
③病的反射は，陽性（＋），偽陽性（±），陰性（−）とする．表在反射は正常（＋），減弱（±），消失（−）とする．

【感覚障害の評価法】
①患者の障害部位と正常と思われる他の身体部位とを比較して，大ざっぱに10段階評価で答えてもらう（正常部位を10とする）．
②判定は，①の評価スコアをそのまま3/10などと表現してもよいが，一般的には，正常，軽度鈍麻，中等度鈍麻，高度鈍麻ないし消失の4段階評価を用いる．感覚消失（anesthesia）を−4，感覚鈍麻（hypesthesia）をその程度に応じて−3〜−1で評価する方法も用いられる．
③振動覚については検者を正常とみなして比較する．すなわち，患者（被検者）が振動を感じなくなったと訴えたら，すばやく音叉を検者の同じ部位にあて，振動覚の残存程度を評価する．それにより，上記②に準じて判定する．

（臨床神経学の手引き：187，南江堂，2004）

表19 感覚障害の部位別症候（番号については下の図2を参照）

1) 単一末梢神経または神経叢の障害（単神経炎の多発を含む）⑩
2) 多発性末梢神経障害（ポリニューロパチー）⑨
3) 脊髄後根の障害⑧
4) 脊髄障害………………横断性障害③, sacral sparing 型④
   半側障害（Brown-Séquard 症候群）⑤
   索性障害（主に後索と側索）
   中心灰白部の障害, 宙吊り障害型⑥
   前脊髄動脈領域型
   後脊髄動脈領域型
   円錐部, 馬尾神経の障害⑦
5) 延髄障害………………Wallenberg 症候群②
6) 橋障害…………………半側型①, 手・口感覚型
7) 大脳障害………………視床（半側型①, 手・口感覚型）
   内包①
   皮質下白質（上・後視床脚）①
   大脳皮質①
8) その他…………………解離性障害, 自律神経障害, 末梢循環障害

（臨床神経学の手引き：108, 南江堂, 2004）

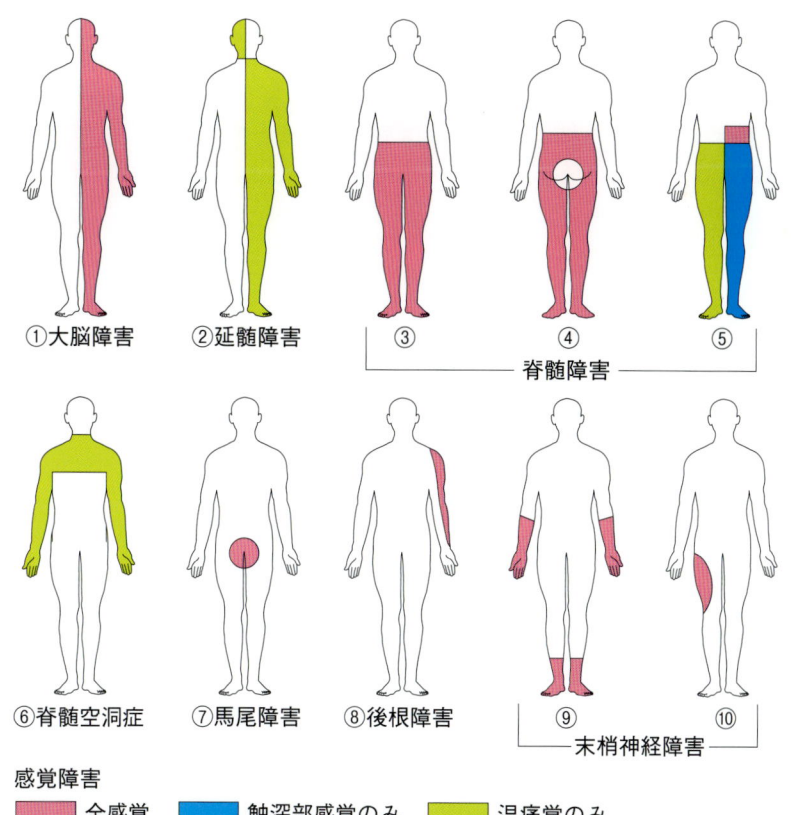

図2 感覚障害分布型（番号については上の表19を参照）

断の key point となる．また，感覚優位か運動優位かでニューロパチーの病態・原因に差があり，これが鑑別診断のポイントとなる．例えば，感覚優位ポリニューロパチーの代表はアミロイドニューロパチー，癌性ニューロパチー，糖尿病性ニューロパチーであり，一方，運動優位ポリ

表 20　CIDP 診断基準（米国神経学会 Ad Hoc 小委員会）

I．臨床所見
　A．必須の所見
　　1．少なくとも 2 ヵ月以上にわたり，進行性あるいは再発性の末梢性運動感覚障害（運動のみあるいは感覚のみは稀）が，二肢以上に起こる．
　　2．反射の低下あるいは消失（通常四肢すべてにみられる）．
　B．診断を支持する所見
　　1．太い線維の感覚障害のほうが細い線維のものよりも著明．
　C．あってはならない所見
　　1．手足の欠落，色素性網膜炎，魚鱗癬，同様の末梢神経障害をきたすことがしられている薬物や毒物の暴露の既往，遺伝性末梢性神経障害の家族歴
　　2．感覚障害の分節レベルがあること．
　　3．膀胱直腸障害の明らかなこと．
II．生理学的所見
　A．必須の所見
　　神経伝導の検査を近位の部分（体幹に近い部分）も含めて行い，以下の 4 つの内 3 つがあること．
　　1．伝導速度遅延が 2 本以上の運動神経にみられる．
　　2．部分的伝導ブロックあるいは異常な時間的分散が 1 本以上の運動神経にみられる．
　　3．遠位潜時の延長が 2 本以上の神経にみられる．
　　4．F 波の異常，あるいは最短 F 波潜時の延長が，2 本以上の運動神経にみられる．
　B．診断を支持する所見
　　1．感覚神経伝導速度の低下
　　2．H 反射の消失
III．病理学的所見
　A．必須の所見
　　神経生検で，脱髄と髄鞘の再形成の明らかな証拠があること．
　B．あってはならない所見
　　血管炎，アミロイド沈着あるいは adrenoleukodystrophy やその他特異的な他の疾患を示唆する所見
IV．髄液検査
　A．必須の所見
　　1．細胞数　10/μL 以下（HIV 陰性の場合）
　　　　　　　50/μL 以下（HIV 陽性の場合）
　　2．VDRL 陰性
　B．診断を支持する所月
　　1．蛋白上昇

＊これらの必須の所見の多少により，definite（I～IV），probable（I，II，IV），possible（I，II）に分類し，さらに，合併する疾患のないものを idiopathic CIDP とし，他は，各種の検査結果と臨床症状から SLE，HIV 感染，γ-gl の異常を伴ったもの，糖尿病，中枢神経の脱髄を伴ったものなどに分けている．

CIDP：chronic inflammatory demyelinating polyneuropathy

ニューロパチーの代表は急性間欠性ポリフィリア，Guillain-Barré症候群，慢性炎症性脱髄性ポリニューロパチー（CIDP）である（表2）．表20にCIDP，表21に家族性アミロイドポリニューロパチーⅠ型（FAP Ⅰ）の診断基準を示した．

表21　家族性アミロイドニューロパチーの診断基準（厚生労働省特定疾患研究班）

(1) 概　念
　　初期には末梢神経と自律神経に高度のアミロイド沈着が起こり，進行期には，心臓，消化管，腎臓も障害される．主要病像は多発性ニューロパチーと自律神経機能不全である．沈着するアミロイド蛋白はⅠとⅡ型では変異トランスサイレチン，Ⅲ型は変異アポリポ蛋白ＡⅠ，Ⅳ型では変異ゲルソリンである．

(2) 主要事項
①主要症状
　(a) 感覚障害
　　　左右対称性に，下肢または上肢末端から始まる．温度覚，痛覚が早く，かつ強く侵され（解離性感覚障害），振動覚，位置覚は進行期に侵される．手根管症候群で発症する場合もある．
　(b) 運動障害
　　　感覚障害より数年遅れて出現し，筋萎縮，筋力低下が下肢または上肢末端から始まる．
　(c) 自律神経系の障害
　　1　陰萎（男性）
　　2　胃腸症状（激しい嘔気・嘔吐発作，ひどい便秘と下痢の交代，不定な腹痛，腹部重圧感）
　　3　起立性低血圧（立ちくらみ，失神）
　　4　膀胱障害（排尿障害，尿失禁など）
　　5　皮膚症状（皮膚栄養障害，発汗異常，難治性潰瘍）
　　6　心障害（心伝導障害による不整脈，心不全）
②発病は緩徐で，経過は漸次進行性である．
③遺伝様式：常染色体優性（問診のみでは遺伝歴が不明なことがある）
④組織所見：末梢神経，胃・直腸，皮膚，腹壁脂肪の吸引生検でアミロイド沈着を認める．

(3) 参考事項
①発病年齢は通常20〜40歳代であるが，集積地以外の家系は50歳以後の高齢発症である．
②初発症状は四肢末端のしびれと自律神経障害．
③感覚障害が体幹に及ぶと，胸腹部に島状の感覚低下領域を認める．
④心障害，腎障害は遅れて出現し，次第に心不全，尿路感染症，尿毒症を合併し，悪液質となる．
⑤瞳孔の不整，対光反射の消失を認めることがある．
⑥硝子体混濁を初発症状とすることがある．
⑦末梢神経，皮膚，胃・直腸などの臓器生検でアミロイド沈着を認める．
⑧検査所見
　(a) 心電図：伝導障害と心筋障害
　(b) 心エコー：心筋の肥厚とエコー輝度の増強
　(c) Technetium-^{99}m-Pyrophosphate（Tc-^{99}m-PYP）心筋シンチグラフィー：陽性画像
　(d) 末梢神経伝導速度の低下
⑨Mass spectrometryやラジオイムノアッセイ法による血清中の変異トランスサイレチンの検出
⑩トランスサイレチン，ゲルソリンなどの遺伝子診断

(4) 臨床診断の基準
①確実　主要事項①の中の(a)〜(c)の2つ以上とアミロイド前駆蛋白の遺伝子異常を認める場合
②疑い　家系内に確実者があり，主要事項①の中の(a)〜(c)の1つ以上を認める場合

反射の亢進や消失とは別に，反射の逆転（inversion）ないし反射の食い違い（descrepancy）とよばれる現象がある．例えば上腕二頭筋の反射手技で二頭筋反射が出ずに，上腕三頭筋反射が誘発されるため，前腕が屈曲しないで逆に伸展することや（C5/6病変でC5/6反射弓が切れていることを意味する），三頭筋反射手技で逆に二頭筋反射が誘発されること（7/8病変）である．そのほかに三頭筋反射手技で三頭筋反射が出ずに，より下位の指屈曲反射が出ること（C7/8病変）もしばしばある．これらの所見はいずれも頸椎症の部位診断に極めて有用である．頸椎症の診断には反射のdiscrepancy以外に，discrete movement（巧緻運動）の障害，delayed opening（手指開閉運動の遅れ），感覚障害レベルに関するdistant effect，discogenic pain（椎間板障害による痛み）dysuria（排尿障害）の6つのDが参考になる（表3）．

E. 自律神経系

自律神経障害では，以下の3つが重要である．

a) 瞳孔異常（脳幹副交感神経系）
b) 起立性低血圧（体幹交感神経系）
c) 排尿障害（仙髄副交感神経系）

tabes dorsalis は，general paresis とともに変性梅毒の重要な症候群である．自律神経症状を中心に広く，神経と血管を侵す症候群としてWassermannの頭文字で理解するといい（表6）．

瞳孔異常は局在診断上重要であるが，一般に大脳半球病変の診断には役立たない．視床下部障害は原則として同側のHorner（ホルネル）症候群を生じる．Horner症候群を脳血管発作の初期からみることがある．前内側視床梗塞例や，延髄外側梗塞例に多い．しかし，中枢神経障害によるHorner症候群は，必ずしも予後不良の徴候とはいえない．瞳孔異常のうち，形が卵円形を示すoval pupil，瞳孔が虹彩の中心部からずれるcorectopiaは中脳障害を示唆し，予後不良の徴候である．テント上占拠性病変によって両側の間脳が圧迫されると，多くはCheyne-Stokes（チェーン・ストークス）呼吸とともに両側の縮瞳を呈する．このとき対光反射は保たれる．ただし，Cheyne-Stokes呼吸そのものは，必ずしも予後不良の徴候ではない．障害が中脳に及べば，瞳孔は両側中間位（4〜5mm）で対光反射は消失する．一側の散瞳では，テント切痕ヘルニア，後交通動脈瘤などによる動眼神経の圧迫を考える．Pinpoint pupilは，通常，橋出血に特異的な所見と考えてよい．小さいが反射の保たれた瞳孔は，多くの代謝性脳症にみられる．ただし，アトロピンなどの抗コリン薬投与時や，一定時間以上脳虚血が持続した場合の散瞳は例外である．異常な縮瞳をみたときはサリン中毒に注意する．

失神とは神（意識）を失うの意で，筋トーヌスの消失を伴う一過性の意識水準の低下である．主に急性・可逆性の全脳血流低下により出現する．その原因は，(1)神経（反射）性，(2)血管（運動）性，(3)心臓性，(4)脳性，に大別できる．患者がしばしば訴える立ちくらみ，脳貧血はほぼ同じ病態の軽症型と考えていい．

中枢神経障害型起立性低血圧は多系統萎縮症，Parkinson病，脳幹や脊髄病変などの中枢神経疾患に伴うものである．交感神経節後線維のノルアドレナリン産生機能は，ほぼ正常であるが，起立時に中枢からのインパルスが発射されないため，節後線維の賦活が生じない．節後型起立性低血圧に準じた治療法で若干の改善がある．末梢神経障害型起立性低血圧は糖尿病，ア

ミロイドーシス，急性自律神経性ニューロパチーなど各種末梢神経障害で出現する．交感神経終末におけるノルアドレナリン産生機能が低下するので，ノルアドレナリン作用薬を用いるといい．一次性交感神経障害型起立性低血圧（いわゆる起立性調節障害）は最も頻度が高いが，予後は良好である．心・血管系交感神経のα受容体とβ受容体のアンバランスが存在するので，α受容体刺激，β受容体遮断薬で一般に症候は改善する．薬物の副作用による起立性低血圧は以外に多い．利尿薬，亜硝酸誘導体，β遮断薬を除く各種降圧薬，メジャートランキライザー，抗うつ薬，抗Parkinson病薬，抗腫瘍薬（ビンクリスチン）などによりしばしば起こる．

F. 高次脳機能系

やはり以下の3つの要素の異常に分けて考える．
 a) **左・右脳**（言語や記憶などに関する優位・非優位脳）
 b) **前・後部**（行動・前連合野系と認知・後連合野系）
 c) **皮質・白質**（神経細胞と軸索・髄鞘）

症候学的には，失語，失行・失認，行動異常，認知症，健忘（特に優位側海馬と内側視床病変）が重要である．その他に大脳巣症状として，ゲルストマン症候群（指・左右失認，失算，失書），内側・外側・腹側前頭葉症候群などがある．

言語障害は失語症と構音障害の2つに大別できるが，これはワードプロセッサーの故障と対応させることができる．失語症はワープロの本体，すなわちコンピューター部分（内言語）の障害であり，構音障害はプリンター部分（外言語）の障害である．失語症も構音障害も脳血管障害，特に脳梗塞で好発する．失語症は左大脳半球の中大脳動脈領域梗塞で多く出現し，構音障害は，基底核部，脳幹，放線冠・半卵円中心の両側性多発梗塞で多く出現する．失語症はそのほかに，左前・側頭部皮質・皮質下の脳出血・脳腫瘍や前頭側頭型認知症でもしばしば出現する．構音障害は脳血管障害以外にも，小脳失調症，運動ニューロン疾患，Parkinson病などの運動障害を主徴とする変性疾患や各種の脳幹病変で出現する．言語障害は認知症，精神発育遅滞，脳性小児麻痺などの全般的な精神運動機能低下に伴うコミュニケーション障害や，心因性反応でも出現する．

認知症，せん妄，うつ病は老年神経外来や老年病棟で最も頻度の高い疾患群である．

認知症は65歳以上の老年人口の5～10％を占める．欧米ではアルツハイマー病の頻度が圧倒的に高いが，わが国ではアルツハイマー病を中心とした変性型認知症と血管性認知症の有病率はほぼ2：1ないし1：1である．また，65歳代では1％の頻度が，85歳代になると3人から4人に1人，すなわち25～35％に急増するという典型的な加齢依存性疾患である．縦断的な疫学調査によれば，わが国の認知症の年間発症率は65歳以上の老年人口の2％とされる．やはり変性型認知症と血管性認知症はほぼ半々の発症率である．血管性認知症，特にその主要型のBinswanger病（おもに高血圧性小血管病による広汎白質病変と多発ラクナを示す）は初期には認知障害より歩行・運動障害を示すことが多く，末梢神経障害や脊髄障害との鑑別が必要である．また認知症ではしばしばサルコペニア，ロコモ，フレイルといった老年症候群による筋脱力や筋萎縮を示すので，その場合は神経筋疾患との鑑別が必要である．

せん妄は精神・行動異常が急に出現し，それが変動・出没する可逆的な一種の意識変容状態

で，急性発症の認知症症候群との鑑別が必要である．その発症頻度は老年神経外来の15％以上，老年者入院患者の半数以上とされている．ドーパミン受容体拮抗薬などの薬物治療でよくコントロールされる重要な老年者の病態である．

　寝たきり，問題行動，うつやせん妄などの精神障害を中心とする認知症の治療と対策は，これからの重要な臨床課題の一つである．認知症の薬物治療の画期的な進歩として，中枢性アセチルコリンエステラーゼ阻害薬が，アルツハイマー病の中核症状（物忘れ）に対して用いられるようになった．老年神経学には，このほかにも歩行障害，転倒，リウマチ性多発筋痛症，封入体筋炎，変形性関節症，虚血性筋末梢神経障害，低体温症（accidental hypothermia）などの独自の症候学や診断学があり，これらに対する知識や経験が必要である．

　高次脳機能系に属する他の重要な領域として精神身体医学がある．例えば，慢性・持続性の非限局性異常感覚や痛み，慢性頭痛・めまい，パニック・過換気症候については，神経症・うつ病の関与を考える

　一般外来のみならず神経外来には不安障害，気分障害（うつ病），パニック障害・過換気症候群で訪れる人が少なくない．過換気症候群の症状は極めて多彩であり，しびれ以外にめまい発作のみを主訴とする場合や非発作型の慢性過換気状態に気をつけなくてはならない．特に手足先のしびれのために末梢神経障害と誤診されるケースが少なくない事に注意が必要である．うつ病の治療開始時には，その症状が「病気」によるものであって「なまけ」によるものではないことを患者によく説明し，出来る限り職場を離れ，決して頑張らないよう本人と家族に話すことが大切である．また，薬を必ず飲むこと，短くて3ヵ月はかかること，治療中に一進一退（三寒四温）のあることを告げる．治療がすむまで人生上の一大決断（退職とか）をさせないことや治療中に自殺をしないことを誓約させることも大切である．うつ病における身体表現性障害としての疼痛や異常感覚も，しばしば末梢神経障害と誤診されるので注意を要する．

文　献

1) 秋口一郎：臨床神経学の手引き，亀山正邦（監修），改訂2版，南江堂，2004.
2) Rowland LP: Merritt's Textbook of Neurology. 11th edition, Lippincott Williams & Wilkins, Philadelphia, 2005.
3) Caplan L, Hollander J: The effective clinical neurologist. 2nd edition, Butteworth-Heinemann, Boston, 2001.
4) 田崎義昭，斉藤佳雄：ベッドサイドの神経の診かた．15版，南山堂，1994.
5) 埜中征哉：臨床のための筋病理．4版，日本醫事新報社，2011.
6) 秋口一郎，亀山正邦：改訂・神経疾患診察の手引き．錦光社，2011.
7) 上野征夫：リウマチ病診断ビジュアルテキスト．改訂2版，医学書院，2008.
8) 岡　伸幸：カラーアトラス・末梢神経の病理，秋口一郎（監修），中外医学社，2010.
9) Rae-Grant A: Weiner & levitt's Neurology. 8th edition, Lippincott William & Wilkins, Philadelphia, 2008.

II

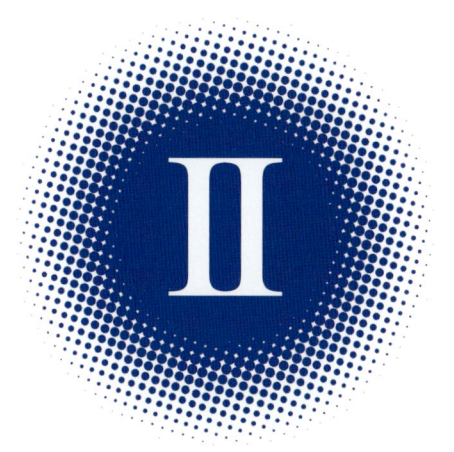

神経筋の検査と診断

1章 神経電気生理

　電気生理検査はハンマーの延長と喩えられることがある．神経疾患の診断においては，病歴と神経学的診察が最も重要な2本柱であるのは言うまでもない．ただ，神経所見を正しく評価するにはある程度の経験と熟練を要し，また患者の協力に依存するところも大きい．鑑別疾患を考えながら診察を行うのが常道であるが，予断を持つことで神経所見を見誤ることもしばしば経験する．

　電気生理検査は客観的・定量的に異常を捉えられるため，初学者においても所見を正確に評価し，正しい診断を導くことが可能である．神経学的所見を確かめ，フィードバックすることにより，臨床診断能力を高めるのにも役立つ．

　電気生理検査では末梢神経や筋の機能をみることができる．臨床症状とは密接に関連しており，神経筋疾患の病態を理解し，治療を考える上でも大切な検査である．

　本稿では神経伝導検査を中心として，電気生理学的診断法について，検査の目的，実践に役立つ基礎的な知識，解釈の方法と留意事項，検査の進め方について簡単に述べる．

1 電気生理検査でわかること

　電気生理検査のまず第一の目的は，客観的評価である．筋力低下や感覚障害は神経筋疾患では最も多い症状であるが，中枢病変においても末梢病変と紛らわしい所見を呈する場合がある．例えば下垂手や下垂足は，橈骨神経麻痺や腓骨神経麻痺だけでなく，脳梗塞などの中枢神経疾患でも生じる．神経伝導検査や針筋電図を用いて，末梢神経障害の有無を確かめる必要がある．心因性の鑑別にも有用である．

　電気生理検査は異常の検出感度が高いため，臨床評価では捉えきれない軽度の障害を判定することができる．神経所見を補完することで，より正確な病状の評価につながる．また潜在性病変の検出が可能であることから，全身疾患の合併症のスクリーニング検査としても頻用される．

　電気生理検査は定量的な評価ができる利点がある．臨床評価と比較して障害の程度をより精密に判定することが可能である．経時的な変化をみる場合にも評価のぶれが少なく，再現性に優れている．

　障害部位の同定も電気生理検査の主たる目的である．筋力低下を認める場合，その原因が神経，筋，神経筋接合部（あるいは中枢性）のいずれにあるのか鑑別を行う．神経に起因する障害であれば，その分布により，さらに解剖学的な病変部位（末梢神経，神経叢，神経根，前角

細胞など）や分節を同定する．

　また病変の広がりの評価も可能である．末梢神経障害の場合，異常が単一の神経に留まっているのか，多数の神経に及んでいるのか判定を行う．同一神経内でも，限局性に病変があるのか，多巣性であるのか，びまん性に広がっているのかを判別したり，神経終末部，神経根，生理的絞扼部位，それ以外の神経幹での障害の程度を評価する．障害が運動神経優位なのか感覚神経優位なのかについても評価を行う．

　電気生理検査は末梢神経や筋の機能を反映するため，病態の評価が可能である．中でも軸索障害と脱髄の鑑別が重要である．

　障害部位や病変の広がり，病態などから鑑別疾患を絞り込み，重症度の評価や予後の判定を行い，治療の選択に結びつけていく．

2 神経伝導検査の基礎

　神経線維を閾値上で電気刺激すると活動電位が発生する．発生したインパルスは，双方向性に減衰せずに伝播する．

　末梢神経は多数の神経線維の集まりであり，閾値や伝導速度は神経線維によって異なる．有髄神経の場合には跳躍伝導が生じるため，無髄神経より速い速度で興奮が伝わる．また太い神経線維は細い線維と比べて伝導速度は速い．

　それぞれの線維は全か無の法則に従って興奮するが，刺激を強くしていくとすべての神経線維に活動電位が発生する．この刺激強度を最大刺激という．

　通常の神経伝導検査では，全ての神経線維を確実に刺激する目的で，最大刺激よりさらに10〜20％程度強い刺激（最大上刺激）を用いて検査を行う．

1）感覚神経伝導検査

　末梢神経の多くは混合神経であるため，運動神経線維を含まない指神経や腓腹神経などを用いて感覚神経の評価を行う．

　感覚神経伝導検査は，末梢神経を1カ所ないし数カ所で電気刺激を行い，離れた同一神経上に置いた表面電極より感覚神経活動電位（sensory nerve action potential；SNAP）を記録する．

　感覚神経には伝導速度の遅い小径有髄線維や無髄線維も含まれるが，通常の記録法では観察できない．SNAPはもっぱら大径有髄神経の機能を反映している．

　感覚神経の細胞体は後根神経節にあるため，神経節より中枢側の軸索に障害があっても，感覚神経伝導検査には影響がない．引き抜き損傷のように神経が完全に断裂したような場合でもSNAPは正常に記録される．椎間板ヘルニアでも神経節より中枢側の根が障害されることが多いため，感覚障害が高度であってもSNAPには異常を認めないのが通常である．

　感覚神経伝導検査の記録法には，末梢側を刺激して中枢側で記録する順行法と，中枢側で刺激して末梢側で記録する逆行法がある．逆行法の方が大きな振幅が得られるが，M波の容積伝導によるアーチファクトが混入しやすい欠点がある．

評価項目としてはSNAPの振幅と伝導速度などを用いる．

振幅は軸索数を反映する指標である．ただし後述するように，位相相殺によりSNAP振幅は大きく低下するため，伝導速度の低下がある場合には軸索障害の程度を判定するのは困難である．加齢によっても振幅は低下するため，年齢を考慮した評価が必要である．浮腫などで記録電極が神経から離れた場合にも振幅は減衰する．

伝導速度は脱髄を反映するが，最速の線維の伝導をみている点に留意する．大径線維が脱落すると伝導速度は低下する．伝導速度は温度の影響を受け，皮膚温が1℃低下すると伝導速度は約2m/s遅くなる．感覚神経伝導検査は四肢末端で行うことが多く，特に温度が下がりやすいため，保温と皮膚温のモニターが大切である．

2）運動神経伝導検査

運動神経伝導検査では，運動神経の走行に沿って数カ所で神経を刺激し，支配筋上に置いた表面電極より複合筋活動電位（compound muscle action potential；CMAP，M波とも呼ぶ）を記録する．きれいな二相性で再現性のよい記録を得るため，記録電極は，筋腹に関電極，腱に基準電極を配置する．

運動神経伝導検査は感覚神経伝導検査と異なり，神経筋接合部を経て筋に発生・伝播した筋活動電位の総和をみている．筋により増幅されているため，CMAP振幅はSNAPと比べてはるかに大きい．また筋活動電位の伝播速度は遅いため，CMAPの持続時間も長い．波形も記録する筋により様々である．潜時には神経筋接合部での伝達や筋活動電位の誘発時間を含んでおり，伝導速度を求めるには2点で刺激をする必要がある．

運動神経伝導検査では，CMAPの振幅，波形，持続時間，伝導速度，遠位潜時などを評価に用いる．

遠位振幅は機能する運動神経の軸索数を反映する．ただし刺激部よりさらに遠位での伝導障害があっても振幅は低下する．また進行した筋疾患の場合にも筋線維数の減少に伴い振幅は低下しうる．緩徐に進行する疾患や軽度の軸索障害の回復期などの場合には，残存軸索からの側枝による再支配が生じた結果，振幅低下が目立たないこともある．振幅は伝導速度と比べると再現性に劣るため，経時的変化を追う際にはその点も考慮して評価を行う．

伝導速度は神経幹での脱髄を評価する指標である．遠位潜時は神経終末部を含んだ伝導遅延を反映する．軸索障害の場合にも大径線維脱落に伴い伝導速度は低下するが，正常下限の70～80％以下になることはないとされている．

多相性の波形，遠位-近位刺激間での振幅の低下や波形の変化，持続時間の延長などは時間的分散や伝導ブロックを反映する所見であり，脱髄を示唆するマーカーである．

3）F波

運動神経を電気刺激すると，軸索を逆行して伝わったインパルスは脊髄前角細胞まで到達する．そのうちの一部の前角細胞が再興奮して再び末梢にインパルスを伝播し，M波に遅れた遅発電位として記録されるのがF波である．F波はM波の数％の振幅であるが，これはF波出現に関与する軸索の割合を反映している．F波の波形や潜時は施行毎に異なるため，10回以上刺激を行うことが推奨されている．

F波は神経全長にわたる伝導をみているので，びまん性障害の評価や潜在性病変の検出には優れた方法である．また，通常の運動神経伝導検査では評価が困難な近位部病変についても異常の検出が可能である．

　F波の出現率は神経により異なり，尺骨神経や脛骨神経では100％近く，正中神経でも80％程度出現する．その他の神経では出現率が低いため検査意義は少ない．

　F波の評価項目としては，出現率，振幅，最短潜時，潜時のばらつきなどを用いる．

　脱髄によりF波の出現率は低下する．ただしM波が低振幅である場合には，全体の運動神経軸索数減少のためにF波は出現しにくくなる．前角細胞の興奮性も出現率に影響するため，中枢病変の評価のために用いられることもある．

　振幅はF波を構成する軸索数を反映するが，神経再支配により運動単位当りの筋線維数が増えた場合にも大きな振幅のF波を認めることがある．

　最短潜時の延長や潜時のばらつきは脱髄の場合に認められる．末梢の伝導速度が正常であれば，近位部での脱髄病変が示唆される．

4）位相相殺と時間的分散

　感覚神経伝導検査では，刺激—記録電極間の距離が離れると，SNAP振幅は低下し，持続時間は延長する．前述したように神経束内には伝導速度の異なる多数の神経線維があるため，距離が離れるとそれぞれの線維の活動電位の伝達に時間差が生じる．その結果，同期性が悪くなり，また陰性成分と陽性成分も打ち消し合って振幅が低下する．これを位相相殺（phase cancellation）という．

　脱髄が生じると跳躍伝導に障害が起き，伝導が遅延する．伝導速度が低下した場合では，距離が短くても伝導時間が長くなるため位相相殺の影響が出やすくなり，振幅が低下する．不均一な脱髄により伝導速度のばらつきが大きくなるとさらに同期性が悪くなり，もともとS/N比が低いこととも相俟って，しばしば反応が記録されなくなる．したがって，SNAPが導出されない場合でも必ずしも軸索障害を意味しない．

　運動神経伝導検査の場合には通常，刺激—記録電極間の距離が離れても，振幅や持続時間は大きく変わらない．これは複合筋活動電位の持続時間が長いため，位相相殺の影響が出にくいことがその理由である．

　病的状態においては，運動神経であっても，伝導速度の遅い線維に伝導遅延が生じるとCMAPの持続時間が延長し振幅は低下する．しばしば多相性あるいは陰性頂点の増加を伴った波形となる．これを時間的分散の増大，あるいは単に時間的分散（temporal dispersion）という（図1b）．時間的分散は慢性炎症性脱髄性多発ニューロパチー（chronic inflammatory demyelinating polyneuropathy；CIDP）のような後天的脱髄の特徴的所見である．

　一方，脱髄型の遺伝性運動感覚性ニューロパチーの場合には，著明な伝導速度の低下があっても時間的分散はあまり増大しない．これはすべての神経線維で均一に伝導遅延が生じているため伝導速度分布にばらつきが少ないためである．

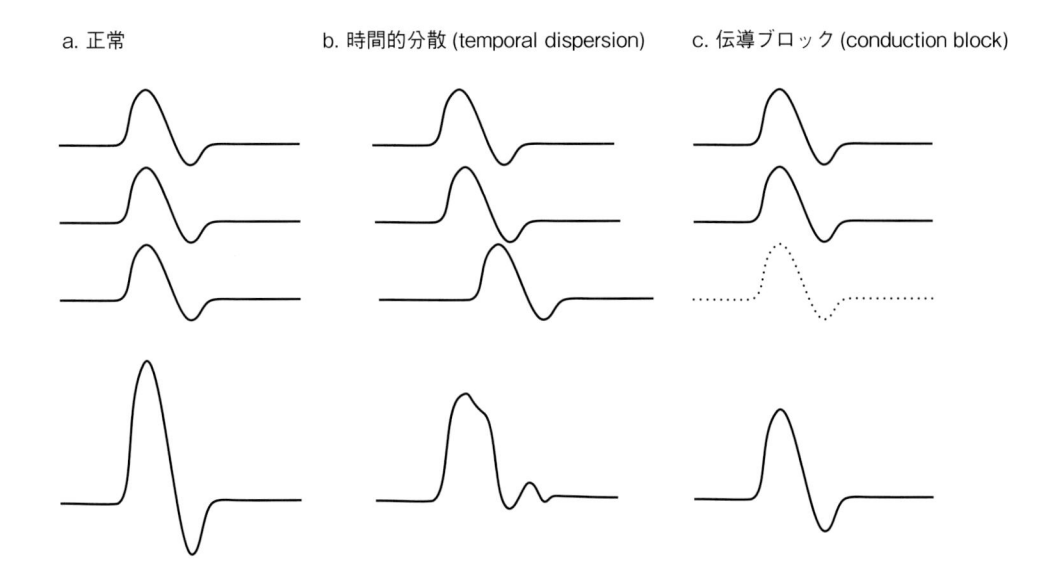

図1 時間的分散と伝導ブロック（模式図）
上段に1本の神経線維の反応，下段に合成波形を示す．正常では伝導時間の差が少ないため，波形の同期性が良好である．時間的分散があると伝導時間に差ができるため，合成波形の持続時間が延長し，しばしば多相性の波形となる．一部の神経線維に伝導ブロックが生じると，合成波形の振幅が低下する．

5）伝導ブロック

　脱髄による髄鞘の変性，脱落が高度となると，絞輪部で活動電位が発生しなくなり，伝わってきたインパルスの伝導が途絶する．これを伝導ブロック（conduction block）という．一部の神経線維に伝導ブロックが生じた神経で運動神経伝導検査を行うと，病変部より近位で刺激したCMAP振幅は低下し，遠位刺激との間に差が生じる（図1c）．時間的分散を伴わない場合には波形は相似形となる．極端な場合には完全伝導ブロックとなり，CMAPは導出不能となる．

　伝導ブロックは，伝導速度低下や時間的分散と並んで，脱髄の特徴的所見である．

　伝導速度低下や時間的分散とは異なり，伝導ブロックの場合にはインパルスが伝わらなくなるため，ある程度以上の伝導ブロックでは症状を発現する．

　閾値上昇などの理由で近位刺激が不十分な時にも，伝導ブロックと同様の所見が得られることがあるが，この場合には臨床症状は伴わない．伝導速度低下を伴わない伝導ブロックの所見をみた時には，技術的問題の可能性がないかどうか検証する必要がある．

　また脛骨神経では，正常でも膝窩部刺激のCMAP振幅は遠位刺激の60％程度まで低下が見られることがある．

3 | 神経伝導検査における異常の判定

神経伝導検査の測定値を評価するに当たっては，測定誤差があることを考慮しておく必要がある．一般的に，潜時では5％程度，伝導速度では10％程度，振幅では30％程度の測定誤差があるといわれている．

1）正常値との比較

神経伝導検査は，検査室により記録電極や刺激部位，肢位など多少の違いがあるため，正常値は施設毎に定めた方がよいとされている．ただし検査値は年齢や肢長によっても影響を受けるため，各施設で各群毎の正常コントロールを集めるのは実際には困難であり，文献上や成書に記載された正常値を参考にすることも多い．その場合，CMAPの振幅の計測には基線−陰性頂点間で求める方法と，陽性頂点−陰性頂点で求める方法があること，SNAPは逆行法と順行法で振幅が異なることに注意する．

2）隣接部位との比較

局所性病変の場合，隣接部位との比較を行うことにより鋭敏に異常が捉えられる．

例えば，手根管症候群においては，正中神経と尺骨神経の比較を行うと極めて敏感に異常が検出できる．

肘部管症候群のような限局性障害の場合には，1〜2cm間隔で刺激を行うインチング法を用いて障害部位を同定する．

3）左右比較

片側性病変，あるいは両側性病変でも左右差がある場合には，左右の同部位を比較することでさらに敏感に異常が検出できる．ただし正常でもある程度の左右差はあるため，過剰診断にならないように留意して判定する．

表1に異常判定基準を示した．覚えやすさのためにキリのよい数字としており，必ずしも正確ではない．

表1　神経伝導検査による異常の判定

伝導速度	上肢	＜50m／s
	下肢	＜40m／s
CMAP振幅 （基線−陰性頂点）	正中神経	＜5mV
	尺骨神経	＜5mV
	脛骨神経	＜5mV
SNAP振幅 （逆行法）	正中神経（示指）	＜10μV
	尺骨神経（小指）	＜10μV
	腓腹神経	＜5μV
F波潜時	上肢	＞30ms
	下肢	＞55ms
隣接部位との伝導速度差		＞10m／s
振幅の左右差		＞2倍

4 神経伝導検査の解釈

1) 留意事項

　神経伝導検査の結果を正しく解釈するためには，実際に記録している部位に症状があるかどうかを評価しておくことが大切である．ルーチンの運動神経伝導検査の場合，正中神経は短母指外転筋で，尺骨神経は小指外転筋で，脛骨神経は母趾外転筋で，腓骨神経は短趾伸筋でそれぞれ記録することが多い．これらの筋力はADLにあまり影響しないこともあり，臨床的な評価がなされていない場合がよくある．どの神経をどこで刺激しどこで記録しているか，病変部より近位か遠位かを考えて解釈を行う必要がある．

　また通常の神経伝導検査は，大径有髄線維の伝導のみを評価している．大径有髄線維の障害の程度が軽い場合や，小径線維や無髄神経に限局した障害の場合には異常は検出できない．

　予想できない結果が得られた場合には，技術的な誤りの可能性を検討するとともに臨床的に再評価を行う．

　臨床症状と神経伝導検査所見に解離を認める場合には以下のような原因が考えられる．

　a) 筋力低下があってもCMAPが低下していない場合
　　（ⅰ）記録を行っている筋の筋力を評価していない
　　（ⅱ）目的筋以外のCMAPが誘発されている（刺激が強過ぎる）
　　（ⅲ）刺激より近位での伝導ブロック
　　（ⅳ）ワーラー変性が生じる前の軸索障害急性期
　　（ⅴ）E-Cカップリングの異常（筋活動電位が発生しても筋収縮につながらない）
　　（ⅵ）重症筋無力症（反復刺激で判別を行う）
　　（ⅶ）中枢病変
　　（ⅷ）心因性

　b) 感覚障害があってもSNAPが正常な場合
　　（ⅰ）大径有髄線維の障害が軽度である
　　（ⅱ）刺激より近位での伝導ブロック
　　（ⅲ）後根神経節より近位での根障害
　　（ⅳ）中枢病変
　　（ⅴ）心因性

　c) 症状がないのにCMAP/SNAPに異常がある場合
　　（ⅰ）記録電極が短絡しているなど技術的な問題
　　（ⅱ）記録を行っている部位の臨床症状を評価していない
　　（ⅲ）閾値上昇のため刺激が不十分
　　（ⅳ）位相相殺，時間的分散

2) 軸索障害と脱髄の鑑別

　基礎疾患の鑑別や予後の判定を行う上で，軸索障害と脱髄の鑑別は重要である．

　病変部位がわかっている場合には，病変より遠位で刺激した振幅が低下していれば軸索障害，病変をはさんだ部位の伝導速度に低下があれば脱髄と判断できる．

a）振幅

軸索障害があれば振幅は低下する．ただし残存軸索からの再支配により代償された場合には，CMAP振幅低下が目立たないこともある．また急性の軸索障害では，ワーラー変性が生じる前に検査を行うと遠位振幅は保たれている．

脱髄の場合でも，刺激部位よりさらに遠位での伝導ブロックがあれば振幅は低下する．通常は時間的分散や伝導遅延を伴うことが多く，遠位潜時の延長や波形の多相化の有無で鑑別を行う．

前述したように感覚神経では位相相殺の影響が出やすく，脱髄の場合にもSNAP振幅は容易に低下するため，両者の鑑別にはあまり役立たない．

近位刺激によるCMAP振幅が遠位刺激に比べて低下している場合，伝導ブロックあるいは時間的分散が考えられ，脱髄の指標となる．伝導ブロックでは波形は相似形である．時間的分散の場合には波形の多相化と持続時間の延長を伴う．

閾値上昇のため十分な刺激が行えなかった場合にも振幅は低下する．髄鞘と軸索のどちらに機能障害があっても閾値は上昇する．

b）伝導速度

伝導速度低下や遠位潜時延長は脱髄を反映する所見である．特に局所性の伝導遅延を認める場合には診断的価値は高い．びまん性に伝導が遅延している時には，皮膚温が低下していないかどうかを確認する必要がある．

軸索障害の場合でも，大径線維の脱落により伝導速度の低下を伴うことがあるが，正常下限の70～80％以下には低下しない．

軸索障害後にみられる未熟な再生線維は小径で伝導速度が遅く，脱髄と同様の電気生理学的特性を示すため，神経伝導検査では両者の鑑別は困難である．

c）針筋電図

針筋電図での活動性脱神経所見や慢性脱神経（再支配）所見は軸索障害の確実な傍証である．神経再支配によりCMAP振幅があまり低下していない場合でも，針筋電図では容易に異常が検出できる．急性の軸索障害の場合には，発症後2～3週間経過しないと活動性脱神経所見は出現しない．

ただし脱神経所見があっても脱髄の合併は否定できない．

5 反復刺激検査

反復刺激検査（repetitive stimulation）は，数Hzの頻度で運動神経を繰り返し刺激し，誘発されたCMAPの変化から神経筋接合部の機能を評価する検査である．

運動神経終末にインパルスが到達すると，神経筋接合部のシナプス前部のシナプス小胞からアセチルコリン（ACh）が放出される．放出されたAChがシナプス後部のACh受容体に結合すると終板電位を発生する．終板電位はAChの量と受容体の数によって決まり，閾値に達すると筋活動電位が発生する．

低頻度（3Hz程度）で反復刺激を行うと，AChの放出量は漸減し4～5発目で最小となる．

その後はシナプス前部にCaイオンが蓄積する結果，AChの放出量は増加に転じる．
　正常では，終板電位は閾値より大きいため，インパルスが運動神経終末に到達すると，すべての筋線維に筋活動電位が発生する．低頻度刺激によりAChの放出量が低下しても，安全域があるためほぼすべての筋線維に活動電位が発生し，CMAPには変化がみられない．
　重症筋無力症（myasthenia gravis；MG）ではACh受容体に自己抗体が結合することにより，機能するACh受容体数が減少し，その結果終板電位も低下する．低頻度刺激によりACh放出量が減るとさらに終板電位が低下し，一部の筋線維では閾値に達せず活動電位が発生しなくなるため，CMAPの振幅は減少する．これを漸減現象（waning）という．
　最初の1～2発で大きく振幅が下がり，5発目で最小となり，その後の振幅は変化しないかやや増大する．振幅低下が7～10％以上あれば陽性と判断する．5発目以降も低下し続ける場合には技術的な誤りであることが多い．
　Lambert-Eaton〔筋無力〕症候群（LEMS）では，電位依存性カルシウムチャネル（VGCC）の障害によりACh放出障害が生じている．運動神経終末にインパルスが到達しても一部の筋線維には活動電位が生じないため，CMAP振幅は低下している．
　10Hz以上の高頻度で刺激を行うと，シナプス前部のCaイオン濃度が上昇しACh放出量が増えるため，活動電位の発生する筋線維数が増加し，CMAP振幅は増大する．これを漸増現象（waxing）という．また筋の強収縮を行うと運動単位は20Hz以上で発火するため，同様にCMAPの増大が認められる（運動後促通）．高頻度刺激は苦痛を伴うため，運動後促通で評価を行った方がよい．60％以上の振幅増大があれば陽性と判定する．
　MGでは筋により漸減現象の程度には大きな差があり，症状の強い筋は障害が強く，顔面筋や近位筋では陽性率が高く遠位筋では低い．一方LEMSの漸増現象は全般性にみられるため，遠位筋を検査すれば十分である．

6 │ 針筋電図検査

神経疾患における針筋電図の役割についてごく簡単に触れる．

1）筋疾患との鑑別
　運動単位の動員（recruitment）が最も重要な鑑別点である．
　神経疾患の場合には活動する運動単位数が減少するため，同じ運動単位が高頻度で発火する．神経再支配を伴うことが多いため，高振幅長持続で多相性の運動単位が観察される．
　筋疾患では，筋線維数の減少に伴い運動単位が小さくなり持続も短くなる．運動単位当りの筋力が低下するため，弱収縮でも多数の運動単位が動員され，しばしば基線がみえなくなる．

2）病変部の同定
　神経伝導検査は刺激可能な部位が限られているため，近位部の病変に対しては診断能力は低い．神経根や神経叢の高位診断には針筋電図が有用である．
　障害されている筋の解剖学的な支配により，どの部位に病変があるかを同定する．

3）軸索障害の評価

線維自発電位や陽性鋭波があれば活動性の軸索障害であり，病状の進行性を示唆する．

慢性脱神経所見は神経再支配を反映しており，波形の違いによって再生後の大まかな経過期間を推定できる．

7 検査の進め方

電気生理検査を行う際には，検査目的をはっきりさせ，検査項目を絞って行う方が効率的である．やみくもに多数の部位を調べることは，患者と検者双方の時間的身体的負担を増すことにつながり，かえって正確な記録が得られない原因ともなりうる．ある程度の診断を付けた上で，臨床的所見を確認し，鑑別を行う目的で電気生理検査を行うのが望ましい．

以下に検査の進め方の例を示す．

1）多発神経炎

多発神経炎など，びまん性に障害を呈する疾患の場合には，F波のように長い経路を調べた方が異常の検出感度はあがる．また一般に長い神経ほど障害が起きやすいため，上肢よりも下肢の方が早期より異常が出やすいと考えられる．

腓腹神経SNAP，脛骨神経のCMAPおよびF波を片側で記録する．障害が強く下肢での誘発が不良な場合には正中神経と尺骨神経でも評価を行う．

2）絞扼性ニューロパチー（神経障害）

逆に絞扼性ニューロパチーのように障害が限局性の場合には，インチング法など短い距離で神経伝導検査を行った方が，異常が検出しやすい．隣接神経との比較も極めて有用である．

手根管症候群では，正中神経と尺骨神経のSNAPとCMAP，虫様筋－骨間筋比較法を行う．しばしば両側性に障害されるため，症状がなくても反対側も検査した方がよい．軸索障害の程度は，病変部より遠位である手掌刺激のCMAPで評価する．

3）Guillain-Barré症候群

Guillain-Barré（ギラン・バレー）症候群のように多発性多巣性に障害される疾患の場合には，腓骨神経を含め四肢で神経伝導検査を行う．障害の好発部位である神経終末や神経根部，あるいは生理的絞扼部位での異常の有無を注意深く観察する．Guillain-Barré症候群では，発症早期には異常がはっきりしない場合や軸索障害と脱髄の鑑別が難しい場合があり，また経時的変化を見るためにも，繰り返して検査を行う必要がある．軸索型と脱髄型の鑑別にはHoの基準やHaddenの基準が用いられる．

4）末梢神経障害と神経根症の鑑別

手や足のしびれや脱力は日常よく遭遇する症状である．末梢神経障害と神経根症の頻度が高く，両者の鑑別を必要とすることが多い．感覚障害や筋力低下の分布が末梢神経領域に一致するのか，神経根の範囲に一致するのか，詳細な臨床的評価を行う．

神経伝導検査では，感覚障害のある部位のSNAPを記録することにより，後根神経節より遠位の軸索障害の有無を判定する．同一の根由来で末梢神経支配の異なる筋の針筋電図に脱神経

所見や再支配所見を認めれば，根障害と判断する．

文　献

1) Jun Kimura: Electrodiagnosis in Diseases of Nerve and Muscle: Principles and Practice. 4th ed. Oxford University Press. 2013.
2) 木村淳，幸原伸夫：神経伝導検査と筋電図を学ぶ人のために．第2版．医学書院．2010．
3) 日本臨床神経生理学会筋・末梢神経電気診断技術向上委員会，日本臨床神経生理学会認定委員会編：モノグラフ神経筋電気診断を基礎から学ぶ人のために，日本臨床神経生理学会，2013．

2章 末梢神経病理

1 神経生検の適応

　末梢神経生検は，病歴と臨床症状，電気生理学的診断，血清免疫学的検査，遺伝子検査，画像検査などで確定診断に至らない場合に行う．ただし侵襲の大きい検査であり，検査後は感覚低下やしびれ，痛みを生じるので，その適応は十分に考慮し，患者との信頼関係のもとで行うべきである．

　神経生検の適応は次の3つの場合に分けられる[1]．

組織診断が重要で，下記の疾患を疑う場合
　▶血管炎症候群や，膠原病で血管炎を疑う場合
　▶多発単神経炎で原因不明な場合
　▶サルコイドーシス，アミロイドーシス
　▶ハンセン（Hansen）病，悪性リンパ腫などの浸潤

他の検査が優先されるが，生検で特異所見が期待できる疾患
　▶Charcot-Marie-Tooth（シャルコー・マリー・トゥース）病の一部
　▶M蛋白血症を伴うニューロパチー
　▶慢性炎症性脱髄性多発根ニューロパチー（CIDP）
　▶クラッベ（Krabbe）病

治療方針をたてる上で役立つ可能性がある場合
　▶治療可能なニューロパチーのoverlapがあるかどうか
　▶脱髄性ニューロパチーのうち，炎症性（後天性）か遺伝性か，の鑑別
　▶有髄小径線維や自律神経の選択的障害を生じるニューロパチー

2 神経生検をどこから行うか

　末梢神経を採取するのは通常一側の腓腹神経からである．これは主に足底外側の感覚を伝える神経を含んでおり，筋肉を動かす運動神経は含んでいないため，切除しても比較的侵襲が少ない．また，ポリニューロパチーで侵されやすい遠位部にあり，病変を検出しやすく，採取もしやすい部位にあることが理由である．

　血管炎症候群などを疑うときは，筋肉を同時に生検すると診断率が上がるとされ，1ヵ所の

切開で神経，筋肉双方が採取できる部位で行うことがある．

3 生検手技の実際

　検査前に抗血小板薬の投与の有無を含め，凝固系のチェックが必要である．また経口的に抗生剤投与を3日間程度行う．腓腹神経の場合，うつ伏せか側臥位で行う．ベッドサイドでも可能だが，できれば手術室で行う．皮下麻酔（1％キシロカイン 10mL 程度）したあと，腓骨外顆の上縁レベルより頭側へ 5cm ほど切開する．皮下脂肪などを鈍的に剥離し，膜が出てきたら丁寧に縦に切り開くと，静脈や神経が見えてくることが多い．しかし脂肪の薄い被膜に覆われ，すぐに鑑別できないことも多い．出血は通常軽い圧迫で止血する．

　やや紫色かピンク色にみえる方が静脈（小伏在静脈），白く光沢のある方が腓腹神経である．枝分かれの仕方が，静脈は直角に近い角度でも分かれており，一方神経は体軸に平行に近い．もし静脈を切断すると断面に管腔構造がみられるので鑑別できる．

　神経を周囲組織から丁寧に剥離して，ゆるく糸をかけるか，あるいは神経に付着した結合織をピンセットでつまんで少し持ち上げ，近位端を一気に切断する．切断時は電撃痛が走るので，切断直前に患者に伝える．遠位端から切ると患者は2度痛い目に遭うことになる．できるだけ神経を引っ張ったり押さえたりしないようにして採取する．神経束の一部を短冊状に切り出す部分切除（fascicular biopsy）は，評価できる神経束が少なく血管が十分に含まれていないこともあって血管炎などの診断上不利であるので，通常神経は丸ごと取り出す（whole nerve biopsy）．我々はナイロン糸で縫合し，10〜14日後に抜糸している．

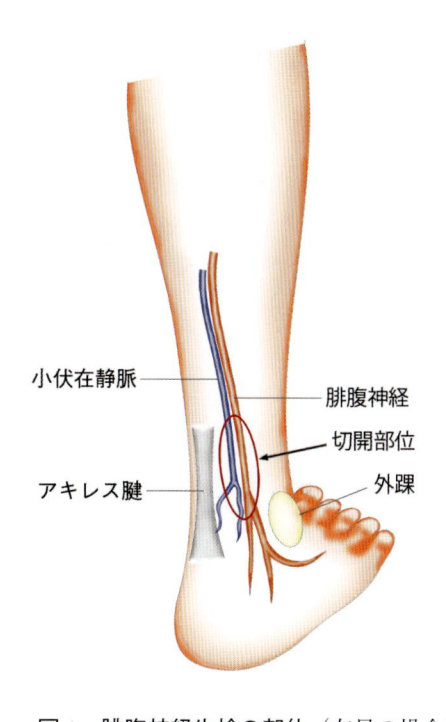

図1　腓腹神経生検の部位（右足の場合）

4 組織の処理

神経はただちに3つに切り分ける．我々は，全体を1：2：1の長さの比でカミソリ刃を用いて丁寧に切り分け，中央の標本を最も重要なグルタルアルデヒド溶液に入れ，両端を中性緩衝ホルマリンと瞬間凍結標本に利用している．詳細は他書[1]に譲るが，概略を記す．

A. グルタルアルデヒド溶液

最終的に 2.5%グルタルアルデヒド（電子顕微鏡用グレード）－ 0.04M リン酸ナトリウム緩衝液－ pH7.4 になるように固定液をつくる．神経を入れる際には液の温度も重要で，理想は10℃くらいであるが室温でもよい．0〜2℃など冷えすぎていると組織が収縮することがあるので避ける．10分くらい経つと表面が硬くなり切りやすくなるので，そこでさらに切り分け，2時間から一晩固定するが，ここでは4℃でよい．

次に4% sucrose － 0.1M リン酸緩衝液 -pH7.4 で洗浄（最低3時間を2回液を交換）．ここでは神経が脂肪組織などに覆われているとグルタルアルデヒドが残りやすいので，その前にできるだけ神経の表面積を大きくしておく．実体顕微鏡下でピンセットを用いて余計な部分を除去するとよい．その後，1%オスミウム酸（OsO4）に2時間浸漬．ここから2つに別れ，細長い標本をときほぐし線維用とし，グリセリンへなじませる．残りはエタノール系列で脱水，プロピレンオキシドと交換，振盪機を用いる．最後にエポン樹脂になじませて60℃で二晩おいて重合，硬化させて標本を得る．

エポン標本は，ミクロトームで薄切し，トルイジンブルー染色を行い，顕微鏡下で観察する．これが末梢神経病理では最も多くの情報を提供する．さらに必要なら，同じ標本からさらに薄い切片を作成し，電子顕微鏡で観察することが可能である．

B. パラフィン標本

市販の中性緩衝ホルマリンを10%にして用いている．3時間から一晩程度浸漬し，グルタルアルデヒド固定のあとで用いるのと同じスクロース洗浄液でよく洗う．そのあとは通常の方法でパラフィン包埋を行う．

C. 凍結標本

コルク片に神経を OCT compound などで垂直に立て，液体窒素で冷やしたイソペンタン中に素早く漬けて一瞬で凍結する．そのままクリオスタット内で薄切し，HE 染色などを行う．

5 正常所見

A. エポン包埋トルイジンブルー染色

腓腹神経は10本前後の神経束から成り，図2-Aのように神経線維の部位を神経内鞘，それを覆っている部位を神経周膜，外側の間質を神経上膜と呼ぶ．

神経線維には髄鞘をもつ有髄線維と，髄鞘のない無髄線維とがある．有髄線維はさらに，大

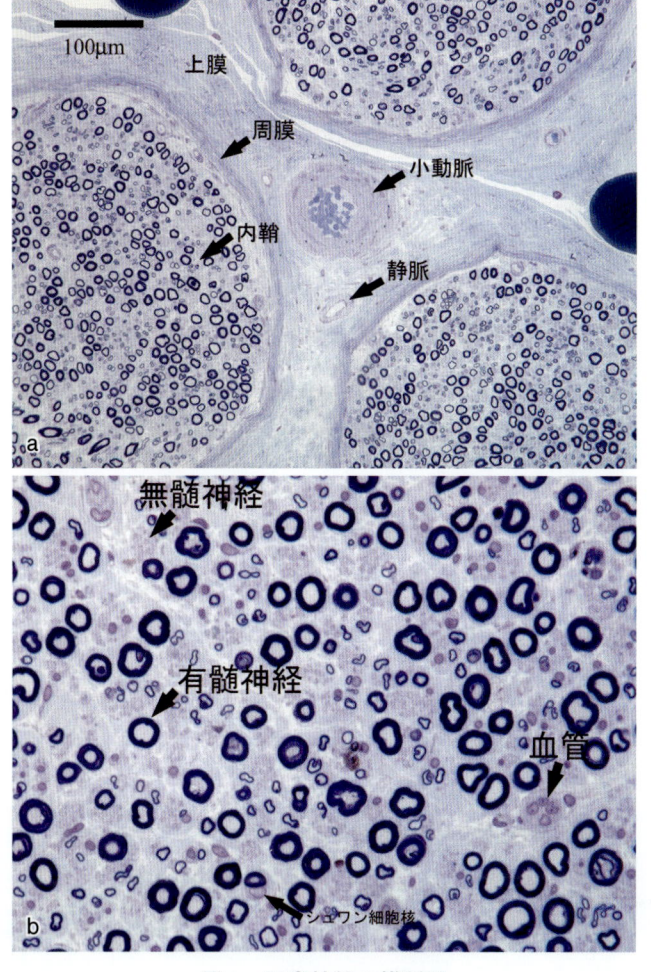

図2 正常神経の横断面

きい径の大径有髄線維，小さい径の小径有髄線維に分かれ，その中間の線維は少ない．
　正常の神経では線維の分布は全体的にほぼ均一で，その密度は我々の施設では平均7,700/mm² 程度である．これは組織固定液の浸透圧や温度条件などでも異なる．
　上膜には，直径200μm 程度の小動脈や静脈，毛細血管があり，間を膠原線維が埋めている．
　有髄神経は，横断面でみると中心に軸索があり，周囲を髄鞘が取り巻いている．軸索内にはニューロフィラメント，微小管，ミトコンドリアなどがあり，軸索内の物質輸送やエネルギー代謝を担っている．髄鞘はSchwann（シュワン）細胞の突起が多重に取り巻いてできたもので，折り重なった部位が強く接合している．無髄神経は，やはりシュワン細胞に囲まれており軸索の数は有髄線維より多いが，光学顕微鏡では観察が困難である．

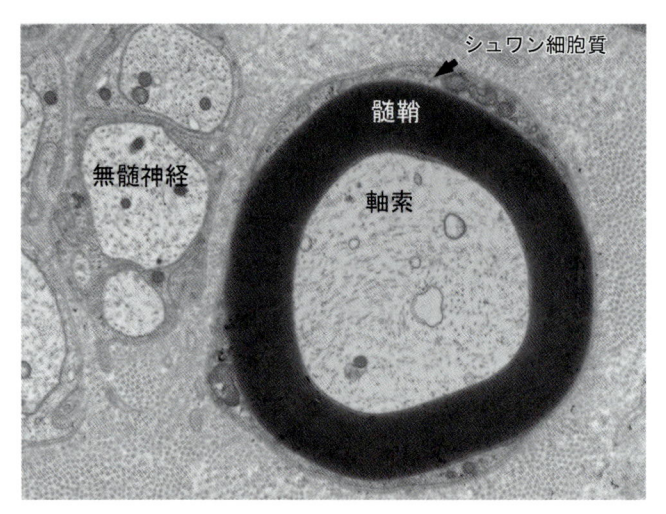

図3　電子顕微鏡所見を示す

B. ときほぐし線維法

1本の有髄線維を縦長に観察する方法で，Ranvier（ランヴィエ）絞輪ごとに髄鞘が脱落する節性脱髄があるかどうか，あるいは髄鞘のつながりが消失して小さな塊が分離して連なる急性軸索変性を反映した所見（myelin ovoids）があるか，をみるのに役立つ．慢性炎症性脱髄性多発根ニューロパチー（CIDP）の診断基準の中に脱髄所見の基準値がある．

ときほぐし線維法が特に役立つのは，トマキュラという髄鞘が局所的に膨らんだ所見を検出する場合である．これは，遺伝性圧脆弱性ニューロパチーなどで高頻度にみられる．

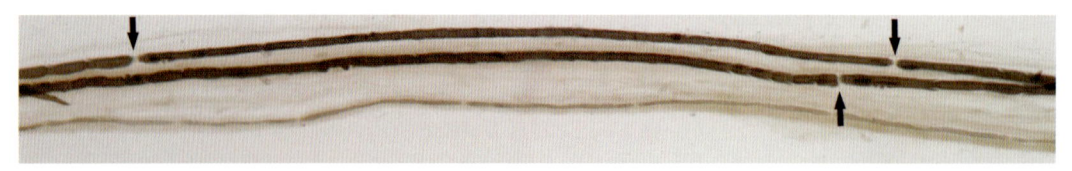

図4　正常神経のときほぐし像
矢印はRanvier絞輪．

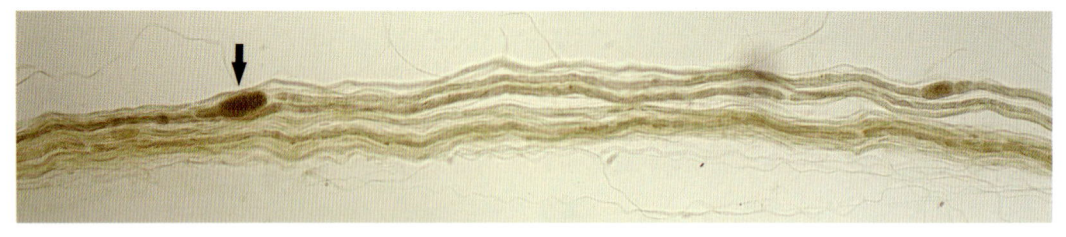

図5　矢印はトマキュラによる髄鞘の肥厚

C. パラフィン標本

通常はヘマトキシリン・エオジン染色を行い，血管炎などの炎症の有無がわかる．コンゴ・レッド染色でアミロイドの沈着の有無を調べる．

D. 凍結標本

血管炎などが著明であれば，生検当日に結果を出すことができる．ただし上膜の細胞浸潤だけでは，CIDP，サルコイドーシス，腫瘍性疾患なども否定できないので，エポン標本の結果を待たなければならない．

6 代表的な異常所見

A. 軸索変性

末梢神経線維の病理は，軸索変性と脱髄のいずれが優位か，を鑑別することが重要である．軸索はその細胞体から輸送されてくる栄養に依存しているので，途中で切断や虚血，あるいは細胞体そのものの異常が起こると，その構造が維持できなくなる．初期には軸索内の空胞化や軸索の萎縮などが起こるが光学顕微鏡では検出がむつかしい．Schwann 細胞は軸索からの栄養因子に依存するので軸索が崩壊すると Schwann 細胞が 2 次的に傷害され髄鞘の崩壊が起こる．髄鞘の崩壊は光学顕微鏡で検出でき，髄鞘が壊れて塊を呈し myelin ovoids といい，先のときほぐし線維のところで述べた所見と対応する．

B. 脱髄

一方，脱髄は髄鞘が 1 次的に傷害されるので，軸索は当面そのまま残存するので，軸索がむきだしになる，これを naked axon と呼ぶ．脱髄は Guillain-Barré 症候群や CIDP などではマクロファージが張り付いて髄鞘を処理する様子を観察できる．あるいは髄鞘が自己崩壊する疾患もある．

その他，特殊な脱髄の形態としては，髄鞘関連糖蛋白（myelin-associated glycoprotein）に対する自己抗体を伴ったニューロパチーでみられる髄鞘の規則的なほぐれ（widely spaced myelin）や，ときほぐし線維の項でも触れたトマキュラなどがある．

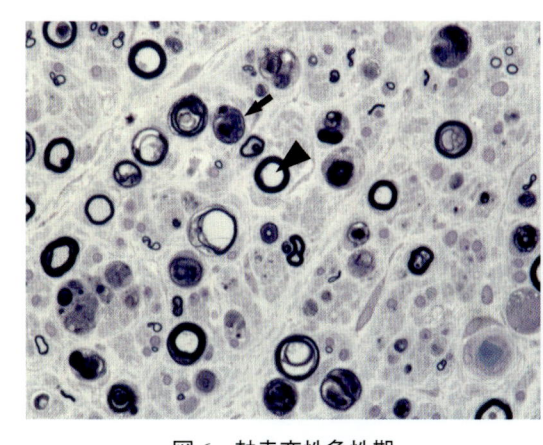

図6 軸索変性急性期
矢印頭は軸索の空胞化．矢印は myelin ovoid．

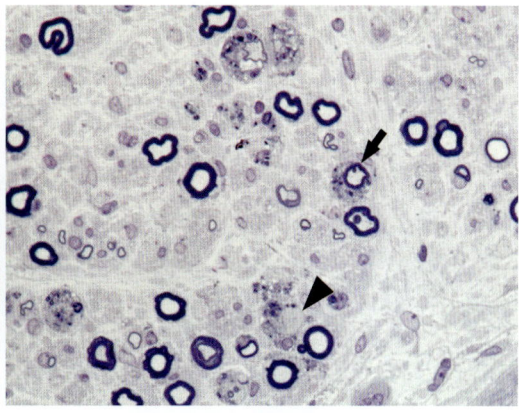

図7 矢印は活動期の脱髄
マクロファージが髄鞘を崩壊させている．
矢印頭は髄鞘が剥ぎ取られ naked axon になったもの．

C. オニオン・バルブ形成

有髄線維の周りを同心円上に Schwann 細胞などが複数取り巻いてできるもので，過去に脱髄を繰り返したことを示す．Schwann 細胞は薄く，無髄線維を含むこともある．代表的な疾患は，Charcot-Marie-Tooth 病 1A 型や CIDP の一部である．

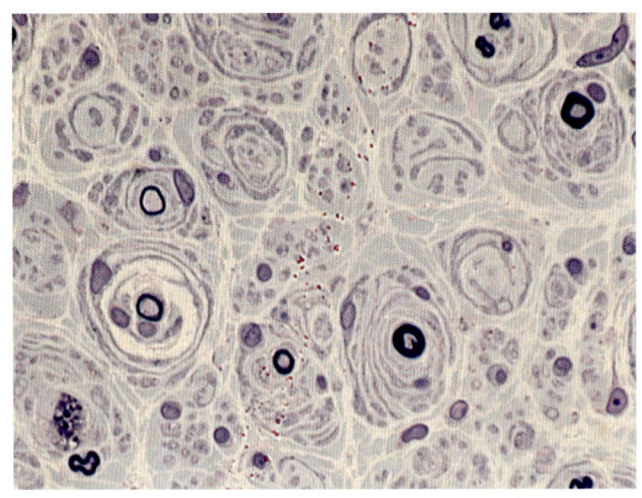

図 8　*CMT1A* でみられたオニオン・バルブ形成

D. 血管病変

壊死性動脈炎というためには，内弾性板や数層の平滑筋細胞を有する動脈壁内への細胞浸潤によって，血管構造が壊れていることが要件である．フィブリノイド変性も伴う．血管周囲に細胞浸潤があるだけでは血管炎とはいえないが，血管炎は長軸方向でみると断続的に起こるため，切片としてみえた部位に血管炎があるとは限らない．毛細血管や静脈での血管炎は診断がむずかしい．

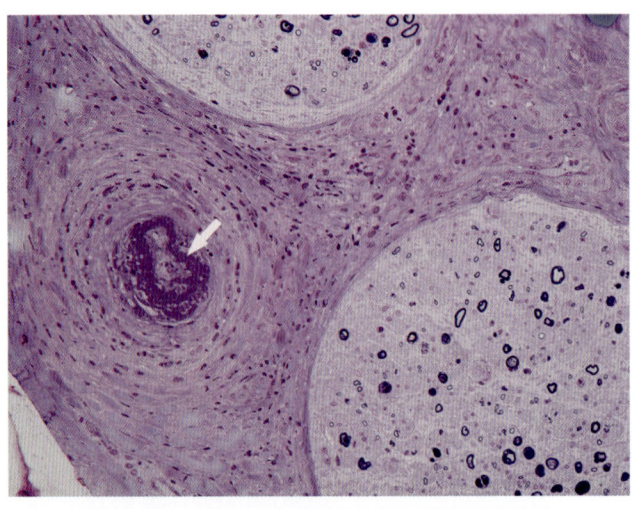

図 9　フィブリノイド変性を伴う壊死性血管炎

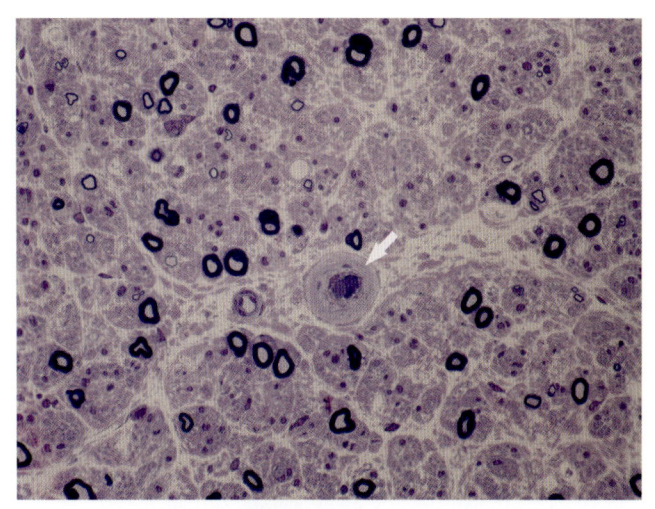

図10 糖尿病性ニューロパチー
血管基底膜肥厚（矢印）．

　動脈炎を含む血管炎は顕微鏡的多発血管炎，アレルギー性肉芽腫性血管炎などがある．より小さい血管や静脈を侵すものとしては，非全身性血管炎性ニューロパチーがある．
　糖尿病性ニューロパチーでは，神経内鞘の毛細血管周囲の基底膜の多層化，ヒアリン化がみられることが多い．

E. アミロイド沈着

　家族性アミロイドニューロパチーでは，トランスサイレチン遺伝子の変異が多く，末梢神経内のアミロイド沈着がみられる．ただし陰性であっても診断を否定はできない．
　その他，原発性ALアミロイドでも神経内に蓄積がみられることがある．

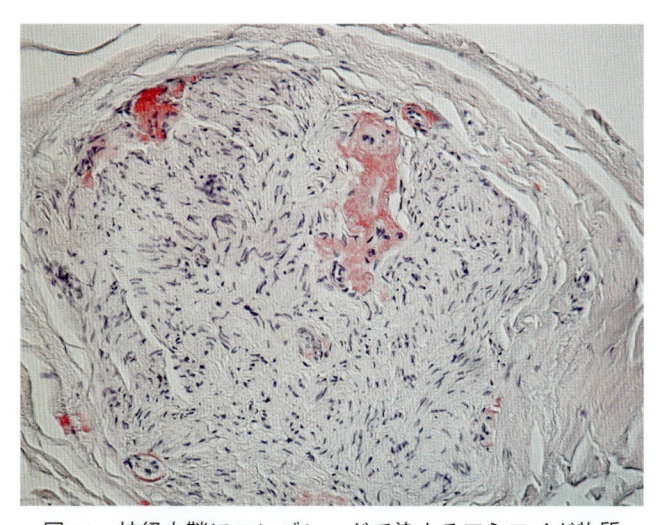

図11 神経内鞘にコンゴレッドで染まるアミロイド物質

F. 内鞘浮腫

間質が広がって見えるもので，周膜直下だけの場合は必ずしも特異的でないが，内鞘全体に広がっている所見は Crow-Fukase 症候群（POEMS 症候群）や CIDP などで頻度が高い．

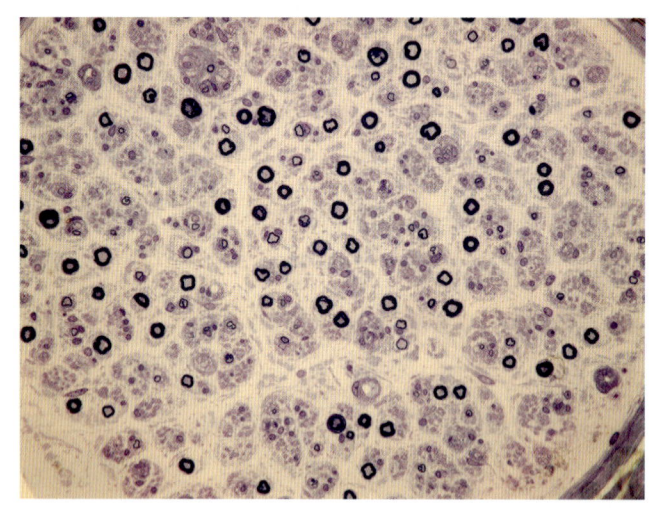

図12　慢性炎症性脱髄性ニューロパチーにみられた内鞘の浮腫

G. 細胞浸潤

内鞘内のマクロファージ浸潤は急性の軸索変性，脱髄ともに非特異的にみられるが，免疫性ニューロパチーでマクロファージによる脱髄を証明できる場合がある．リンパ球浸潤は免疫性ニューロパチーで多い傾向にあり，内鞘，上膜ともにみられる．内鞘での perivascular cuffing は免疫性ニューロパチーに特徴的とされる．

血管炎では上膜内に多数の細胞浸潤がみられるが，採取した神経内に炎症部位があるとは限

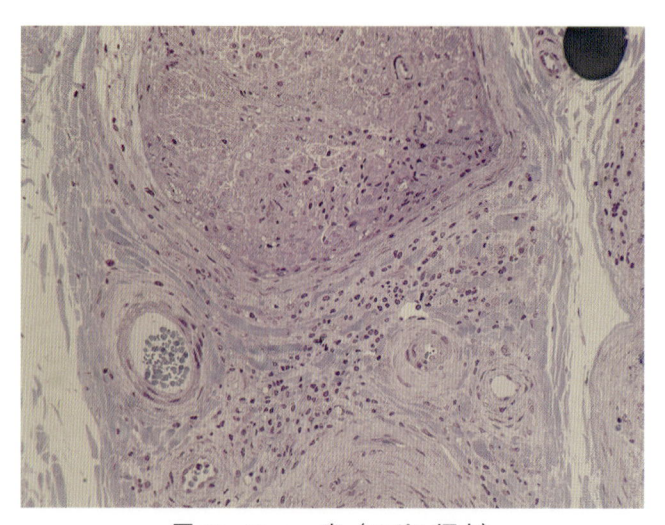

図13　Hansen 病（エポン標本）

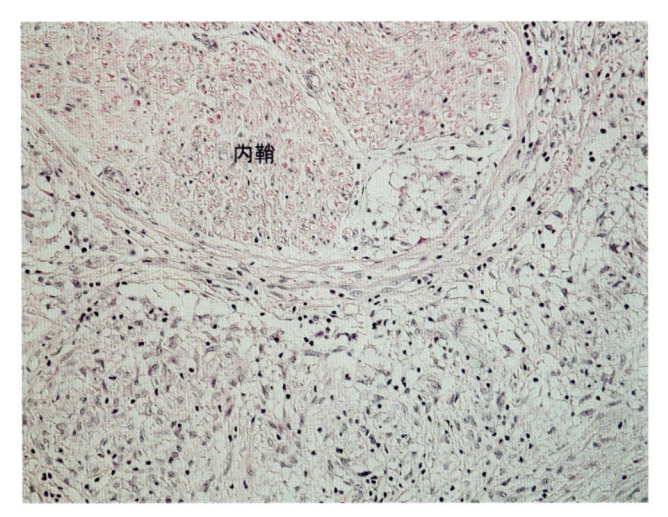

図14 サルコイドニューロパチー（HE染色）

らない．ある断面で上膜内に浸潤細胞が散在しているだけで血管炎がなくても，少し離れた部位で血管炎が証明できることもある．ほか，悪性リンパ腫では内鞘に浸潤がみられることがある．その他，細胞浸潤を多数認めるものとして，サルコイドニューロパチー，Hansen病などがある．

内鞘をとりかこんで肉芽腫性細胞浸潤が著明である．

文　献

1) 岡伸幸，秋口一郎：カラーアトラス末梢神経の病理．中外医学社，2010．

3章 末梢神経血液生化学・髄液検査

　末梢性ニューロパチーの原因は多岐にわたり，経過や分布も原因や病態によって異なり，運動神経，感覚神経，自律神経といった障害される神経によって症状の出現も多様であり，初診では鑑別が困難なことも多い．末梢性ポリニューロパチーは，急性，亜急性，慢性の経過をとるものに分類される．急性経過の代表的な疾患には，Guillain-Barré症候群，急性間歇性ポルフィリン症などがある．ビタミンB_1欠乏や血管炎，中毒性，腫瘍随伴性のニューロパチーでは，数週間から数ヵ月にわたって症状が進行する．慢性の経過をたどるものとしては，糖尿病性ニューロパチー，慢性炎症性脱髄性多発根ニューロパチー（CIDP）やCharcot-Marie-Tooth病などの遺伝性疾患が挙げられる．

1 病変分布による検査方針

　病変の分布からは，単ニューロパチー型，多発単ニューロパチー型，多発（根）ニューロパチー型に分類される．単ニューロパチー型としては，脳神経の単麻痺のほか，局所の圧迫，外傷や絞扼に伴う例が多く，手根管症候群，肘部管症候群や橈骨神経麻痺，腓骨神経麻痺などがあり，特に正中神経の圧迫による手根管症候群は，糖尿病や関節リウマチが原因となることも多く，電気生理学的診断が鑑別に有用である．多発単ニューロパチー型は，結合組織疾患や血管炎でみられることが多く，P-ANCA，C-ANCAや自己抗体などの測定が鑑別に必要となる．多発ニューロパチー型は，左右対称性に四肢遠位の筋力低下や手足の先端のしびれなどから四肢遠位優位に進展し手袋靴下型の感覚障害を呈し，深部腱反射の低下・消失をきたす．脊髄神経根の障害のために四肢の近位筋に筋力低下を来すこともしばしば認める．Guillain-Barré症候群に代表されるように運動障害あるいは運動・感覚障害が急速に進行するものもあれば，代謝性疾患にみられるようにしびれ，異常知覚などの感覚障害が緩徐に進行したり，遺伝性疾患にみられるように，年余にわたる緩徐進行性の慢性経過をとり，歩行障害や近位筋の萎縮で受診する例もある．アミロイド多発ニューロパチーなどの自律神経障害を主とするものでは，起立性低血圧，発汗異常や直腸膀胱障害を認める．

2 成因による検査方針

　成因からは，遺伝性疾患と非遺伝性疾患に大別される．

a．遺伝性疾患としては，家族性アミロイド多発ニューロパチー（familial amyloid polyneuropathy；FAP），急性間歇性ポルフィリン症，Charcot-Marie-Tooth病（CMT），hereditary neuropathy with liability to pressure palsies（HNPP），Refsum病，異染性白質ジストロフィー，adrenomyeloneuropathy

などがある．詳細は他稿を参考にされたいが，PMP22遺伝子など一部は民間の検査メーカーで測定可能な遺伝子項目もあり，十分な説明と同意を得た後，検査を行う．倫理的な側面もあり，より詳細な検索は大学病院などの専門機関に依頼することもある．
b. 非遺伝性疾患には，感染症，内分泌代謝障害，栄養障害，結合組織疾患，血液疾患，中毒，腫瘍性疾患など多数の全身疾患が含まれ，それぞれに応じた血液，尿，髄液検査の様々な項目が必要となる．

3　病理病態による検査方針

　病理病態からは，脱髄性，軸索障害性と後根神経節障害に大別される．
a. 脱髄を主とする疾患として，ジフテリア性多発ニューロパチー，Guillain-Barré 症候群，慢性炎症性脱髄性多発根ニューロパチーや Charcot-Marie-Tooth 病 type 1, 3, 4 などがある．
b. 軸索障害を主とする疾患として，血管炎性ニューロパチー，アルコール性多発ニューロパチーや種々の中毒性・代謝性ニューロパチーがある．
　しかし，いずれが主体の多発ニューロパチーであっても，脱髄，軸索障害の両者が混在することも多い．
　したがって，末梢性ニューロパチーが疑われた場合には，一般に遭遇することの少ない疾患も念頭に置きながら，様々な全身疾患を鑑別するために，まず詳細な病歴から臨床経過を聴取し，診察所見から症状の分布を判別し，検査を実施しなければならない．

　一般スクリーニング的な検査項目として，外来初診時には，血液一般，生化学的検査，CRP，HbA1c および甲状腺機能検査（FT3, FT4, TSH），ビタミン B_1，ビタミン B_{12} と尿検査を依頼し，まず通常で診る機会の多い疾患を念頭において鑑別していく．また，可能であれば，経過の比較や特殊検査を後に依頼する場合を考慮し，血清を一部凍結保存する．ニューロパチーの鑑別診断に有用と考えられる検査項目を表に示す（表1）．
　糖尿病は，左右対称性感覚障害性の多発ニューロパチーや非対称性の局所性ニューロパチー，脳神経系の単ニューロパチーなどの種々の病型に加えて，他疾患に合併することも多く，鑑別には必須である．しびれや感覚障害では，脊椎疾患に由来することも多いので，頸椎，腰椎単純エックス線撮影を依頼する．
　高齢者などでは，多発性骨髄腫，パラプロテイン血症や悪性腫瘍も念頭に，IgG，IgA，IgM，免疫電気泳動や各種腫瘍マーカーの測定，胸部エックス線，CT 検査を追加する．必要があれば，抗 MAG 抗体，抗 SGPG 抗体の測定を行う．腫瘍随伴性ニューロパチーでは，深部感覚障害を呈する症例が多く，また，肺小細胞癌が原疾患であることも多い．したがって，抗 Hu 抗体をはじめとする自己抗体の測定が有用である．近年，その他にも抗 CV2/CRMP5 抗体，抗 Amphiphysin 抗体，抗 ANNA-3 抗体など様々な抗体が見出されているが，保険適用になっていない検査が多く，一般の医療機関では測定に限界があり，大学などの研究機関に測定を依頼することが多い．甲状腺機能低下症も高齢者ではよく認める疾患だが，浮腫，動作の緩慢さ，腱反射弛緩相の遅延といった臨床症状・所見に加えて，T-Chol，GOT（AST），CK 値の上昇を

表1 ニューロパチーの鑑別診断に有用な検査

	疾患	検査項目
代謝性	糖尿病	GLU，HbA1c，OGTT，尿検査
	尿毒症	BUN，Cre，尿検査
	甲状腺機能低下症	TSH，FT3，FT4
免疫介在性	GBS，CIDP，MMN	糖脂質抗体
	POEMS症候群（Crow-Fukase症候群）	血清免疫電気泳動，IgG，IgA，IgM，VEGF
	M蛋白関連ニューロパチー	血清免疫電気泳動，IgG，IgA，IgM，抗MAG抗体，抗SGPG抗体
血管炎，結合組織疾患	アレルギー性肉芽腫性血管炎 Churg-Strauss症候群 SLEほか	CRP，赤沈，抗核抗体，白血球分画，リウマチ因子，抗DNA抗体，IgE，ANCA
	顕微鏡的多発血管炎	P-ANCA ＞ C-ANCA
	ウェゲナー肉芽腫症	C-ANCA ＞ P-ANCA
	シェーグレン症候群	抗SS-A抗体，抗SS-B抗体
血液疾患	多発性骨髄腫	血清免疫電気泳動，IgG，IgA，IgM
	クリオグロブリン血症	血清免疫電気泳動，IgG，IgA，IgM，クリオグロブリン
栄養障害	アルコール性ニューロパチー，脚気，ペラグラ	Vit.B1，Vit.B6，Vit.B12，葉酸，ニコチン酸
感染性	帯状疱疹後神経障害 HIV感染に伴うニューロパチー	VZV，HIV，CMV
	ライム病	抗ボレリア抗体
	Hansen病	Mycobacterium leprae
中毒性	鉛	Pb，尿中δ-ALA
	有機リン	ChE
腫瘍性	傍腫瘍性ニューロパチー	IL-2受容体，各腫瘍マーカー，抗Hu抗体ほか
その他	サルコイドーシス	ACE，リゾチーム，Ca
	急性間欠性ポルフィリン症	尿中δ-ALA，PBG
	遺伝性ニューロパチー，筋疾患，運動ニューロン疾患	CK

GBS: Guillain-Barré syndrome, CIDP: chronic inflammatory demyelinating polyradiculoneuropathy, MMN: multifocal motor neuropathy, SLE: systemic lupus erythematosus

認めることが多い．

　Guillain-Barré症候群などの急速進行性のニューロパチーでは，前駆症状を伴い，何らかの先行感染が原因となることがしばしばみられる．*Campylobacter jejuni*，*Mycoplasma pneumoniae* などの病原体や Cytomegalovirus，Epstein-Barr（EB）virus などに含まれる抗原が末梢神経髄鞘の抗原と抗体交差反応を起こし，それが何らかの免疫応答を惹起するために発症する可能性が示されており，発熱・感冒症状・下痢・嘔吐などの前駆症状の有無を確認し，これらに対する

検査（培養検査や抗体価測定）を実施する．また，抗糖－脂質抗体の測定を行う．

　高齢者のみならず，若年者でも食事摂取不良や過度の偏食などから栄養障害をきたすことがあり，これらを疑う場合は，ビタミン B_1，B_{12}，E や葉酸値などを測定する．ビタミン B_1 欠乏に伴う感覚障害性ニューロパチーは，アルコール多飲者に多くみられるが，アルコールの直接毒性自体がニューロパチーの原因になることもある．

　皮膚病変，Raynaud 現象や関節症状などから結合組織疾患，自己免疫疾患，血管炎，サルコイドーシスや Behçet 病の関与が疑われる場合は，従来の検査項目に加えて，赤沈，Ca，ACE，リゾチーム，抗核抗体，抗 DNA 抗体，P-ANCA，C-ANCA などに加えて，それぞれの疾患に比較的特異的な自己抗体測定を行う．

　また，わが国では比較的稀だが，渡航者などではライム病や HIV 感染なども念頭において検査を実施する．HIV 感染では，様々なタイプの末梢神経障害を呈するため，これ自体に起因するニューロパチーと治療薬による薬剤性ニューロパチーの鑑別が必要となる．

　中毒性ニューロパチーでは，しびれや痛みなどの感覚障害を呈するものが多い．薬剤，金属や有機溶剤といった化学物質など原因は多様であり，生活歴，病歴や職業歴から有害物質への曝露を含めた何らかの中毒性ニューロパチーが疑われる場合は，ルチーンの血液，尿検査に加えて，可能なものについては血中濃度，尿中含有量や代謝産物の測定を行う．金属によるものでは，ヒ素，水銀，タリウム，鉛があり，有機溶剤によるものでは，n-ヘキサン，二硫化炭素，有機リンによるものなどがある．鉛中毒では，他の中毒性ニューロパチーと比べて，運動障害が優位となる特徴がある．殺鼠剤であるタリウムや殺虫剤の有機リン系農薬による中毒は，誤飲や自殺目的から生じることがあり，注意が必要である．

　薬剤性ニューロパチーは，cisplatin, vincristine などの抗癌剤，isoniazid などの抗結核薬のほか，アミオダロンやサリドマイドで用量依存性に発症することがある．薬剤性末梢神経障害については，厚生労働省の重篤副作用疾患別対応マニュアルにも詳細な内容が記載されており鑑別の参考として有用である．

4　髄液検査

　髄液検査は，中枢および末梢神経疾患の幅広い領域で実施され，病態解明や原因検索に有用な検査である．特に，Guillain-Barré 症候群，慢性炎症性脱髄性多発根ニューロパチーや何らかの自己免疫疾患や感染症などが疑われる場合に必要に応じて積極的に実施されうる．まず腰椎穿刺実施前に，頭蓋内圧亢進症状の有無を確認し，可能な限り頭部 CT を行い，頭蓋内占拠性病変や脳浮腫の存在などを除外したのち，頭痛などの合併症について説明の上，同意を得て，脊髄液を採取する．髄液圧の正常値は，60〜180mmH$_2$O である．

　一般スクリーニングとして，髄液細胞数（正常 5/mm^3〔単核球〕以下），蛋白，糖（正常 45〜80mg/dL），Cl などの測定を行い，髄液蛋白と同時に，髄液アルブミン，IgG，oligoclonal IgG bands の測定を行う．また，帯状疱疹後末梢神経障害なども存在することから，感染症が疑われる場合には，ウイルス抗体価の測定や細菌培養検査を行い，可能であれば，経過の比較，特殊検査依頼のために残りを凍結保存しておく．

髄液の外観は，通常水様透明であるが，数週間以内にくも膜下腔へ出血があった場合や髄液蛋白の150mg/dL以上の増加がある場合は，黄色調（キサントクロミー xanthochromia）を呈する．髄液蛋白の正常値は，15〜45mg/dLで，ほとんどが血清由来である．

　血液脳関門の破綻や末梢神経髄鞘の崩壊に伴う反応性の蛋白増加などを反映して，多くのニューロパチーで髄液蛋白の増加を認める．これに対して細胞数の増加は多くないため，Guillain-Barré症候群や慢性炎症性脱髄性多発根ニューロパチーでは蛋白細胞解離を示すことが多い．しかし，Guillain-Barré症候群の発症初期1週間以内において，髄液蛋白は約20〜30％の例で正常範囲に留まるため，初回検査のみで否定することなく，繰り返し検査を行うことが鑑別に有用である．ただし，髄液蛋白の上昇自体は，Guillain-Barré症候群だけに特異的な所見ではなく，脊髄の圧迫による通過障害でも認められ，また，他の蛋白細胞解離を呈する疾患の存在についても念頭に置く必要がある（表2）．

　さらにGuillain-Barré症候群では，髄液細胞数は正常のことが多く，あっても単核球がわずかに増加するのみである．50/mm^{3}を超える細胞増多を認める場合は，感染症やリンパ腫などの疾患を考慮する．Guillain-Barré症候群を疑う症例で髄液の細胞数増多をみた場合に鑑別すべき疾患としては，悪性新生物の髄腔内転移，サルコイドーシス，Hunt症候群，脳底髄膜炎（結核性など），肥厚性硬膜炎，多発性硬化症，急性播種性脳脊髄炎，急性灰白髄炎，脊髄炎，脳幹脳炎などの存在が挙げられている．

表2　脳脊髄液蛋白細胞解離を来しうる疾患

ギラン・バレー症候群
慢性炎症性脱髄性多発根ニューロパチー
糖尿病性多発ニューロパチー
急性間欠性ポルフィリア
アルコール性ニューロパチー
中毒性・薬剤性ニューロパチー（鉛，ヒ素，ビンクリスチン等）
POEMS症候群（Crow-Fukase症候群）
家族性アミロイドニューロパチー
遺伝性運動感覚ニューロパチー
異染性白質ジストロフィー
グロボイド細胞ジストロフィー（Krabbe病）
カーンズ・シャイ・セイアー症候群
悪性新生物の髄腔内転移
脳神経・神経根の神経鞘腫
脊柱管狭窄・脊髄腫瘍等による脊髄くも膜下腔ブロック
甲状腺機能低下症

（ギラン・バレー症候群，フィッシャー症候群診療ガイドライン2013，p.63より）

文　献

1) Chaudhry V: 末梢性ニューロパチー　ハリソン内科学　第4版　日本語版　福井次矢, 黒川清, 編集. 東京：メディカルサイエンス・インターナショナル；2009. 2752-2768.
2) 日本神経学会：ギラン・バレー症候群，フィッシャー症候群診療ガイドライン2013「ギラン・バレー症候群，フィッシャー症候群診療ガイドライン」作成委員会，編. 南江堂；2013.
3) 岡 伸幸：末梢神経の病理―カラーアトラス. 中外医学社；2010.
4) Shaunburg HH, et al:Disorders of peripheral nerves. 2nd ed. Philadelphia: FA Davis Company; 1992.
5) Dyck PJ, et al（eds）: Peripheral Neuropathy. Saunders, Philadelphia; 2005.
6) 秋口一郎：臨床神経学の手引き. 南江堂；2004.
7) 上野征夫：リウマチ病診療ビジュアルテキスト 第2版. 医学書院；2008.
8) 特集／髄液　神経内科. 第37巻　第3号. 科学評論社；Vol.37, No.3 1992.
9) Hughes R: Peripheral nerve diseases: the bare essentials. Pract Neurol. 2008; 8: 396-405.
10) 楠進編：免疫性神経疾患ハンドブック. 東京：南江堂；2013.
11) 日本神経学会：慢性炎症性脱髄性多発根ニューロパチー　多巣性運動ニューロパチー診療ガイドライン2013「慢性炎症性脱髄性多発根ニューロパチー，多巣性運動ニューロパチー診療ガイドライン」作成委員会，編. 東京：南江堂；2013.
12) GBSとCIDP－診療 New Standards. Clinical Neuroscience. 東京：中外医学社；Vol.32, No.3. 2014.

4章 ガングリオシド抗体・末梢神経遺伝学的診断

1 ガングリオシド抗体

A. 概要

　ギラン・バレー症候群（Guillain-Barré syndrome；GBS）は，急性の四肢運動麻痺をきたす末梢神経障害に脱髄を引き起こす自己免疫疾患であるが，血液検査による抗ガングリオシド抗体の検出が診断の決め手になる．GBS は上気道炎や胃腸炎などの先行感染後に発症することが多く，感染が引き金となって末梢神経に対する自己免疫反応を生じ，神経系に豊富に存在する糖脂質であるガングリオシドに対する抗体が産生され，神経傷害を引き起こすものと推定されている[1]．

　GBS の感染因子は，キャンピロバクター（*C. jejuni*）やマイコプラズマがよく知られている．キャンピロバクターは急性下痢症の起因菌であり，その感染後に GBS を発症する例があり，これらの症例では血清中のガングリオシドに対する抗体の上昇が認められる．*C. jejuni* の菌体表面の糖鎖が GM1 ガングリオシド類似の構造をもっており，*C. jejuni* 感染によってガングリオシド GM1 に対する免疫反応が起こり，生じた抗体が神経組織に結合，つまり交差反応を起こし，神経傷害を引き起こすという，分子相同性機序が考えられている[2,3]．またマイコプラズマ肺炎は，上気道炎の起因菌であるが，その感染後に GBS を発症することがあり，その場合に髄鞘の糖脂質であるガラクトセレブロシドに対する抗体である抗 Gal-C 抗体が上昇することが多いが，その場合も同様の抗体産生メカニズムが考えられている[4]．

　GBS の亜型とされるフィッシャー症候群（Fisher syndrome）は，眼球運動障害（全外眼筋麻痺），小脳失調，深部腱反射低下が特徴的で，眼球運動に関する脳神経に，特に豊富に存在するガングリオシドである GQ1b に対する抗体が 90％以上の高頻度で検出される[5]．抗 GQ1b 抗体は脳幹を主とする中枢神経病変が出現するビッカースタッフ型脳幹脳炎でも陽性となる．

B. ガングリオシド

　ガングリオシドには様々な種類があり，それぞれ特有の神経組織内での分布を示している（表 1）．抗ガングリオシド抗体は，標的となる抗原の局在する部位に特異的に結合して，障害部位を規定する因子となると考えられる[6]．

　深部感覚を伝える一次感覚ニューロンに局在する GD1b に対する抗体が上昇する GBS では，深部感覚障害による失調性ニューロパチーを発症する．実験的に GD1b をウサギに感作させると，深部感覚障害による失調性ニューロパチーを発症することから，抗ガングリオシド抗体は単なる診断マーカーではなく，抗体自身が病態形成に直接関わっていることが証明されている[7]．これは GM1 でも同様の証明がなされており，GM1 をウサギへ感作させることにより軸

表1 抗ガングリオシド抗体

抗体	クラス	臨床的特徴	抗原の局在
GQ1b	IgG	眼球運動麻痺，失調	脳神経Ⅲ, Ⅳ, Ⅵ, 傍絞輪部ミエリン，一部の一次感覚ニューロン
GD1b	IgG	失調，脱髄型	一次感覚ニューロン，傍絞輪部ミエリン
Galactocerebroside	IgG, IgM	脱髄型	ミエリン
LM1	IgG	脱髄型	ミエリン
GalNAc-GD1a	IgG, IgM	純粋運動型，軸索障害型	軸索周囲膜
GM1	IgG	純粋運動型，軸索障害型	不明
GM1b	IgG	純粋運動型，軸索障害型	不明
GM2	IgG, IgM	感覚障害，脳神経障害（Ⅶ）	不明
GD1a	IgG	軸索障害型	不明

（文献6より）

索型ニューロパチーを生じる[8]．

C. 神経傷害を引き起こす機序

抗体の結合に引き続いて神経傷害に至るメカニズムについては，補体活性化，抗体依存性細胞傷害などが考察されている．GD1b誘導の失調性ニューロパチーモデルでは，GD1b陽性大型神経細胞が存在する後根神経節が病変の首座と考えられるが，抗GD1b抗体が大型神経細胞に結合することによりアポトーシスを引き起こしていると考えられている[9]．

D. ガングリオシド複合体抗体

近年，単独のガングリオシドではなく複数のガングリオシドがつくる複合体を特異的に認識する複合体抗体の存在が明らかになった[10]．例えばGD1aおよびGD1b単独に対しては抗体活性がみられないが，両者を混合したGD1a/GD1b抗原に対しては強い抗体活性を示すGBSが存在する．種々の組み合わせが検討されているが，GD1a/GD1bおよびGD1b/GT1b複合体に対する抗体は重症化と関連することが明らかとなり注目されている[11]．

2 末梢神経遺伝学的診断

A. 概要

臨床症状，現病歴，家族歴などから，遺伝性ニューロパチーを疑った場合は遺伝子検査が診断の決め手になる[12]．近年，表2に示したように数多くの原因遺伝子が同定されている．原因遺伝子の種類と割合は図1のように，報告によってバラツキがみられるが，いずれの報告でもPMP22重複が最も多い．わが国では，脱髄型はPMP22重複，PMP22欠失，MPZの順に多く，

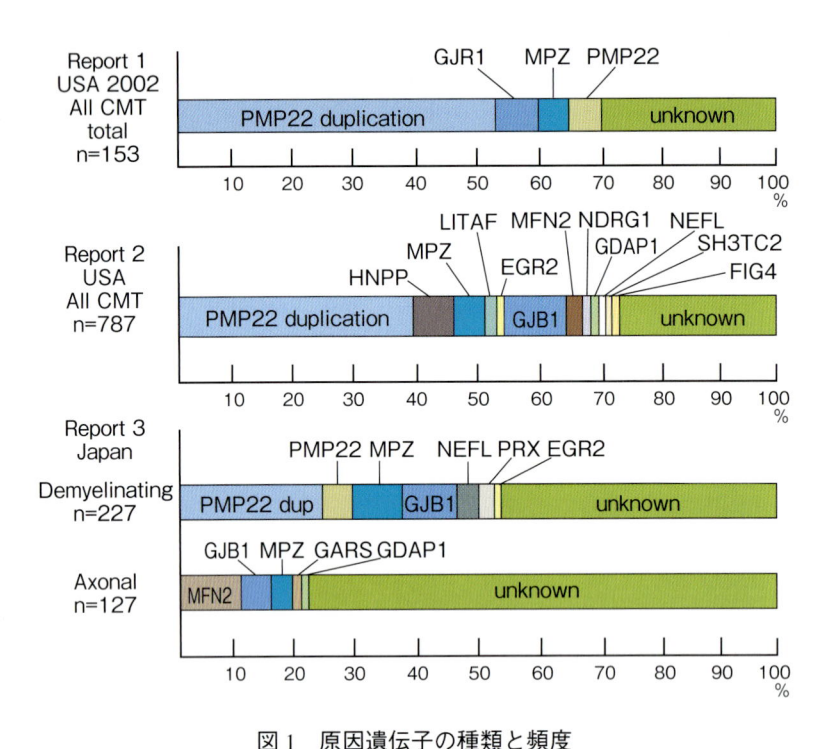

図1 原因遺伝子の種類と頻度
Report 1, Report 2, Report 3（日本の症例），いずれの報告もPMP重複が最も多い原因遺伝子であった．（文献14より）

軸索型はMFN2が最も多い原因遺伝子である[13]．

B. 遺伝子診断の手順

　遺伝子検査を行う場合は，そのメリット，デメリットを熟慮し，十分な説明を行った上で同意を得てから行う．説明は患者本人のみに行うのか，家族にも行うのかも相談する．結果の取り扱いについても個人情報が保護されるように厳重に行う．また，患者の血縁者で健常者から遺伝子検査希望があった場合は，発症前診断にもつながるため倫理的な配慮が不可欠である．これらの説明は遺伝子診断専門医から行われることが望ましい．

　同意を得たあと，電気生理学的検査や病理学的検査にて脱髄型と診断した場合は，まずは最も頻度の多いPMP22重複をfluorescence in situ hybridization（Fish）法で確認する．この検査は保険収載されているため，最初に行うべき遺伝子検査である．

　もしPMP22に異常がない場合は，臨床診断を再確認し，やはり遺伝性ニューロパチーが鑑別診断から外せないと判断した場合は他の遺伝子変異の検索を行う．これまではSanger法シークエンス解析が用いられていたため診断には大きな労力を要したが，近年DNAチップによるスクリーニング解析が行われるようになった．DNAチップは多数の原因遺伝子を網羅的に効率的に解析することができるため大変有用である．しかし，高価な検査であるため症例を適切に選択する必要がある[14]．

C. 原因遺伝子の種類

遺伝性ニューロパチーの原因遺伝子は多岐にわたっている (**表2**). 末梢神経は非常に脆弱な組織であり，解剖学的に特殊な構造を有することから様々な病態により傷害されるため，種々の遺伝子異常により軸索や髄鞘の形成，維持が傷害される. 脱髄型では，まずPMP22やMPZなどの髄鞘構成膜蛋白の遺伝子異常が明らかにされ，その後，EGR2やSOX10など髄鞘を形成するシュワン細胞の分化誘導に関与する遺伝子が解明され，さらにシュワン細胞の機能維持に関わるライソゾームやプロテアソームなどの遺伝子が明らかにされている. 軸索型では，軸

表2 末梢神経障害の原因遺伝子

病型		遺伝子	連鎖部位	遺伝子の機能
CMT1型	CMT1A	*PMP22*	17p11.2 (遺伝子重複)	膜蛋白
	CMT1B	*MPZ*	1q22	膜蛋白
	CMT1C	*LITAF*	16p13.3-p12	ライソゾーム蛋白
	CMT1D	*EGR2*	10q21.1-q22.1	転写調節
	CMT1E	*PMP22*	17p11.2 (点変異)	膜蛋白
CMT2型	CMT2A	*MFN2*	1p36-p35	ミトコンドリア融合
	CMT2B	*RAB7*	3q13-q22	小胞体輸送の制御
	CMT2B1	*LMNA*	1q22	膜裏打ち蛋白
	CMT2D	*GARS*	7p14	RNA合成酵素
	CMT2E	*NEFL*	8p21	中間径フィラメント
	CMT2F	*HSPB1*	7q11-q21	低分子ストレス蛋白
	CMT2J	*MPZ*	1q22	膜蛋白
	CMT2K	*GDAP1*	8q13-q21.1	髄鞘・軸索相互作用
	CMT2L	*HSPB8*	12q24	低分子ストレス蛋白
CMT4型	CMT4A	*GDAP1*	8q13-q21.1	髄鞘・軸索相互作用
	CMT4B1	*MTMR2*	11q22	髄鞘・軸索相互作用
	CMT4B2	*SBF2*	11p15	髄鞘・軸索相互作用
	CMT4C	*KIAA1985*	5q23-q33	不明
	CMT4D	*NDRG1*	8q24.3	シグナル伝達
	CMT4E	*EGR2*	10q21.1-10q22.1	転写調節
	CMT4F	*PRX*	19q13.1-19q13.2	細胞骨格
	CMT4H	*FGD4*	12p11.2	低分子G蛋白調節
	CMT4J	*FIG4*	6q21	ライソゾーム膜移送
CMTX型	CMTX1	*GJB1* (*Cx32*)	Xq13.1	ギャップ結合蛋白
	CMTX5	*PRPS1*	Xq22.3	プリン代謝
AR-CMT2型	AR-CMT2A	*LMNA*	1q21.2-q21.3	膜裏打ち蛋白
	AR-CMT2	*GDAP1*	8q21	髄鞘・軸索相互作用
DI-CMT型	DI-CMTB	*DNM2*	19p12-p13.2	細胞骨格
	DI-CMTC	*YARS*	1p34-p35	RNA合成酵素
	DI-CMT	*MPZ*	1q22	膜蛋白

(文献12より)

索を形成する細胞骨格蛋白，分子シャペロンとして作用する低分子ストレス蛋白，軸索輸送に関与する蛋白などの遺伝子が同定されている[15]．

文献

1) Hurtung HP, Pollard JD, Harvey GK, et al: Immunopathogenesis and treatment of the Guillain-Barré syndrome. Muscle Nerve 1995; 18: 154-164.
2) 桑原　基，楠　進：ギラン・バレー症候群．最新医学 2013; 68: 1354-1361.
3) Koga M, Gilbert M, Takahashi M, et al: Comprehensive analysis of bacterial risk factors for the development of Guillain-Barré syndrome after Campylobacter jejuni enteritis. J Infect Dis 2006; 193: 547-555.
4) Kusunoki S, Chiba A, Hitoshi S, et al: Anti-Gal-C antibody in autoimmune neuropathies subsequent to mycoplasma infection. Muscle Nerve 1992; 18: 409-413.
5) Chiba A, Kusunoki S, Shimizu T, et al: Serum IgG antibody to ganglioside GQ1b is possible marker of Miller Fisher syndrome. Ann Neurol 1992; 31: 677-679.
6) 宮本勝一，楠　進：神経疾患最新の治療 2009-2011　Guillain-Barré 症候群．2009（南江堂）: 251-255.
7) Kusunoki S, Shimizu J, Chiba A, et al: Experimental sensory neuropathy induced by sensitization with ganglioside GD1b. Ann Neurol 1996; 39: 424-431.
8) Yuki N, Yamada M, Koga M, et al: Animal model of axonal Guillain-Barré syndrome induced by sensitization with GM1 ganglioside. Ann Neurol 2001; 49: 712-720.
9) Takada K, Shimizu J, Kusunoki S: Apoptosis of primary sensory neurons in GD1b-induced sensory ataxic neuropathy. Exp Neurol 2008; 209: 279-283.
10) Kusunoki S, Kaida K, Ueda M: Antibodies against gangliosides and ganglioside complexes in Guillain-Barré syndrome: new aspects of research. Biochim Biophys Acta 2008; 1780: 441-444.
11) Kaida K, Kusunoki S, Kanzaki M, et al: Anti-GQ1b antibody as a factor predictive of mechanical ventilation in Guillain-Barré syndrome. Neurology 2004; 62: 821-814.
12) 宮本勝一，楠　進：Charcot-Marie-Tooth 病．EBM に基づく脳神経疾患の基本治療指針．メジカルビュー社；2011：536-539.
13) Abe A, Numakura C, Kijima K, et al: Molecular diagnosis and clinical onset of Charcot-Marie-Tooth disease in Japan. J Hum Genet 2011; 56: 364-368.
14) 高嶋博：遺伝性ニューロパチーの診断と分子病態．臨床神経 2012; 52: 399-404.
15) 早坂清，阿部暁子：本邦における Charcot-Marie-Tooth 病の特徴．Annual Review 神経 2009；218-225.

5章 糖尿病性ニューロパチーの診断

　糖尿病性ニューロパチー（diabetic neuropathy；DN）は，糖尿病合併症の中では，最も頻度が高く，患者のQOLを低下させる．糖尿病患者の死因に占める糖尿病性ニューロパチーの割合は悪性腫瘍や虚血性心疾患・脳血管障害などに比べると大きくはない．しかし，DNは成人の下肢切断第1位の原因となる糖尿病壊疽を引き起こし，神経因性疼痛・しびれなどの感覚障害や起立性低血圧・便秘・下痢・排尿困難・勃起障害などの多彩な自律神経障害の原因となり，患者のQOL低下に大きく関わっている．何れにしても，DN患者の生命予後やQOLを向上させるためには，早期から定期的に，神経学的診察や神経機能検査を実施して，DNを早期に診断して適切な治療を行うことが必要である．

　しかし，DNの主要病型である糖尿病多発ニューロパチー（diabetic polyneuropathy；DP）の診断は実地診療では必ずしも的確には行われていない．糖尿病患者が「手足がしびれる」と訴えた場合，通常，DPでないことが多い．この場合，鑑別診断が必要であり，また，どの程度の症状と所見があればDPと診断するのか，病期分類や重症度などの視点も必要になる．高齢化に向けDN患者の増加を考慮すると，実地診療でも利用可能な利便性と信頼性を兼ねそろえた診断基準の確立が急務であり，さらに治療法の選択や将来予測には病期分類の作成が必要と思われる．一方，局所性の糖尿病単ニューロパチーは急性に発症することが多く，DPとは異なる病因によって惹起されると考えられる．重度の臨床症状を呈することも多く，短期間での正確な診断を必要とする．本稿では，DPの診断について診断基準を含めて概説するとともに単ニューロパチーの診断についても触れたい．

1 糖尿病性ニューロパチーの診断における特殊性

　DNは狭義にはDPを指すが，広義には多様な病型の単ニューロパチーを含む症候群的な用語である（表1)[1]．通常，DPの確定診断において神経生検は不要である．なぜなら，病変の進展は緩徐であり治療を急ぐことはないからである．しかし，糖尿病は頻度の高い疾患であり，遺伝性ニューロパチーや慢性炎症性脱髄性ニューロパチー（CIDP），血管炎性ニューロパチーなどを併発する頻度も多くなると考えられ，実際，そのような場合に，DN（DP）と間違えられることがある．多くの場合，注意深い問診とベッドサイドの診察で鑑別は困難ではない．しかし，例えば，糖尿病患者が糖尿病筋萎縮（近位糖尿病性ニューロパチー：腰仙部神経根神経叢ニューロパチー[2])を罹患した場合には，病態把握，特にCIDPとの鑑別が必要なことがあり，重症の場合には急いで治療の糸口を見出すために神経生検を実施せざるを得ない場合がある．

表1　糖尿病性ニューロパチーの病型分類

多発ニューロパチー
感覚運動性ニューロパチー
自律神経障害
急性有痛性ニューロパチー
単ニューロパチー
脳神経障害
体幹・四肢ニューロパチー
糖尿病筋萎縮（腰仙部神経根叢ニューロパチー）

（文献1より改変；病型分類は病態が不明な病型もありまだ確立していない．表には標準的で無難なものを呈示する）

このような病態では，神経伝導検査は言うに及ばず髄液蛋白検査を行うことがあるが，通常，DNの確定診断のために髄液検査は実施することはない．一方，糖尿病患者が高度な複視を呈した場合など，主な原因としての動眼神経麻痺は糖尿病では稀ではないが，頭蓋内病変の精査のためにMRIなどの実施が必要である場合も多い．

2　糖尿病性ニューロパチーの自然史と診断（図1）

糖尿病患者では，神経病変は糖尿病発症前の耐糖能異常（IGT）（特に食後高血糖が重要）の時期から，少しずつ進展していくものと推測される．これは，健常者と糖尿病患者の有髄神経密度のデータからも支持される．近年，IGT患者からの有痛性ニューロパチー発症（図1の①）が大きな話題になっている[3]．一方，DNがIGTの時期から発症する（図1の②）ことも報告されている[4]．前者は後者の一部である可能性が高いと思われるが，これらはすべて海外の成績であり，わが国に当てはまるかどうかを含めて検証すべき点がある．いずれにしても，これらの患者では，概ね大径線維に比べて痛覚を担う小径線維の変性・脱落が先行する．しかし，通常，DNも含めDPの診断に際しては，主に大径線維の障害を評価しているので，小径線維機能を主とした新たな診断基準の必要性が提起されている[5]．一方，通常，診断名を得て病因に基づく治療を開始することになるが，DPのように長年月かけて緩徐に進行するニューロパチーは元に戻りにくい（可逆性が低い）と考えられる（図2）．これは，膵移植のデータからも推測される．移植後，正常血糖10年を経ても，網膜症や腎症と異なり神経伝導速度を含む神経機能は正常化しにくい[6]．したがって，治療を念頭において診断時期について考えると，通常の診断基準に準拠した確定診断では治療開始時期が遅くなるかもしれない（図1の③，図2）．

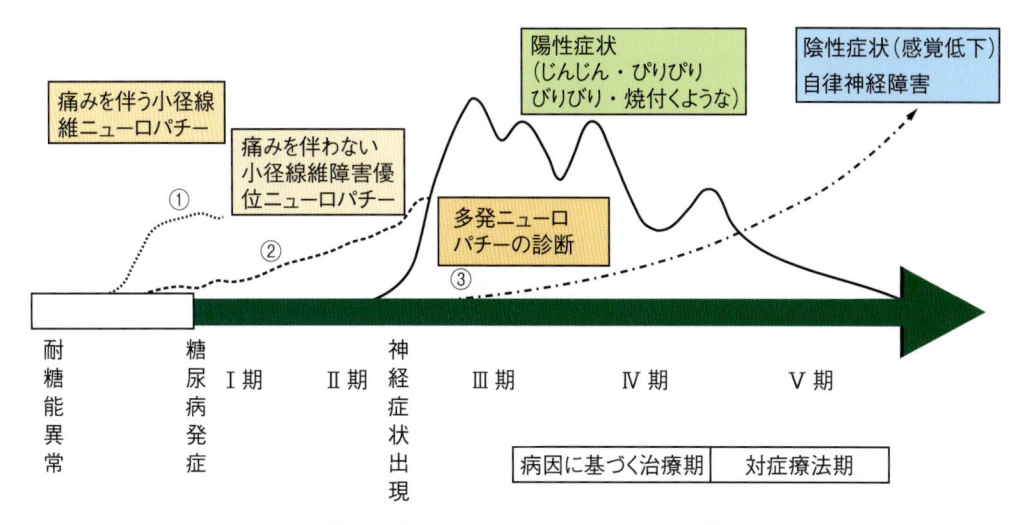

図1 糖尿病多発ニューロパチーの自然史（仮説）
Ⅰ～Ⅴ期は病期．陽性症状の頻度は後期に至るまで増加し続ける可能性がある．

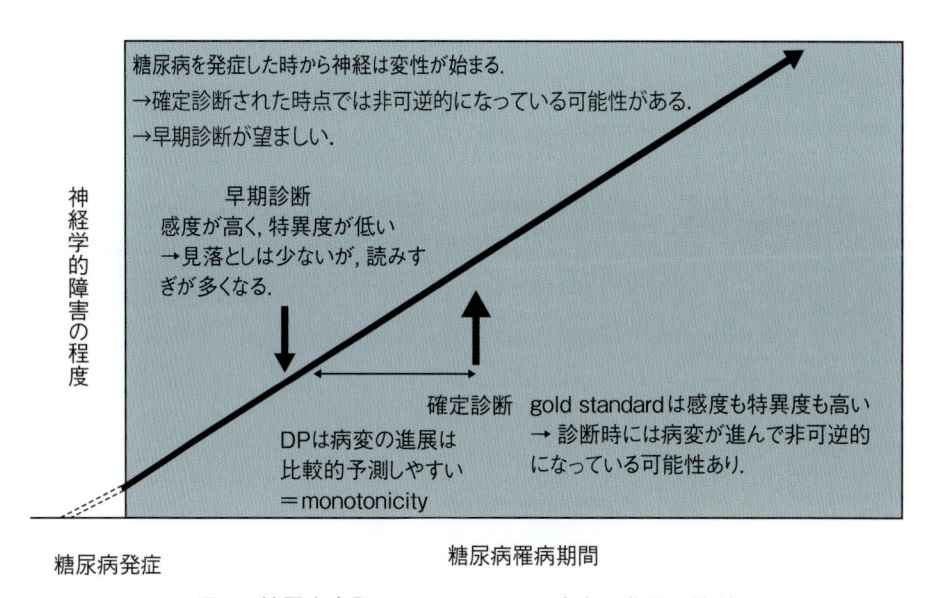

図2 糖尿病多発ニューロパチーの病変の進展と診断

3 糖尿病多発ニューロパチーの診断

A. 鑑別診断

DPの症状は閉塞性動脈硬化症などに伴う冷感・しびれや神経根症（脊椎症・脊柱管狭窄症などに起因する）によるしびれと紛らわしいことがあり，鑑別のために血圧脈波やMRI・筋電図検査が有用である．また，糖尿病患者の末梢神経症状は，DPのみならず，糖尿病単ニューロパチーや他の原因による単・多発ニューロパチー（アルコール性，慢性炎症性脱髄性（CIDP），

遺伝性，血管炎性，栄養障害性，悪性腫瘍関連性）が関与している場合がある．特に，年齢を考慮すると腰部神経根症の関与を除外することは重要である．

この際，重要なことは，DP では両側性に症状が出現するので，しびれが片側性であることはない．また，遠位優位であるので，足首にしびれ（疼痛）があって足先に症状（感覚低下も含む）がないことはない．また，下肢は上肢より遠位であるので，上肢にしびれ（疼痛）があって下肢が無症状であることはない．さらに，筋力低下が比較的急性の経過で出現することはない．慢性の経過で出現したとしても足趾から両側性に出現するはずである（糖尿病筋萎縮は単ニューロパチーであることに注意）．一方，アルコールの多飲はアルコール性神経障害を引き起こす可能性があるが，飲酒自身が DP の危険因子でもあり，両者とも軸索変性を主体としており厳密には鑑別が困難な場合もあると考えられる．CIDP が糖尿病で頻度が高いとの報告[7]が相次いでいるが，登録住民を対象とする疫学研究で否定的な報告[8]もある．いずれにしても，CIDP が糖尿病患者に起こると病態は重症化するようである．

糖尿病患者の神経症状は主要病型である多発ニューロパチー中心に，神経根症や手根管症候群や閉塞性動脈硬化症などに起因する病像が複雑に重複していることがあり，注意して診療にあたるべきである．また，DP の臨床症状の進展は，通常，感覚障害，自律神経障害，運動神経障害の順に顕在化する（図 3）．それぞれの神経線維は早期から障害を受け，機能検査でも障害は早くから明らかではあるが，症状として臨床的に発現する順序は異なる（図 3）．

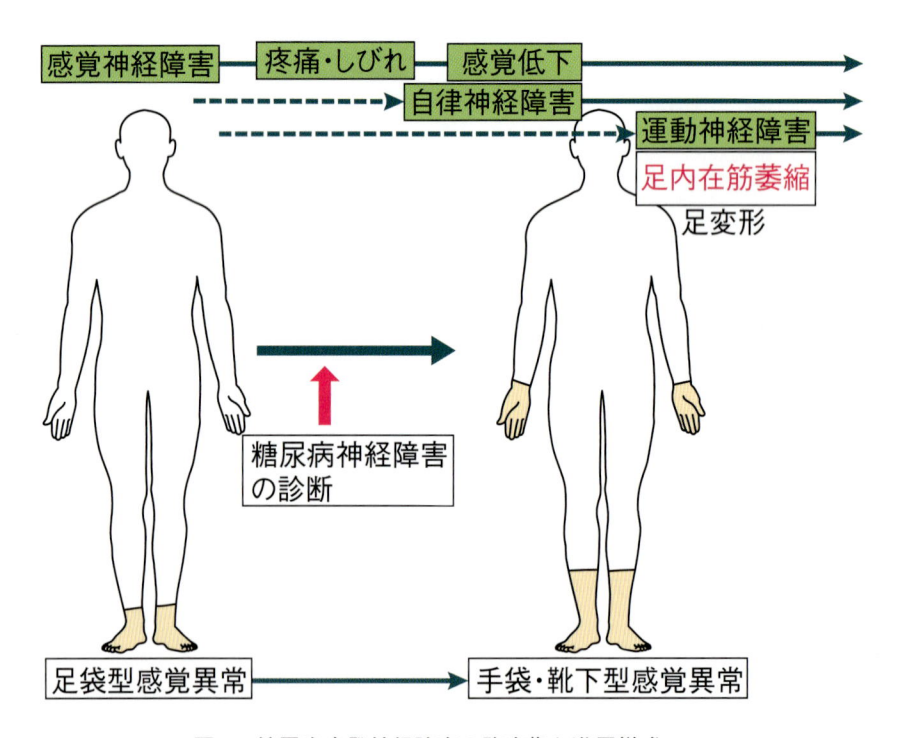

図 3　糖尿病多発神経障害の臨床像と進展様式
感覚神経症状（実線矢印）に比べて，自律神経症状や運動神経症状が臨床的に明らかになるのは遅れる（実線矢印）．しかし，機能検査では早期から異常が検出される（破線矢印）．

B. 確定診断
1) 診断基準

　糖尿病患者がDPと思われるニューロパチーの症状を呈している場合，日常診療における臨床診断においては，神経生検（図4）はもちろん神経伝導検査も必ずしも必要ではない．ただ，各検査所見の特徴は熟知すべきである．また，糖尿病が背景にあり，他のニューロパチーが存在している場合，多くの場合，当該ニューロパチーの様態からDPは鑑別しうる．しかし，DPと思われる病態が存在すると思われるが，"神経障害あり"と言えるか程度かどうかの病期を判定するために診断が必要となることが多い．

　DPの進展は緩徐進行性であるため，どの時点で神経障害ありとするかは容易な作業ではない（図2）．実際，DPの頻度は報告により大きく異なり，その正確な数字については統一的な見解はない．これは，疫学研究における対象年齢の偏りやサンプルが小さいことも関係するが，主な原因は報告により異なる診断基準が使用されていることにある．神経伝導検査に準拠すれば100％に検出されるとの報告もある．しかし，現在，DPの診断基準として十分なコンセンサスが得られているものはない．網膜症や腎症などと比較して説得力のある分かりやすい基準を

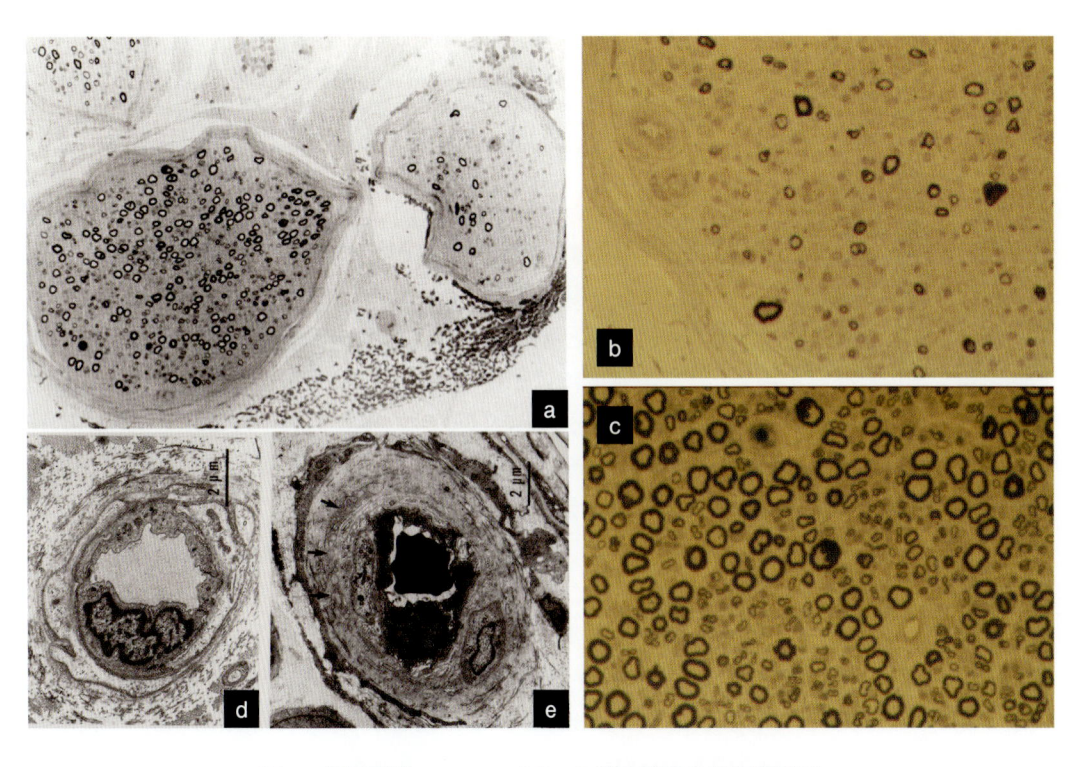

図4　糖尿病性ニューロパチーの腓腹神経生検病理所見

a：神経束の有髄神経線維脱落の程度は神経束により異なる．また同一線維束内においても部位により脱落の程度は異なる（multifocal fiber loss：血管障害性の線維脱落パターン）
b, c：糖尿病患者（c）では健常者（b）に比べて神経内鞘の有髄神経の線維脱落が著明で微小血管の基底膜肥厚が著しい．
d, e：神経内鞘の毛細血管の電顕像．糖尿病患者（e）では健常者（d）に比べて，基底膜の肥厚が著しく周皮の変性・脱落（矢印）が認められる．

表2　糖尿病多発性神経障害の簡易診断基準

必須項目
以下の2項目を満たす.
1. 糖尿病が存在する.
2. 糖尿病多発性神経障害以外の末梢神経障害を否定しうる.

条件項目
以下の3項目のうち2項目以上を満たす場合を"神経障害あり"とする.
1. 糖尿病多発性神経障害に基づくと思われる自覚症状
2. 両側アキレス腱反射の低下あるいは消失
3. 両側内踝の振動覚低下

注意事項
1. 糖尿病多発性神経障害に基づくと思われる自覚症状とは,
   1) 両側性
   2) 足趾先および足底の「しびれ」「痺痛」「異常感覚」のうちいずれかの症状を訴える.
   上記の2項目を満たす.上肢の症状のみの場合および「冷感」のみの場合は含まれない.
2. アキレス腱反射の検査は膝立位で確認する.
3. 振動覚低下とはC128音叉にて10秒以下を目安とする.
4. 高齢者については老化による影響を十分考慮する.

参考項目
以下の参考項目のいずれかを満たす場合は,条件項目を満たさなくても"神経障害あり"とする.
1. 神経伝導検査で2つ以上の神経でそれぞれ1項目以上の検査項目(伝導速度・振幅,潜時)の明らかな異常を認める.
2. 臨床症候上,明らかな糖尿病性自律神経障害がある.しかし,自律神経機能検査で異常を確認することが望ましい.

(糖尿病性神経障害を考える会　2002年1月18日改訂)

確立するのは難しい.神経症状は分かりやすい指標であるが,無症状の神経障害も多く,これのみでは診断は不可能である.神経学的所見を加えても,コンセンサスの得られる基準は作成されるに至ってない.これは不可能に近いとも思われる.実際,神経内科医と神経障害を専門にする糖尿病内科医のエキスパートを対象にしたDPの診断能力を検証した検討では,神経伝導検査をgold standardにして評価しても十分高いとは言えず,検者間の一致率も十分でない[9].
　DPの診断基準として,現在,わが国では糖尿病神経障害を考える会の簡易診断基準[10](表2)が汎用されており,後述するように診断精度は比較的高い.

2) 診断基準のgold standard

　以前から,多くの診断基準が作成されてきた[11].その際の条件項目としては,①神経症状,②神経所見,③神経伝導検査,④感覚機能検査,⑤自律神経機能検査の5項目が種々の割合で採用されている.現在,DPの診断基準として最も信頼性のある診断基準は,日常診療で使用可能かは別にして,Mayo ClinicのRochester Diabetic Neuropathy Study(RDNS)で使用されてきたものであろう.前述の5項目のうち2項目以上の異常を神経障害ありとする基準あるいはNIS(LL)+7testsによる複合スコアによる基準であろう(表3)[12].後者はNeuropathy Impairment Score of Lower Limbs(NIS(LL))に伝導検査5項目,振動覚検査(CASE IVによる)および心拍変動による自律神経機能検査を加えて7項目の検査によって評価するもので,個々の検査値には,健常者コホート分布から,95パーセンタイル以下に0,95-99パーセンタイルに1,99-99.9パーセンタイルに2,99.9パーセンタイル以上に3を配して,総合スコア4.5(健

表3 糖尿病性多発神経障害の診断基準

	診断のための条件項目	文献
1	腱反射低下＋振動覚低下（Pirart）	(12)
2	他覚的神経徴候，感覚異常，腱反射のうち2項目以上（definite neuropathy）＋神経伝導異常（＞2神経以上）or 自律神経機能異常（confirmed definite neuropathy）（DCCT）	(12)
3 4	Michigan 糖尿病神経障害スコア（MDNS） 感覚検査，筋力低下，腱反射の成績のスコア（総点46）＞6	13
5	Rochester 糖尿病神経障害研究（RDNS）①神経障害症状スコア，②神経学的障害スコア，③神経伝導検査（2神経以上で異常），④コンピューター内蔵感覚検査，⑤定量的自律神経検査の5項目から2項目以上が異常	11
6	NIS（LL）＋7tests（RNDS）振動覚閾値＋深呼吸心拍変動＋神経伝導検査5項目（腓骨運動神経：伝導速度，複合筋活動電位，終末潜時，脛骨神経終末潜時，腓腹神振幅）の合計スコアが健常者コホートの97.5 percentile である4.5を超える．	11
7	Toronto 臨床神経障害スコア（TCNS） 症状スコア（0，1×6項目）＋反射スコア（両下肢）0，1，2×4項目）＋感覚検査（母趾）（0，1×5項目）＝0－19（総点）（神経障害なし：0－5，軽症：6－8，中等症：9－11，重症12以上）	14
8	米国糖尿病学会の診断基準：（possible）次のいずれか1項目①下肢の神経症状（症状）②下肢遠位部の感覚低下（徴候）③アキレス腱反射の減弱／消失（徴候），（probable）上記の2項目以上，（confirmed）①神経伝導速度の異常かつ②症状あるいは徴候 小径線維ニューロパチー：（possible）小径線維障害による遠位優位の症状と徴候，（probable）possible＋神経伝導検査正常，（definite）probable＋表皮内神経密度低下（足首）±定量的感覚機能低下（温度覚閾値）（足）	5

表4 至適基準を下肢神経障害スコア NIS（LL）＋7テストとした場合の各診断基準の感度と特異度（各項目は健常者の分布を基にスコア化）

診断基準	感度（%）	特異度（%）
下肢神経障害スコア＋7テスト	100	100
1神経以上で伝導速度異常	93	58
2検査以上で異常あり（1つは伝導検査 or 定量的自律神経機能検査）	88	86
2検査以上で異常あり	88	84
アキレス腱反射低下・消失＋振動覚閾値	83	81
2神経以上で伝導速度異常	81	91
下肢神経障害スコア	69	87
アキレス腱反射低下・消失＋振動覚低下（足趾）	62	88
アキレス腱反射低下・消失	60	91
3神経以上で伝導速度異常	52	98
振動覚低下（足趾）	17	96

7テスト：伝導検査5項目，振動覚閾値，深呼吸時心拍変動（すべてスコア化）

（文献11を改変）

常者の97.5パーセンタイル）以上を神経障害ありとするものである．日常診療では使い勝手が悪いので，むしろ新しい診断基準の有用性を検証する際のgold standardとしてしばしば用いられている．本基準をgold standardとすると，神経伝導検査で2神経以上で異常（1神経における異常とは遠位潜時，伝導速度，振幅のいずれかの異常）を示す場合に"神経障害あり"とする基準は，感度81％，特異度91％となり[11]，神経伝導検査のDP診断における有用性を示唆する（表4）．

おそらく，神経伝導検査は単独の検査としては最も診断精度の高い検査と考えられる．

3）スコア化による診断基準と病期の把握

一方，比較的簡便で使い勝手のよい基準としてMichigan Diabetic Neuropathy Score（MDNS）が考案された（表3）[13]．本診断システムはMayo Clinicの基準と整合性がよい．簡単なベッドサイドの検査でMichigan Neuropathy Screening Instrument（MNSI）でスクリーニング（4項目からなる神経所見：満点8で3点以上をDPとすると感度80％，特異度95％を示す）して，さらに簡単な神経学的検査からなるMDSNの成績と神経伝導速度の成績を併せて評価する（神経障害なし：伝導速度の異常を示す神経が1本以下あるいはMDSN6点以下）．時間がかからず，精度がよいことから汎用されている．

NIS（LL）+ 7testsやMDNSは，一定のスコア値を診断基準として用いることでDPの診断に有用であるが，病期分類の設定や薬物効果の判定にも使用しうる．神経障害の状態や重症度を簡便に把握する方法として，Brilらは，症状，下肢反射，簡易感覚検査（第1足趾）からなるToronto Clinical Neuropathy Score（TCNS）（0〜19点）[14]で，神経障害ありは6点以上としている（表3）．TCNSは患者腓腹神経有髄神経密度および血糖コントロールと有意な相関を示す．

4）簡易診断基準（表2）

上記の多くの診断基準は，必ずしも簡便とはいえない．実地診療では短時間にDPの有無を検出しえて，なおかつ診断率もある程度保たれる方法が望まれる．アキレス腱反射と振動覚検査は多くの診断基準で採用されてきた（表3）．特に，アキレス腱反射は単一の検査としては，最も優れた診断基準と思われるが，感度はよくない．振動覚検査も高齢者で低下する．神経学的自覚症状は，無症状のDPが存在する問題点はある．そこで，以上の3項目を相互に補完させて条件項目とする診断基準としたのが簡易診断基準である．

実地臨床で使用でき，臨床試験のDP患者のスクリーニングにも有用であることが分かってきた．実際，神経伝導速度検査で2神経以上で異常が観察される場合を"DPあり"とする基準をgold standardとすると感度（68％），特異度（74％）を示す[15]．実地臨床で求められる簡便さや迅速性などを考慮すると十分満足できる値であると考えられる．実際，米国糖尿病学会でも同様な診断基準を提唱している（表3）．しかし，日常診療ではなく臨床研究などの用途には神経伝導検査を用いた診断基準が必須である．本基準を用いて全国で実施された調査ではDPの頻度は30〜40％とする報告が多い．

現在，DPの治療に関する，わが国の多くの臨床試験で，簡易診断基準が採用されている．本基準を用いた場合，特異度から考慮すると，神経障害のない対象者の1/4を神経障害ありと判定し（偽陽性），治療が開始される可能性がある．一方，DP患者の30％を見落とすこと

になる（偽陰性）．DP の進展は緩徐に進み，比較的将来予測しやすい病態[16]であること，また，元には戻りにくい組織であることを考えると，たとえ厳密には基準には達していなくても臨床的には問題はないと考えられる．むしろ，糖尿病になったときから合併症が始まると考えて治療を開始する立場もありうる．しかし，前述したように疾病頻度や治療効果を国際比較するような際には問題が多い．

5）早期診断

DP は遠位部から上行して進展するので従来の神経伝導検査でも，腓腹神経・腓骨神経は早期病変の検出に優れており，F 波潜時も早期に異常をきたしやすい指標であることが報告されている[17]．しかし，伝導検査で評価できるのは大径線維であり，糖尿病で先に障害を受けるとされる小径線維の機能評価はできない．実際，2 型糖尿病の診断時に，心血管系自律神経機能の低下が存在すること，痛覚や冷覚などの小径線維機能低下が振動覚低下に先行することが報告され，病理学的にも，表皮小径線維密度が IGT や糖尿病早期から低下することが分かってきたことより皮膚生検[18]（**図** 5）が実施されるようになってきた．

さらに，皮膚生検における多少の侵襲性を回避するため，角膜の神経線維密度を共焦点レーザー顕微鏡で肉眼的に捉える方法が開発され[19]，DP の早期診断における有用性が注目されている．関連して，大径線維の障害のない小径線維の障害のみの病態は"小径線維神経障害"として従来の診断基準とは別枠で評価することが提唱されている（**表** 3）．しかし，小径線維神経障害の自然史は十分に明らかではなく，このような早期診断基準の必要性と意義については今後の検討課題と思われる．

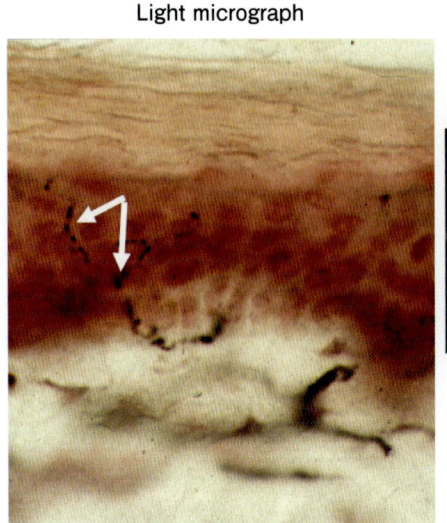

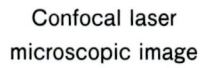

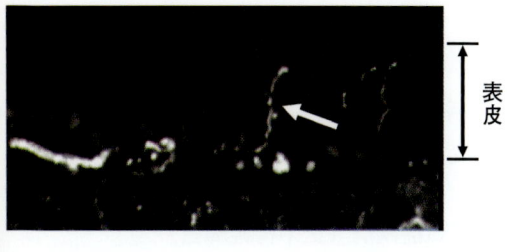

図 5 表皮内神経
矢印は PGP9.5 抗体によって免疫染色された表皮内神経を示す．

4 糖尿病性単ニューロパチーの診断

糖尿病性単ニューロパチーは，通常，50歳以上の中高年に一側性に起こる．両側性に起こる場合もある．両側性の発症や，他のニューロパチーを併発する場合は"糖尿病性"ではない場合が多い．非定型的な発症パターンの場合には四肢ではCIDPの併発に注意したい．慢性関節リウマチやChurg-Strauss症候群などの血管炎を呈する自己免疫疾患，膠原病，悪性腫瘍などの多巣性の四肢あるいは脳神経障害やGuillain-Barré症候群（脳神経領域に限局する場合もある）を鑑別すべき病態として認知しておきたい．

A. 外眼筋麻痺

外眼筋の麻痺で最も頻度が高いのは動眼神経麻痺であり，片側性に急激に眼瞼下垂を伴って複視が出現する．患側の眼窩部後部・周辺部，時には頭部全体の頭痛を伴うことが多い．患側の内眼筋は障害されないため瞳孔散大は認めないことが多く，他の原因による病態との鑑別点になる．通常，糖尿病罹病期間や血糖コントロールとの関連性は低い．種々の脳幹部病変により同様な病態が観察されるので，MRI検査は実施すべきである．予後は良好で数週間から数カ月（6週から3カ月）で軽快する．発症が急性でなかったり，症状の揺れがあったり，他の脳神経，三叉神経や顔面神経などの侵襲がある場合は否定的である．鑑別すべき病態として，脳動脈瘤，腫瘍，海綿静脈洞内頸動静脈，Tolosa-Hunt症候群などがある．罹患は動眼，外転，滑車神経の順に多く，併発や両側性発症もある．

B. 顔面神経麻痺（Bell麻痺）

顔面神経は電気生理学的検査を用いると糖尿病患者6％で潜在的な障害があると報告されている．また，Bell麻痺患者では，39％に耐糖能異常が観察され，対照者の2倍以上耐糖能異常の比率が高く，耐糖能異常との関連が指摘されている．糖尿病患者では鼓索神経より末梢での障害が多いので味覚障害を伴いにくいとの指摘もある．近年，Bell麻痺の原因としてヘルペスウイルスの感染が多いことが指摘されており，特に重度の患者では治療に向けて抗体価検査が望ましい．Bell麻痺は発症後3日〜1週間で最も顔面筋の筋力低下が悪くなり，3カ月以内に自然緩解する．15〜20％が何らかの障害を残す．ステロイド単独あるいはacyclovirとの併用で94％が9カ月後に完全緩解が期待され，この際，発症後3日以内の治療開始が予後の佳良につながるという．

C. 手根管症候群（正中神経障害）

糖尿病患者では健常者の3倍発症しやすく，電気生理学的検査を用いれば糖尿病患者の1/3に本症が認められるという．糖尿病患者では無症状であることが多いが，疼痛などの感覚症状は手掌と1〜4指にあり，手首から遠位に限局することが頸部根症との鑑別になる．また，手首での叩打刺激による痛み・しびれの誘発や手掌屈曲による症状出現が診断に役立つ．手指の筋力低下をきたす場合は多くない．いずれにしても正中神経手関節部での電気生理学的検査による伝導ブロック所見が重症度も含めて評価に重要である．

D. 肘部管症候群（尺骨神経障害）

糖尿病がリスクになるとする報告とそうでない報告がある．本症のために手術を受けた臨床試験6報告の集計では8.9％が糖尿病を有していた．頻度の高い症状は第4，5指の疼痛としびれで，第1背側骨間筋（屈曲）などの筋力低下が発現しやすい．

E. 腓骨神経麻痺

健常者でも足を組む，長時間の坐位で発症しうるが，特に糖尿病患者で起こりやすい．患側は垂れ足，足趾の背屈障害を示す．発症は急性で，時間を置いて両側に発症した症例も含めて，通常緩解する．L5神経根症との鑑別が重要であるが，神経根症は下背部の疼痛と下肢の放散痛を伴うが，本症では自覚的感覚症状はない．

F. 糖尿病筋萎縮（近位糖尿病性ニューロパチー：糖尿病性腰仙部神経根叢ニューロパチー）

糖尿病筋萎縮は，主として2型糖尿病患者に急性ないしは亜急性に，片側または両側の臀部や大腿の激痛と筋力低下・筋萎縮が出現する病型である．しかし，疼痛を伴わず両側に緩徐進行性に発症するタイプもある．大腿神経などの運動神経障害によって生じる神経原性疾患であり，多くの場合，著明な体重減少を伴って発症することが多い．下肢近位筋の筋力低下と疼痛という点で鑑別すべき糖尿病筋梗塞は病変部の腫脹や腫瘤形成がみられる点で異なる．多発筋炎など筋の炎症性疾患で観察される全身性の炎症反応は陰性であり，creatine kinaseの増加もみられない．通常，髄液蛋白の軽度〜中等度の上昇を認める．本疾患では，針筋電図で，発症1週間後頃では安静時のfibrillationやpositive waveを認め，強収縮にて干渉波の形成不良がみられる．また，慢性期では活動電位が多相性で高振幅となる．通常の神経伝導検査では，患者の背景に存在するDPの程度により下肢感覚神経優位の伝導速度低下・誘発電位振幅低下・F波出現率減少・F波最小潜時延長がみられる．加えて，大腿神経のM波・F波の異常があれば診断的価値は高い．重要な鑑別診断の一つがCIDPである．CIDPでは，通常遠位筋の筋力低下がみられることが多いが，神経伝導検査では正常下限の70〜80％以下の著明な伝導速度の低下がみられることに加え，伝導ブロックの所見がある．実際上は鑑別が難しい症例も存在する．

おわりに

糖尿病性ニューロパチーの診断の現状について概説した．本疾患は糖尿病を前提にして引き起こされるので糖尿病コントロールが完璧に行われるようになれば発症しないことになる．現在，血糖コントロールを改善するべく多くの薬剤の開発が行われている．すでに，市場に出ているGLPやDPP-4阻害薬などは，血糖コントロールのみならず神経に対する直接効果も指摘されている．また，期待の大きい腎尿細管でのブドウ糖再吸収阻害薬SGLT2阻害薬はインスリン非依存性であり，血糖コントロールの改善に大きく寄与すると思われ，合併症そのものの発症進展過程に大きく介入しうると思われる．しかし，糖尿病のみならず生活習慣病においてニューパチーが発症しうるとの報告もあり，中心に存在するDNおよびDPの臨床に精通する必要性は今しばらく失われないと思われる．

文　献

1) 日本糖尿病学会：科学的根拠に基づく糖尿病診療ガイドライン 2013. 南江堂，2013.
2) Dyck PJ, Norell JE, Dyck PJ: Microvasculitis and ischemia in diabetic lumbosacral radiculoplexus neuropathy. Neurology 1999; 53: 2113-2121.
3) Singleton JR, Smith AG, Bromberg MB: Increased prevalence of impaired gluco se tolerance in patients with painful sensory neuropathy. Diabetes Care 2001; 24: 1448-1453.
4) Ziegler D, Rathmann W, Dickhaus T, et al: Prevalence of polyneuropathy in pre-diabetes and diabetes is associated with abnormal obesity and macroabgiopathy: the MONICA/KORA Augsburg Surveys S2 and S3. Diabetes Care 2008; 31: 464-469.
5) Tesfaye S, et al: Diabetic neuropathies: update on definitions, diagnostic criteria, estimation of severity, and treatment. Diabetes Care 2010; 33: 2285-2293.
6) Thompson DM, Meloche M, Ao Z, et al: Reduced progression of diabetic microvascular complications with islet cell transplantation compared with intensive medical therapy. Transplantation 2011; 91: 373-378.
7) Sharma KR, Cross J, Farronay O, et al: Demyelinating neuropathy in diabetes mellitus. Arch Neurol 2002; 59: 758-765.
8) Laughlin RS, Dyck PJ, Melton LJ 3rd, et al: Incidence and prevalence of CIDP and the association of diabetes mellitus. Neurology 2009; 73: 39-45.
9) Dyck PJ, Overland CJ, Low PA, et al: Signs and symptoms versus nerve conduction studies to diagnose diabetic sensorimotor polyneuropathy: Cl vs. NPhys trial. Muscle Nerve 2010; 42: 157-164.
10) 糖尿病性神経障害を考える会：糖尿病性多発神経障害（distal symmetric polyneuropathy）の簡易診断基準（小改定版）．末梢神経 2001; 12: 225-227.
11) Dyck PJ, et al: Longitudinal assessment of diabetic polyneuropathy using a composite score in the Rochester Diabetic Neuropathy Study cohort. Neurology 1997; 49: 229-239.
12) 安田斎：糖尿病性神経障害の診断基準：その国際的な立場．Diabetes Frontier 2002; 6: 753-758.
13) Feldman EL, et al: A practical two-step quantitative clinical and electrophysiological assessment for the diagnosis and staging of diabetic neuropathy. Diabetes Care 17: 1281-1289, 1994.
14) Bril V, Perkins BA: Validation of the Toronto Clinical Scoring System for diabetic polyneuropathy.Diabetes Care 2002; 25: 2048-2052.
15) Yasuda H, et al: Rationale and usefulness of newly devised abbreviated diagnostic criteria and staging for diabetic polyneuropathy. Diab Res Clin Pract 2007; 77S: 178-183.
16) Dyck PJ, O'Brien PC, Litchy WJ, et al: Monotonicity of nerve tests in diabetes: subclinical nerve dysfunction precedes diagnosis of polyneuropathy.Diabetes Care 2005; 28: 2192-2200.
17) Andersen H, Stålberg E, Falck B: F-wave latency, the most sensitive nerve conduction parameter in patients with diabetes mellitus. Muscle Nerve. 1997; 20: 1296-1302.
18) Quattrini C, Tavakoli M, Jeziorska M: Surrogate markers of small fiber damage in human diabetic neuropathy. Diabetes. 2007; 56: 2148-2154.
19) Hossain P, Sachdev A, Malik RA: Early detection of diabetic peripheral neuropathy with corneal confocal microscopy. Lancet 2005; 66: 1340-1343.
20) 糖尿病性神経障害を考える会：糖尿病性多発神経障害の病期分類．末梢神経．2004; 15: 93-94.

6章 神経筋疾患の免疫・画像検査概説

　末梢神経や筋障害の原因は，遺伝性，中毒性，代謝性，感染性，圧迫性など様々であるが，免疫介在性障害は適切な治療介入により症状，予後を改善できるためにその診断プロセスを習熟することは重要である．免疫介在性障害の診断は適切な除外診断をした上で行われるべきであるが，ここでは免疫異常を特に示唆する臨床所見，検査所見を述べる．

1 | 末梢神経障害

A. Guillain-Barré 症候群および類縁疾患

　急性発症で単相性経過をとる代表的末梢神経疾患は Guillain-Barré 症候群（GBS）である．GBS はさらに急性運動性軸索型ニューロパチー（AMAN）と急性炎症性脱髄多発ニューロパチー（AIDP）に大別される．軸索型でありながら，感覚障害が明らかである場合，急性運動感覚性軸索型ニューロパチー（AMSAN）と呼ばれることがある．

　Fisher 症候群は，外眼筋麻痺，腱反射消失，運動失調を主調する急性単相性疾患であり，GBS 亜型と考えられている．外眼筋麻痺，運動失調ほか意識障害など脳幹症状を呈する Bickerstaff 型脳炎とは移行系，合併例も多く連続性疾患とされることも多い．

1）先行感染の既往

　GBS では 2/3 に 1ヵ月以内に先行感染と思われるエピソードが存在する．先行感染を示唆する症状としては，発熱，風邪症状，呼吸器症状，下痢などが挙げられる．下痢症状である場合は，*Campylobacter jejuni*（*C. jejuni*）感染が先行する場合が多い．*C. jejuni* 感染後の GBS は軸索型（AMAN）で感覚障害，脳神経症状を欠き，後遺症を残しやすい[1]．サイトメガロウイルス（CMV）感染後の GBS は AIDP の形をとりやすく，顔面神経など脳神経領域が障害されやすく感覚障害を伴い，後遺症が残りやすい[2]．先行感染した病原体と GBS の臨床型には相関があるので，便細菌培養，抗病原体抗体の検索は臨床症状の進展，予後推定に有用である[3]．ただし，*C. jejuni* の排菌期間からすれば当然の結果であるが，GBS 発症後の便培養陽性率は高くない．また，抗病原体抗体を検索しても GBS と発症の関連を決定することは困難である場合も多い．特定感染と次項述べる自己抗体との関連に関しても解明されつつある．

　フィッシャー症候群においても，様々な先行感染が GBS 同様に報告されているが，呼吸器感染症状を呈する例が多い．消化器症状は 4% 程度で少ない．

2）末梢神経障害と抗ガングリオシド抗体

　免疫介在性末梢神経障害では，糖蛋白やガングリオシドなどの糖脂質に対する抗体の検出が診断に有用である．ガングリオシドとは細胞膜の外側に存在している糖鎖上にシアル酸（N－アセチルノイラミン酸）を結合しているスフィンゴ脂質を指す．N－アセチルノイラミン酸の数と位置の異なる40種類以上が確認されている．

　GBSにおける抗ガングリオシド抗体の検出率は60％程度とされ，有用な診断マーカーになっている．さらに，GBSは臨床所見，神経生理検査，病理所見により急性運動軸索型ニューロパチー（AMAN）と急性炎症性脱髄多発ニューロパチー（AIDP）に大別されるが，各抗ガングリオシド抗体の出現率は臨床型と相関している[1-4]．AMANでは，GM1，GD1a，GalNAcGD1a，GM1bの4つのガングリオシドの1つ以上に対する抗体が検出されることが多い．また，GM1aとGalNAcGD1の2つのガングリオド複合体が検出される場合もある．GD1・GD1b複合体の糖鎖をエピトープとする抗体が検出される場合は人工呼吸器装着の必要性が強くなるなど，予後，重症度との相関も存在する．GM1とGD1bは *C. jejuni* 感染後のAMANとの相関も報告されている[3]．

　AIDPにおいては，GM1，GM2，GM3，GD3，GT3などが検出されることがある．また，末梢神経ミエリン特異的糖脂質であるgalactocerobroside（GalC），LM1，Hex-LM-1a，sufoglucuronosyl paragloboside（SGPG）などに対する抗体の報告がある．しかし，サイトメガロウイルスとGM2の相関[3]以外では，AIDPの抗ガングリオシド抗体，抗糖脂質抗体に関しては様々な報告がある．

　Fisher症候群では抗GQ1b抗体が高率に検出される．

3）髄液

　髄液の細胞蛋白乖離は有名であるが，発症1週間後以降に明らかになることが多く，発症直後に検索した場合は蛋白が正常値に留まっていることが多い．また，髄液蛋白の上昇は免疫機序の関与する病態で多く遭遇する所見であるが，甲状腺機能低下症，脊柱管狭窄など様々な状況，病態で髄液蛋白の上昇が起こることには留意しておきたい．

4）画像

　一部のGBS患者では，発症初期に末梢神経病変と決めかねることがある．脊椎の圧迫性病変，脊髄炎の除外のために脊髄MRI評価が必要なケースもある．またガドリウム造影T1画像を行うと神経根の肥厚や馬尾病変が検出されうることが報告されている[5]．拡散強調画像で高信号になることも筆者は経験している．

B．CIDP類縁疾患と鑑別すべき疾患

　慢性免疫介在性末梢神経障害は臨床的相違にあり，慢性炎症性脱髄性多発根ニューロパチー（CIDP）典型型とその類縁疾患とされる多巣性運動性ニューロパチー（MMN），MMNに感覚障害を伴ういわば非対称型CIDPであるMADSAM，抗ミエリン関連糖蛋白（MAG）抗体を伴うことの多い遠位対称性脱髄性末梢神経障害（DADS）などに分類される[6]．わが国でLewis-Sumner症候群といえば，MMNを指すことが多いが，国際的にはMADSAMのことをいう．典型的CIDPでは，筋力低下や異常感覚で発症し，他覚的感覚障害を伴い，2ヵ月以上進行する．

筋力低下は対称性で近位，遠位共に障害される．症状が四肢の遠位に限局されるものをDADSという．典型的CIDPの約1割程度が純粋運動型とされる．MMNは他覚的感覚障害を伴わず，2本以上の末梢神経障害に由来する左右非対称性の筋力低下を特徴とする．運動神経に伝導ブロックが存在する．MADSAMでは他覚的感覚障害が明らかで感覚神経にも伝導ブロックが及ぶ．DADSは症状が四肢遠位を主体とする感覚優位の感覚運動性神経炎である．

1）血清学的検査，自己抗体ほか

血液像は，CIDP類縁疾患では正常であるが，他疾患との鑑別に有用である．結節性多発動脈炎では，白血球，血小板は増加し，Churg-Strauss症候群では，好酸球が増える．また，血液疾患やHIV感染などのヒントが得られることもある．肝炎ウイルスなどのウイルス感染が関連している場合もある．赤沈などの炎症反応はCIDP類縁疾患では正常であるが，血管炎や膠原病に伴う末梢神経障害では上昇する．免疫グロブリンの定量，M蛋白の検索は重要である．M蛋白を伴うDADS（大部分は抗MAG抗体）ではIVIGやステロイドなどを用いても治療抵抗性である[6,7]．Churg-Strauss症候群などでは，IgEも上昇する．免疫グロブリンはIgA欠損症では使用できない．膠原病や血管炎の鑑別のために，抗核抗体，抗好中球細胞質抗体（ANCA：プロテイナーゼ3（PR3）特異的ANCA，ミエロペルオキシダーゼ（MPO）特異的ANCA，抗SS-A抗体，抗SS-B抗体などをスクリーニングする必要がある．自己抗体のスクリーニングをすべて行うことは現実的ではないが，他臓器の障害も考慮してスクリーニングする自己抗体の選択をする．浮腫，皮膚症状，臓器腫大など，他臓器疾患を伴っていればPOEMS症候群も鑑別に入れる必要が生じる．

また，臨床的に遠位型優位の末梢神経障害において，遺伝性疾患に免疫介在性障害が重複して存在することがあり，また免疫療法が部分的に奏効する場合がある[8]．特に下肢にpes cavusなど足の変形が存在する場合は遺伝子検索も考慮する．

2）髄液ほか

CIDPでも髄液において細胞蛋白乖離を認める．蛋白の上昇は中枢神経内の免疫グロブリンの合成によるよりも血管性透過性の亢進によるとされるが，一部の症例では免疫グロブリンの上昇も検出される．

神経電気生理検査における時間的分散，伝導ブロックは後天的脱髄による所見であり，免疫学的機序の存在を強く示唆する．

3）神経画像

末梢神経疾患の診断においてガドリウムによる造影強調効果やT2強調画像を利用して病変部位を検出する試みは臨床の場でしばしばなされている[9]が，筆者の経験ではその検出率は十分なものとはとてもいえない（後述）．

腕神経叢を標的とした神経炎の検出にはMRI拡散協調画像（DWI）が簡便で感度の高い補助検査になる可能性がある（論文準備中）．われわれは，MMN，MADSAM，有痛性筋萎縮症などの臨床型を呈した自己免疫性腕神経叢障害5例にMRI-DWI検査を行った結果，全例で患側の高信号を認めた（図1）．従来，有用性が報告されてきた造影強調効果やT2強調画像では有意所見を一例に認めたのみであった．

末梢神経障害は筋MRIのT1ガドリウム造影やT2強調画像でも推察可能である．急性に脱

神経が生じた筋は造影増強効果があり，T2強調像でも高信号を呈する．
　末梢神経を対象とした超音波検査では，炎症性疾患において病変部の腫大あるいは萎縮が検出可能である[10]．

C．ニューロミオトニア

　Isaacs症候群は末梢運動神経終末が責任病巣とされ，臨床的には持続性の四肢・体幹の筋痙攣，ミオキミア，ニューロミオトニアを主徴とする疾患である．より軽症で下肢に限局した場合はcramp-fasciculation症候群と呼ばれる．電位依存性カリウムチャネル（VGKC）は種々の分子と複合体を形成しているが，VGKC複合体を認識する抗体を広義に抗VGKC抗体している．抗VGKC抗体は認識する分子の相違によって末梢神経から中枢神経に至る多様な疾患を

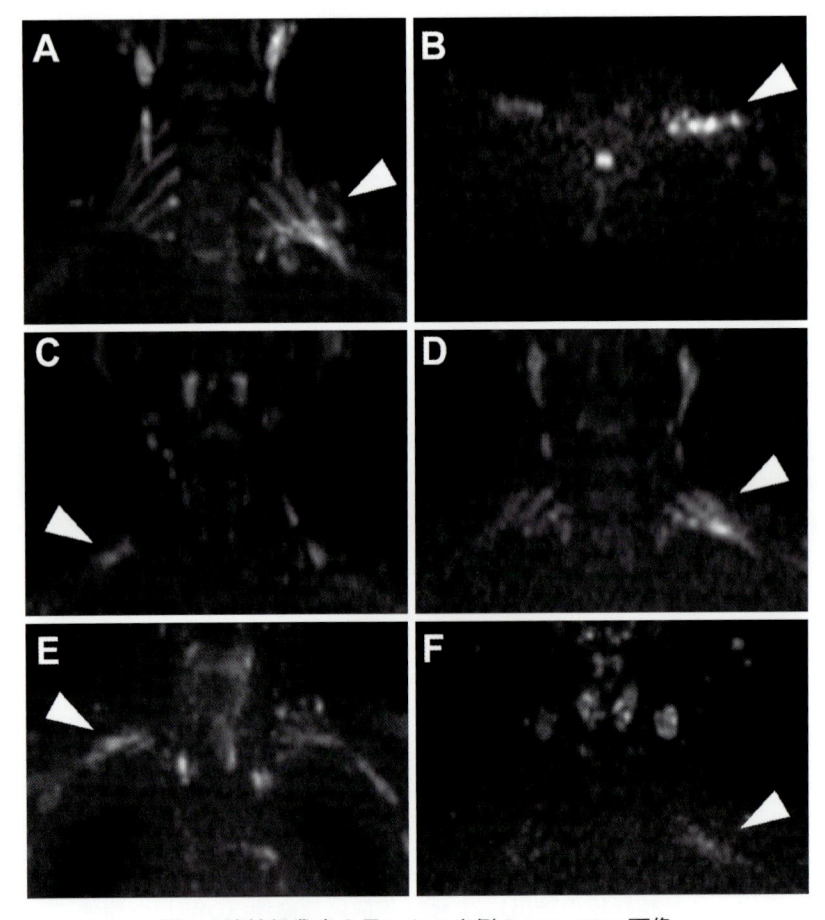

図1　腕神経叢炎を呈した5症例のMRI-DWI画像
A，B：26歳，男性．左上肢の感覚障害と軽度の同側の筋力低下を呈した発症2ヵ月後のMADSAM
　　例．A．冠状断，B．軸面断
C：58歳，男性．右上肢撓側の感覚障害と同側の筋力低下を呈した発症1.5月後のMADASAM例．
D：右上肢筋力低下を呈した71歳，男性．発症1月後のMMN例．
E：47歳，男性．左上肢筋力低下を主訴とした発症6月後のMMN症例．
F：36歳，女性．神経痛性筋萎縮症発症2週間後．

惹起する．Isaacs 症候群は末梢神経を標的とし，自律神経障害や中枢神経症候を伴うと Morvan 症候群と呼ばれる．

1) 検査所見

クレアチンキナーゼ（CK）の上昇をほぼ半数で認める．髄液蛋白値は正常範囲に留まることも多いが，軽度の上昇を認めることがある．オリゴクローナルバンドが陽性例になることもある．

針筋電図におけるミオキミア，ニューロミオトニア，反復性活動電位などの所見が診断において重視される．抗 VGKC 抗体はアイザークス症候群の病態に直接関わる抗体と考えられているが，その陽性率約 30 ～ 40% 程度であり，病態の多様性が推察される．様々な自己免疫疾患との合併が報告されている．特に重症筋無力症（MG）との合併は有名である．抗核抗体，抗甲状腺関連抗体を含めて，ニューロミオトニア以外の臨床所見に応じた自己抗体を検索する必要がある．また，悪性腫瘍を伴うことも多く，胸腺種や肺癌を含めた全身検索をする必要がある．

2 神経筋接合部疾患

A. Lambert-Eaton〔筋無力〕症候群（LEMS）

下肢の筋力低下で発症することが多く，口喝，便秘，発汗障害，インポテンスなどの自律神経障害を伴うことも多い．電位依存性カルシウムチャネル（VGCC）は細胞内の Ca^{2+} の濃度を調整する機能をもつが，P/Q 型 VGCC あるいは頻度は少ないが N 型 VGCC に対する抗体が検出される [13, 14]．一方，10 ～ 15% の LEMS 症例では抗 VGCC 抗体は陰性である．

そのほか，塩化エドロフォニウム試験（テンシロンテストと一般には呼称），サクソン試験（唾液分泌能），末梢神経反復刺激による誘発筋電図などが本症例に有用な試験として挙げられる．深部腱反射の現弱と運動付加後の亢進も特徴的所見とされる．

肺小細胞癌を代表とする悪性腫瘍の合併が 50 ～ 60% にみられる．肺小細胞癌を合併する LEMS の 60% 以上が抗 SOX 蛋白抗体陽性になる．肺小細胞癌以外では胸腺腫，前立腺癌合併の報告が多い．

B. 重症筋無力症

重症筋無力症（myasthenia gravis；MG）による筋力低下は，運動の反復による骨格筋力の低下（易疲労性），筋力の日内変動（夕方の筋力低下など）を特徴とする．MG では，眼瞼下垂，眼球運動障害に症状が限局する眼筋型と四肢の近位筋力低下，嚥下障害，構音障害が生じる全身型に大別される．全身型において呼吸筋麻痺した場合はクリーゼと呼ばれる．

1) 自己抗体

全身型 MG の 85% が抗アセチルコリン（AchR）受容体抗体陽性である．AchR は神経筋接合部シナプス後膜に存在する．シナプス機能を果たすためには，受容体の集中的局在化（クラスタリング）が必要である．抗 AchR 抗体は神経筋伝達を障害するだけでなく，補体介在性に後シナプスを破壊し，AchR を減少させうる．抗筋特異的受容体型チロシンキナーゼ（MuSK）

抗体はわが国の抗 AchR 抗体陰性 MG 患者の半数に陽性であると報告されている[15, 16]．MuSK は筋膜上で低密度リポ蛋白質受容体（Lrp4）と複合体をなしており，AchR のクラスタリングに関与し，抗 MUSK 抗体は AchR のクラスタリングを阻害することにより神経筋伝達をブロックする．Lrp4 もまた免疫標的となることがあり，Higuchi らによれば，わが国抗 AchR 抗体陰性 300 例のうち 9 例が抗 Lrp4 抗体陽性であった[17, 18]．抗 MuSK 抗体陽性はうち 3 例であった．MG ではそのほか横紋筋関連蛋白に対する抗体が存在することがある．なかでも，抗 titin 抗体，抗リアノジン受容体（RyR）抗体，電位依存型カリウムチャネルサブユニット Kv1.4 などの抗体の臨床的意義も注目されている．RyR は神経筋伝達後の筋収縮に必須な分子で，RyR からの情報により筋小胞体からカルシウムイオンが放出される．titin は骨格筋収縮に関わり，既知の最大の 1 本鎖蛋白である．抗 titin 抗体は高齢発症 MG や胸腺腫合併例に多いことが知られている．抗 RyR 抗体陽性例では 70～80％が胸腺腫を伴っていると報告されている．抗 Kv1.4 抗体陽性患者の 70％は胸腺腫を要しており，球症状や呼吸不全に進行しやすい一方，免疫療法への治療反応性は概して有効である．

　抗体陰性 MG に神経因性膀胱，起立性低血圧，頻脈などを伴う場合，自律神経節 AchR（ganglionic AchR）に対する抗体が存在する場合がある．抗 ganglionic AchR 抗体は筋 AchR に通常は作用しないとされているが，筆者は神経因性膀胱と手指筋力低下の障害により膀胱全摘されていた患者に対して抗 ganglionic AchR 抗体を検索をした結果，抗 ganglionic AchR 抗体陽性が判明した症例を経験している．

2）その他の検査

　眼筋下垂などの症状が明らかな場合は抗コリンエステラーゼ薬を用いた塩化エドロフォニウム試験が有用である．また，胸腺関連 MG は全体の 15～20％を占めるため，胸部 CT などの画像診断が重要である．

　MG において診断に神経反復電位と単線維筋電図の有用性は確立している．既知の病因抗体陰性でも臨床症状と神経反復電位の結果によって MG の診断は可能である．一方，臨床的に筋力低下の明らかな筋肉において単線維筋電図が正常であれば，MG はほぼ否定できるとされている．

3）MG 診療の問題

　MG では，心因性要素と器質疾患は共存する場合があり，診断，病状評価が困難になる．抗体陰性例では，心因性障害と診断されやすい．筆者は精神症状を呈した患者から抗 NMDMR 抗体を検出したことがある．この患者では，MG の増悪時に疎通性が悪くなるために心因性機能障害と判断され，適切な免疫療法を実施されていなかった．MG は膠原病や視神経脊髄炎などの脱髄疾患を伴うこともあり（論文準備中），MG 以外の自己免疫現象が起こる可能性を留意しながら診療を行う必要がある．

3　筋疾患

A．筋炎

　進行性の筋力低下を主徴とする症例では炎症性筋疾患を鑑別にあげる必要がある．筋力低下

部位や神経学的所見，また筋線維障害を反映した CK，アルドラーゼの上昇などは筋炎の診断に重要で，大部分は多発筋炎（PM）と皮膚筋炎（DM）に分類される．特異的皮膚所見，間質性肺炎や膠原病の存在が筋炎を示唆することがある．針筋電図などの神経電気生理検査も重要である．以前は筋生検によって最終診断をされてきた．現在は，筋 MRI などの画像診断と様々な自己抗体の検索を行い，筋生検なしで治療方針を決定しうることも多くなってきている．

1）自己抗体

汎用されている抗 Jo-1 抗体は，PM では 20 〜 30％，DM では約 5％に検出される．抗 Jo-1 抗体以外の近年同定されている多くの自己抗体は，日常診療においては必ずしも普及していないが，診断，予後の推定に有用である[20, 21]．

抗 Jo-1 抗体は抗細胞質抗体である抗アミノアシル tRNA 合成酵素（ARS）抗体の一つであるが，抗 PL-7 抗体，抗 PL-12 抗体ほか抗 ARS 抗体は計 8 抗体が同定されている．抗 ARS 抗体では，筋炎に加えて，間質性肺炎，関節炎，発熱，Raynaud 現象，機械工の手と呼ばれる角化性皮疹を伴いやすい．抗 ARS 抗体のなかでは，抗 EJ 抗体は皮膚症状の出現に相関があり，抗 PL-12 抗体や抗 KS 抗体は間質性肺炎に相関するとされる．

抗 Mi-2 抗体は小児 DM の 5 〜 10％，成人例 10 〜 20％に存在し，抗 Mi-2 抗体陽性臨床型は間質性肺炎や悪性腫瘍を合併することは少ないが，定型的 DM 像を呈する．抗 MDA5 抗体（抗 CADM140 抗体と同）は DM に特異性が高い．抗 MDA5 抗体症例は DM 特有の皮膚症状を呈することが多いが，筋炎の症状を欠く場合がある（無筋炎型皮膚筋炎：ADM）．抗 MDA5 抗体症例では，急速進行性間質性肺炎の合併が多いことにも注意を要する．また，ADM においても悪性腫瘍の合併の検索は重要である．

抗 TIF1 抗体陽性症例は皮膚筋炎に特異的で皮膚症状が広範囲で激しいのに対し，筋症状は比較的軽度とされる．40 歳以上の抗体陽性例では悪性腫瘍の合併が 70％以上と報告されている．

シグナル認識粒子に対する抗体（抗 SRP 抗体）も近年注目されている抗体である．抗 SRP 抗体陽性例の臨床所見は筋に限局し，悪性腫瘍や膠原病との合併も少ない．一方，筋症状は重篤で病理的にはリンパ球浸潤が乏しい壊死性ミオパチーの像を呈し，ステロイド抵抗性，再燃性であることが知られている．従来は亜急性に 30 代以降に発症する筋炎と考えられてきたが，小児から若年に発症し，慢性進行性に経過する症例が存在することも強調されている．

封入体筋炎においては他の自己免疫疾患の合併や自己抗体が検出されることがあるが，特異的抗体は同定されていない．

2）筋炎の画像診断

胸部エックス線検査および胸部 CT は間質性肺炎の除外に有用である．臨床症候や自己抗体の検索によってリスクが高い症例では胸部 CT によって呼吸症状出現前に器質的変化の検出できる可能性がある．

筋 CT は全身を一度に短時間で撮影ができるために，障害筋の分布を検索するには有用である．骨格筋の萎縮や脂肪置換などの検索が可能であるが，間質の線維化や浮腫性変化を検出することは難しい．また，経過の長い筋ジストロフィーなどと異なり，筋炎では筋 CT の異常が明らかでないことが多い．

脂肪抑制 MRI-T2 強調画像（STIR）では，間質性変化や浮腫性変化は脂肪抑制 MRI-T2 強調画像で容易に高信号として検出できる．病変部位はガドリウム造影画像では T1 強調画像で高信号になる．筋生検は脂肪置換が高度の部位は避けることが望ましいが，脂肪置換部位は T1 強調画像で高信号となる．MRI は筋炎の診断に有用で自己抗体など，他の検査所見と組み合わせることにより，筋生検を施行することなく，臨床診断が可能な場合もある．MRI で全身筋をスクリーニングすることは長時間の撮影と多数のコイル装着が必要になり，必ずしも現実的ではない．しかし，図 2 で示すように臨床的に明らかでない筋にも炎症が及んでいることを示すこともできる．

おわりに

　末梢神経，神経筋接合部，筋疾患を標的とした自己免疫疾患の免疫学的検査について概説した．中枢神経系に比較すると，末梢神経画像の知見はまだ十分に集積されていない．今後の発展が待たれる．

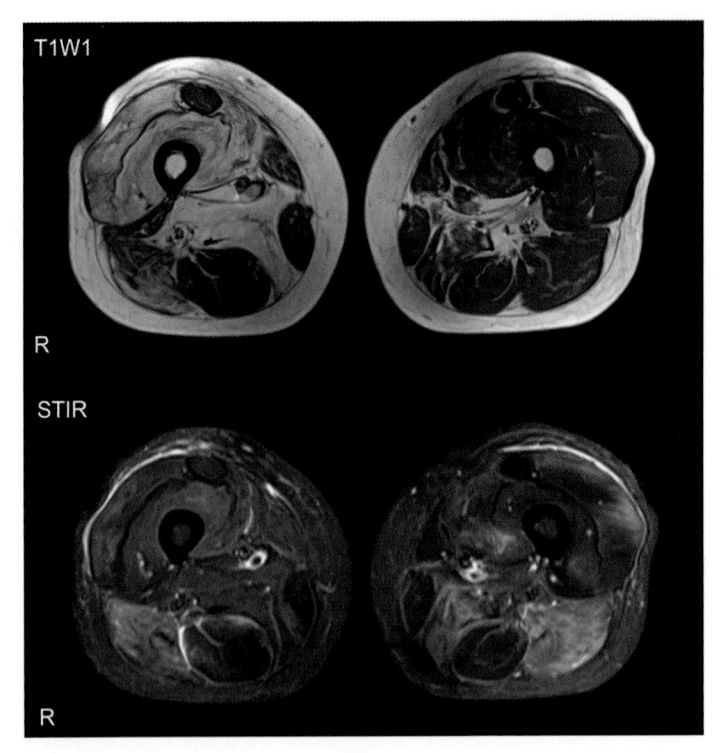

図 2
右下肢の筋力低下を訴えた 62 歳，男性．臨床的には右大腿に限局した局在性筋炎であったが，MRI と針筋電図によって全身筋へ炎症が波及していることが明らかになった．図は左右大腿の病変部を示している．

文 献

1) Ogawara K, Kuwabara S, Mori M, et al: Axonal Guillain-Barré syndrome: relation to anti-ganglioside antibodies and Campylobacter jejuni infection in Japan. Ann Neurol. 2000; 48: 624-631.
2) Visser LH, van der Meché FG, Meulstee J, et al: Cytomegalovirus infection and Guillain-Barré syndrome: the clinical, electrophysiologic, and prognostic features. Dutch Guillain-Barré Study Group. Neurology. 1996; 47: 668-673.
3) Caudie C, Quittard Pinon A, Taravel D, et al: Preceding infections and anti-ganglioside antibody profiles assessed by a dot immunoassay in 306 French Guillain-Barré syndrome patients. J Neurol. 2011; 258: 1958-1964.
4) 海田賢一,楠 進：自己免疫性ニューロパチーと抗糖脂質抗体. Brain Nerve. 2013; 65: 413-423.
5) Byun WM, Park WK, Park BH, et al: Guillain-Barré syndrome: MR imaging findings of the spine in eight patients. Radiology. 1998; 208: 137-141.
6) Saperstein DS, Katz JS, Amato AA, et al: Clinical spectrum of chronic acquired demyelinating polyneuropathies. Muscle Nerve. 2001; 24: 311-324.
7) Katz JS, Saperstein DS, Gronseth G, et al: Distal acquired demyelinating symmetric neuropathy. Neurology. 2000; 54: 615-620.
8) Dyck PJ, Swanson CJ, Low PA, et al: Prednisone-responsive hereditary motor and sensory neuropathy. Mayo Clin Proc. 1982; 57: 239-246.
9) Kuwabara S, Nakajima M, Matsuda S, et al: Magnetic resonance imaging at the demyelinative foci in chronic inflammatory demyelinating polyneuropathy. Neurology. 1997; 48: 874-877.
10) Matsuoka N, Kohriyama T, Ochi K, et al: Detection of cervical nerve root hypertrophy by ultrasonography in chronic inflammatory demyelinating polyradiculoneuropathy. J Neurol Sci. 2004; 219: 15-21.
11) 渡邊 修：VGKC関連抗体. Brain Nerve. 2013; 65: 401-411.
12) Maddison P. Neuromyotonia. Clin Neurophysiol. 2006; 117: 2118-2127.
13) 酒井和香,中根俊成,松尾秀典：抗VGCC抗体とランバート・イートン症候群. Brain Nerve. 2013; 65: 441-448.
14) Titulaer MJ, Lang B, Verschuuren JJ: Lambert-Eaton myasthenic syndrome: from clinical characteristics to therapeutic strategies. Lancet Neurol. 2011; 10: 1098-1107.
15) Cavalcante P, Bernasconi P, Mantegazza R: Autoimmune mechanisms in myasthenia gravis. Curr Opin Neurol. 2012; 25: 621-629.
16) Suzuki S, Utsugisawa K, Nagane Y, et al: Three types of striational antibodies in myasthenia gravis. Autoimmune Dis. 2011; 2011: 740583.
17) Higuchi O, Hamuro J, Motomura M, et al: Autoantibodies to low-density lipoprotein receptor-related protein 4 in myasthenia gravis. Ann Neurol. 2011; 69: 418-422.
18) 本村政勝,成田智子：重症筋無力症の自己抗体. Brain Nerve. 2013; 65: 433-439.
19) Vernino S, Cheshire WP, Lennon VA: Myasthenia gravis with autoimmune autonomic neuropathy. Auton Neurosci. 2001; 88: 187-192.
20) 藤本 学：筋炎特異的自己抗体. Brain Nerve. 2013; 65: 449-460.
21) Tansley SL, Betteridge ZE, McHugh NJ: The diagnostic utility of autoantibodies in adult and juvenile myositis. Curr Opin Rheumatol. 2013; 25: 772-777.

7章 筋電気生理

　筋電図は種々の筋肉に針電極を刺入し，筋の自発放電の有無や運動単位電位（motor unit potential）の性状を評価するものである．針電極先端から半径約1mm内の電気生理活動が拾われる．この電気活動を解釈することで前角細胞およびそれ以遠の神経の疾患ならびに様々な筋疾患の診断における有力なツールとなる．

1 自発放電

　針電極刺入れに伴う活動電位（刺入電位，insertion potential）と完全に力を抜いた筋の安静電位である．筋線維そのものの異常興奮を反映することと，末梢神経末端の異常興奮を反映するものがある．なお舌筋や胸鎖乳突筋では「安静電位」というのが手技的に難しいこともある．

A. 筋線維束放電 fasciculation potential とミオキミア放電 myokymic discharge

　筋線維束放電とミオキミア放電は筋線維束の放電であり，末梢神経の異常興奮を反映する．ミオパチーではみられない．単一の放電は筋線維束放電であるが，連続・群化するとミオキミア放電となる．健常人でも時には筋線維束放電が一部の筋でみられることがあるが，ALS患者では複数の肢体の筋でこれがみられることも多い．

B. 線維自発電位 fibrillation potential と陽性鋭波 positive sharp wave

　複数の筋線維で筋線維束が構成されているのであるが，その単一筋線維の放電である．変性しつつある筋線維の異常興奮を反映する．筋萎縮性側索硬化症（ALS）や活動性の筋炎，進行の早い筋ジストロフィーでは線維自発電位または陽性鋭波が必ず認められるはずである．

C. ミオトニー放電 myotonic discharge

　筋強直性ジストロフィーで典型的にみられる所見である．複数の筋線維の異常興奮を反映し，刺入に伴って陽性鋭波や陰性棘波が高頻度に連続的に出現し，振幅と周波数を次第に減衰するものがミオトニー放電である．筋電図のスピーカーより高音から低音に変じつつ，音量が減じる独特の「急降下爆撃音」が聞かれる．空襲のために爆撃機が急降下する音を実際に聞いたことのある人は少ないとは思われるが，バイクなどのエンジンを空ぶかしする音とも似ている．図1，2は軽症の筋強直性ジストロフィー患者において記録された波形である．この波形と同時に特徴的な音声も呈していた．

　ミオトニー放電と区別しなければならないものに複数の筋線維の放電による複合反復放電（complex repetitive discharge；CRD）がある．複数の筋線維で接触伝導により電気生理的サーキッ

トが形成され周波数の変わらない反復放電が認められる．糖尿病などで認められるが基本的に重篤な変性を示唆するものではない．

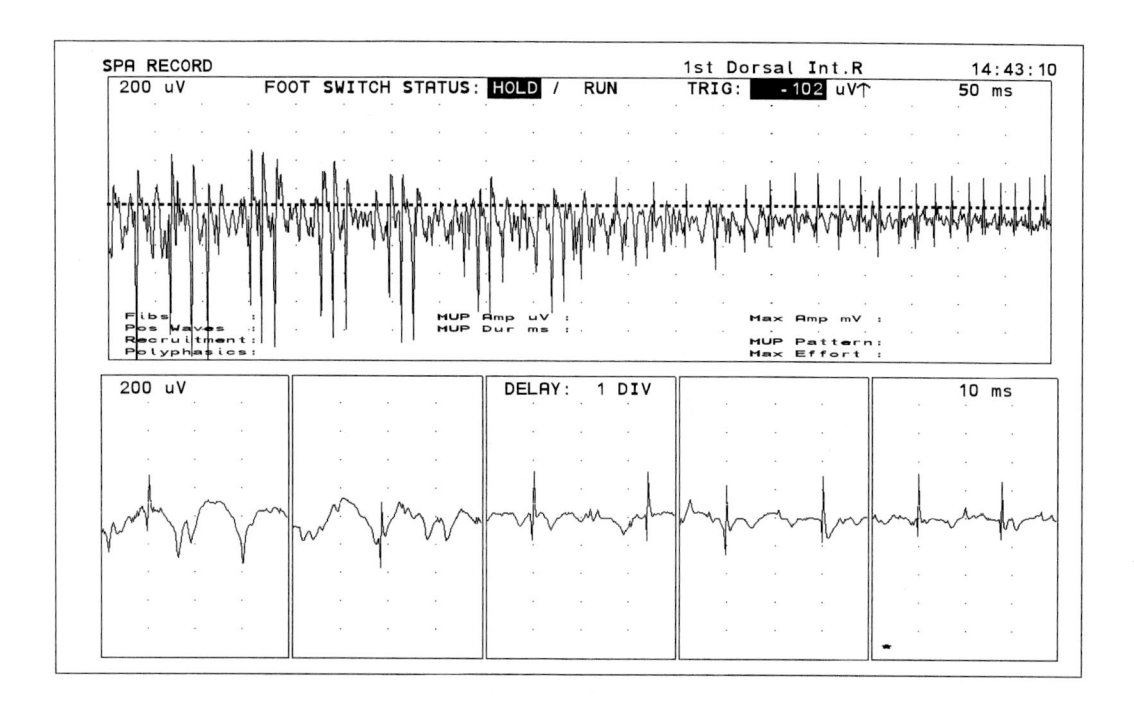

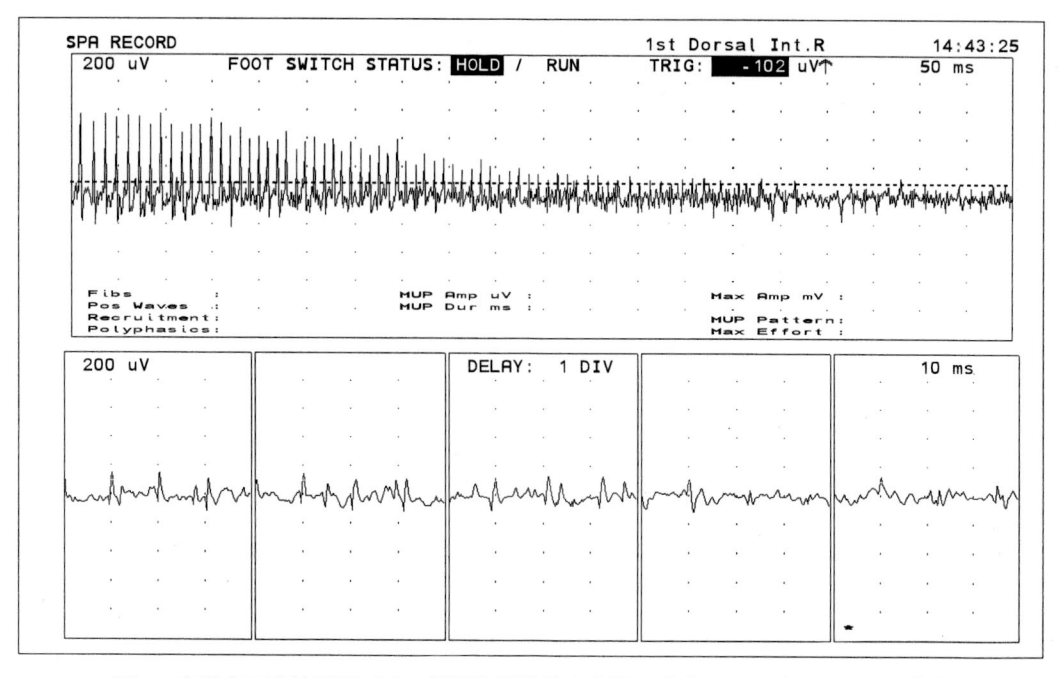

図1 高頻度の連続波形がその振幅と周波数を次第に減衰していくミオトニー放電

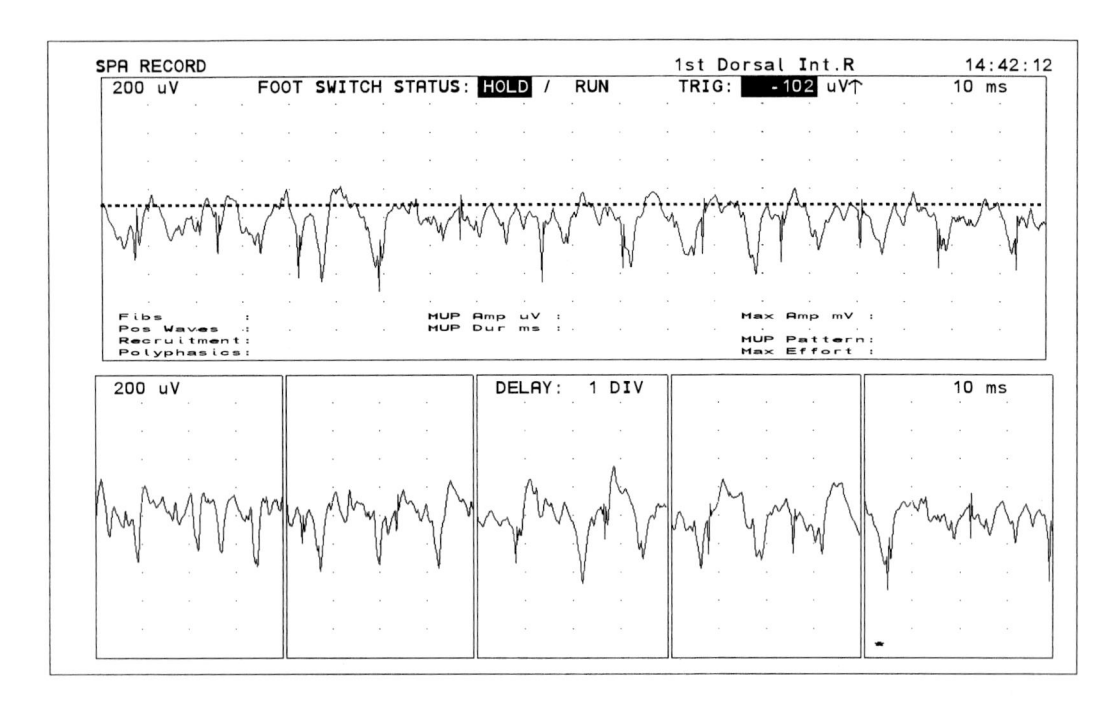

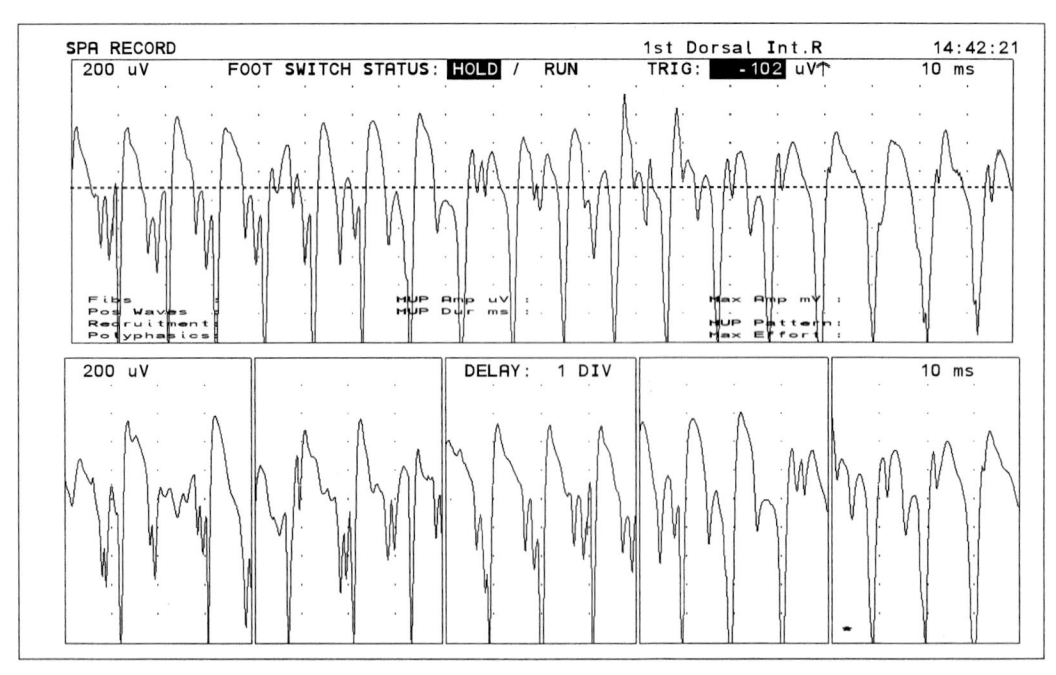

図2 ミオトニー放電をタイムスケールを拡大して記録
振幅の大きい陽性鋭波の連続である.

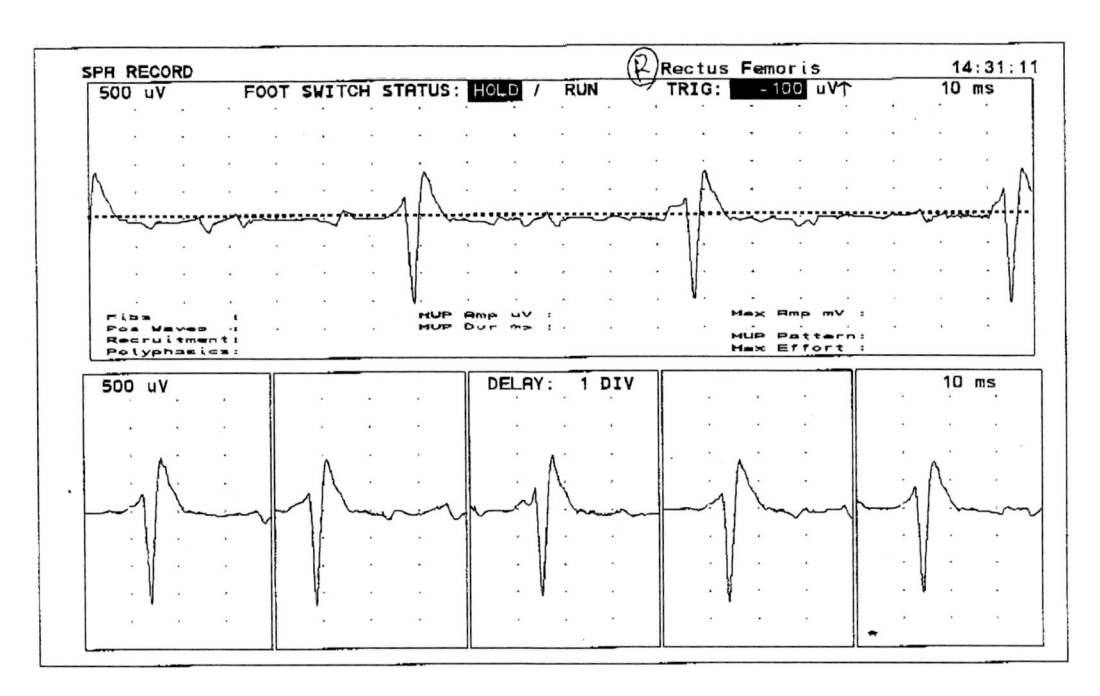

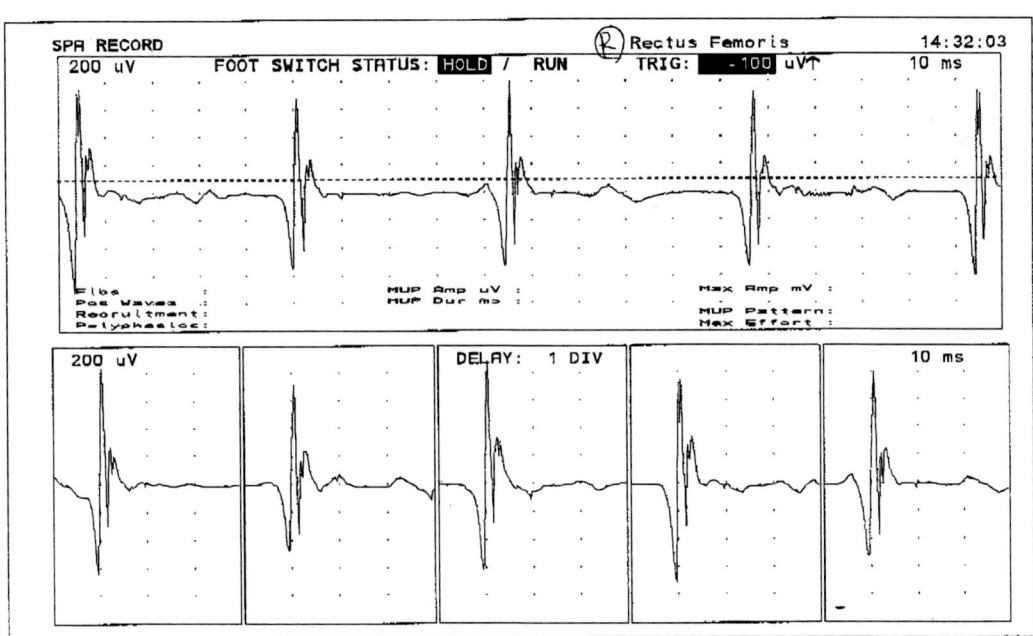

図3 ALS患者における弱収縮時の筋電図所見

運動単位の減少を反映して，単一の高振幅の運動単位電位が10Hz以上（約25Hzくらい）の高頻度で発火しており late recruitment を呈している．

2 | 運動単位電位の観察

　運動単位とは一つの前角細胞およびそれに支配される筋線維群をいう．筋収縮の最小単位である．検査手技としては，まずは針電極を刺入したまま軽い随意収縮をさせ，運動単位電位の形態を観察し，ついで筋収縮を強めて運動単位電位数の増加パターン（recruitment）を観察する．

　同じように筋力低下が生じたとしてニューロパチーでは脱神経後の再支配で運動単位の数自体は減少しても，個々の運動単位はより多くの筋線維で高密度に支配されることとなり，振幅が大きく多相性で持続時間が長くなることがある．また運動単位の減少により筋に力を入れていく際に新たな運動単位が動員されにくい．筋電図上は別の波形が現れにくく同一の波形が高頻度（10Hz以上）で出現するlate recruitmentを呈する．これらの変化を呈する所見を神経原性変化と呼ぶ．他方でミオパチーにおいては個々の運動単位内での筋線維が変性しそれぞれが筋電図上は振幅が小さく持続が短い波形を呈する．運動単位の数自体の減少は原則的にはなく，筋収縮させると小さい波形が次々と動員されるearly recruitmentを呈する．筋原性変化である．これらは例えば病院の戦力が弱くなるについて医師の数が減少する前線病院パターンと個々の医師の士気が低下する大学病院パターンとに対比できる．前者においては一人の医師の仕事量と種類は増え（振幅増大と多相化），かつ外来や当直の数は増える（late recruitment），後者においては個々の医師の仕事量が非効率に増えたり，特殊な専門に閉じこもったりして色々な医師像数だけ現れる（early recruitment）．

　したがって例えば筋萎縮性側索硬化症（ALS）の場合は，複数の肢体での線維自発電位／陽性鋭波や筋線維束放電などの自発放電および全角細胞の変性による運動単位電位の数の減少を反映し大きな多相性の波形が少数で高頻度出現するパターンを呈する（図3）．

文　献
1) 木村 淳, 幸原 伸夫：神経伝導検査と筋電図を学ぶ人のために．医学書院．2010.

8章 筋病理学的診断

1 筋生検の実際

A. 筋生検の目的
　神経筋疾患では，病歴，臨床症状の把握に加え，神経電気生理検査によって診断が可能な例がある一方，筋生検を必要とする症例にしばしば遭遇する．筋生検によって得られた筋組織は組織化学をはじめ，免疫組織化学，遺伝子解析など多くの検査の対象になる．

B. 筋生検の適応
　筋萎縮性側索硬化症（ALS）や，その他，筋電図で神経原性変化のみである場合は一般的には筋生検の適応ではない．また，Duchenne型筋ジストロフィーや筋強直性ジストロフィーは家族歴，理学的所見，筋電図，遺伝子診断検査により診断可能であるために筋生検が必要となる例は限られる．一方，筋症状がなくとも結節性動脈周囲炎などによる血管炎，サルコイドーシスの診断に筋生検が行われることがある．

C. 筋生検部位の選択
　筋生検は筋量の多い三角筋，上腕二頭筋，大腿四頭筋で行われるが，中等度の筋力低下や筋萎縮のみられる部位より行うのが良い．腓腹筋は運動負荷のアーチファクトや，筋腱移行部を含むことが多いため診断に迷うことがあるのでなるべく避ける．また，筋症状の少ない部位で生検を行うと病理学的な変化に乏しいため，診断の役に立たないことが多い．逆に筋萎縮が進行した部位では，線維化や脂肪化が著しく，残存する筋線維が少なくて診断不能の場合がある．筋生検の部位決定には骨格筋の画像検査が有用であり，特に筋炎が疑われる場合には，骨格筋MRIが生検部位の選択に役立つ．

D. 筋生検とその検体の保存に対する承諾
　筋生検施行そのもの，また，組織学的検索，検体の保存などに関しても紙面による承諾が必要である．

E. 検体処理法
　生検した筋ブロックは生食水に浸したガーゼでくるみ，密閉容器にいれ，氷詰めで運ぶ．他施設まで輸送する場合の制限時間は3時間程度である．保冷材使用はブロックが凍りついてしまうことがあるので，標本との間にスポンジなどをいれて十分隙間を作る．筋ブロックはイソペンタン－液体窒素法で瞬間凍結したあとにクリオスタットで薄切，一般組織化学染色用には

無固定，免疫染色用には冷アセトンで固定したものを使用する．残った凍結ブロックは−80℃で長期（10年以上）の保存に耐える．ブロック再利用の場合には決して室温にさらさないようにする．また，一度融解した標本は，氷の標本（多数の空胞）だらけとなり，病理学的評価の使用に耐えない．

2 筋疾患の組織化学的診断

ルーチンの組織化学的検査では，最低でも HE 染色，modified Gomori-trichrome（トリクローム）染色，NADH dehydrogenase（NADH-TR）染色，ATPase 染色の4種類が必要である．

Osaka City General Hospital　Department of Neurology
MUSCLE BIOPSY REPORT　No.　□□

患者氏名　□□　　　年齢　□□　　　（男性）

生検日：□□　　　　　　筋生検部位：左大腿四頭筋
主治医：□□　　　　　　施設：□□
臨床診断：IBM の疑い　　　ＣＫ値：876 IU/l

□□　先生御机下：筋生検の結果は以下の通りです．

凍結切片
1. 筋線維の大小不同：中等度　　　2. 再生線維：なし
3. 壊死線維：あり　　　　　　　　4. 内在核の増多：あり
5. 筋線維内の異常構造物または空胞：rimmed vacuole を持つ筋線維を筋束あたり1〜2本、ragged red fiber を筋束あたり0〜1本認める。cytoplasmic body あり
6. 結合織の増生：なし
7. 炎症細胞浸潤の有無：endomysial region、perimysial region にあり。
8. 筋線維内 intermyofibrillar network の異常：moth-eaten fiber が所々に見られる
9. 萎縮筋線維のタイプ：type1 & type2
10. Fiber type grouping：なし
11. 萎縮筋は NADH-TR 染色で濃染します。萎縮筋の中には small angular fiber を認めます。

組織診断：　封入体筋炎
Rimmed vacuole がみられ、炎症細胞浸潤像は非壊死筋周囲に認めます。封入体筋炎に compatible です。

報告者
□□

図1　筋生検報告書の実際

HE染色では，筋線維の大小不同，再生線維・壊死線維，内在核，筋線維内の異常構造物または空胞，結合織の増生，炎症細胞浸潤の有無などについて観察する．トリクローム染色についてはHE染色の所見を確認するほか，ragged red fiber や cytoplasmic body などの封入体の有無を観察する．NADH-TR染色では，intermyofibrillar network の異常を，ATPase染色では fiber type について観察する．実際の報告書の例を図1に示す．

A. HE染色でわかること

HE染色で得られる情報は多い．筋線維のほか，血管を含む結合織が観察される（図2A）．時に筋内神経，筋紡錘が含まれることがある．血管壁や筋内神経のシュワン細胞の核が浸潤細胞と紛らわしい場合があり，連続切片の観察で鑑別する．筋紡錘は独自の結合織で囲まれているため，同定は容易である．

結合織について，endomysium は筋線維鞘（sarcolemma）の周囲であり，通常線維性成分はほとんど認めない．ここには毛細血管が走っている．多発筋炎，封入体筋炎では単核球の細胞浸潤像がみられる．また，筋ジストロフィーでは筋線維が萎縮し，endomysium が増生する．perimysium は，筋線維の数十から数百本を束のように囲んでいる部分で，小血管が確認される．皮膚筋炎ではこの部位に細胞浸潤の像をみることが多い．筋組織の外側の筋膜に続く部位を epimysium という．結合織の増生や炎症細胞浸潤があれば，この3つのうちどの部位であるかを記載する．

筋線維の径は正常では 50～80 μm である．筋線維についてまず観察するのは線維径の大小不同であるが，筋線維の大小不同の規則性がなく，広汎であれば筋原性疾患（ミオパチー）のことが多く，一方慢性の神経原性変化では小径線維が群をなす（図2B：grouped atrophy）．筋線維径の分布が2峰性で，かつ小径線維がランダムに分布する場合，筋線維タイプの選択的萎縮（後述）を疑う．筋束周囲の筋線維萎縮が目立つ場合は perifascicular atrophy（図2C）と呼ばれ，皮膚筋炎に特徴的な所見である．

nuclear clump（図2D）は細胞質がほとんどなく，複数の濃染した核が塊状になっているもので，神経原性筋萎縮症，筋強直性ジストロフィーでよくみられるが，ほかの筋原性変化でも出現することがある．

筋線維は合胞体であるので，多核細胞である．横断面では正常では1本の筋線維に数個の核がみえる．核は筋線維の細胞膜に接しているが，細胞膜より離れ，細胞質内にみられる場合には internal nuclei（内在核または中心核）と呼ぶ．全線維の1～3％以上に内在核を有する線維がみられれば病的である．10％まではミオパチーを疑うが慢性の神経原性変化でもみられる．30％程度では筋ジストロフィーを，複数の内在核が60％以上の筋線維でみられれば，筋強直性ジストロフィーが強く疑われる．ほぼすべての線維で筋線維の中心に1個の核がみられる場合，先天性ミオパチーの一型である中心核ミオパチー（centronuclear myopathy）（図2E）を疑う．

necrotic fiber（壊死筋線維）は筋ジストロフィー，多発筋炎，外傷などでみられる．エオジンの染色性が褪せてみえる（図2F）．細胞外液が細胞内に流入し，蛋白分解酵素の活性化，筋原線維の消化が起こる．初期には染色性の低下のみであるが，経過中に壊死線維内に貪食細胞（マクロファージ）の出現がみられる（図2G）．壊死した部位が清掃されると，好塩基性の胞

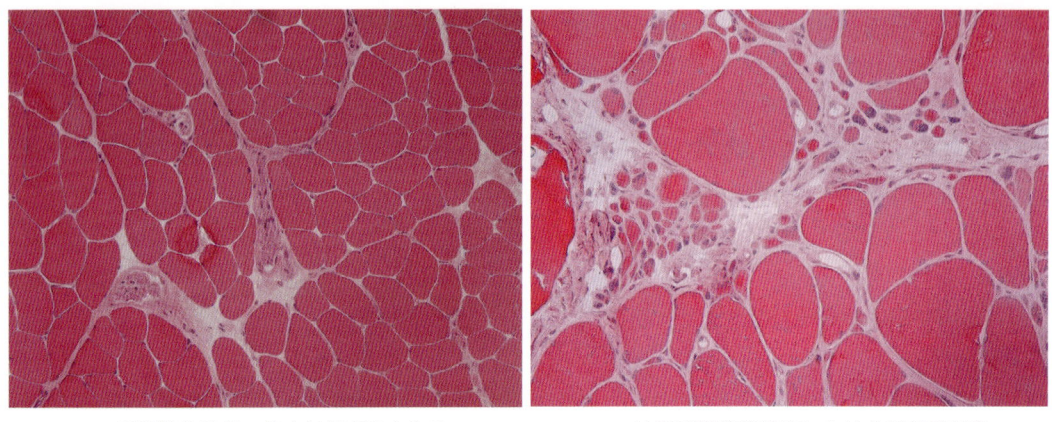

2A：正常筋生検像．筋内神経がみられる．

2B：神経原性筋萎縮症における群性萎縮像

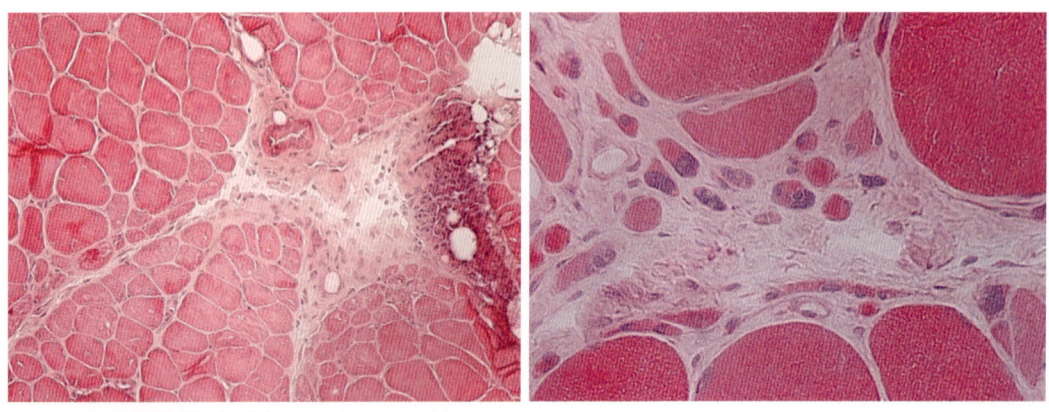

2C：皮膚筋炎における perifascicular atrophy

2D：Nuclear clump

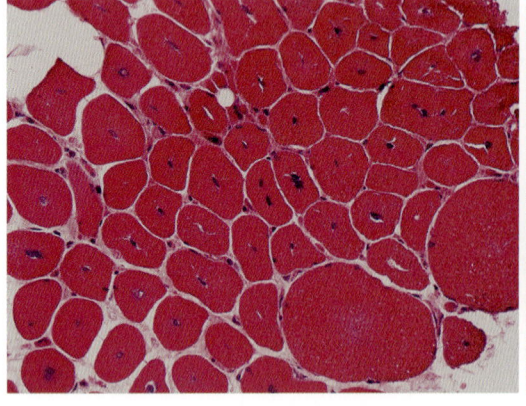

2E：centronuclear myopathy
（2E：関西医科大学神経内科　朝山真哉先生提供）

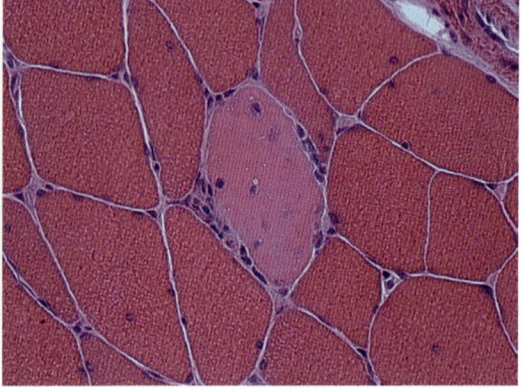

2F：壊死筋線維

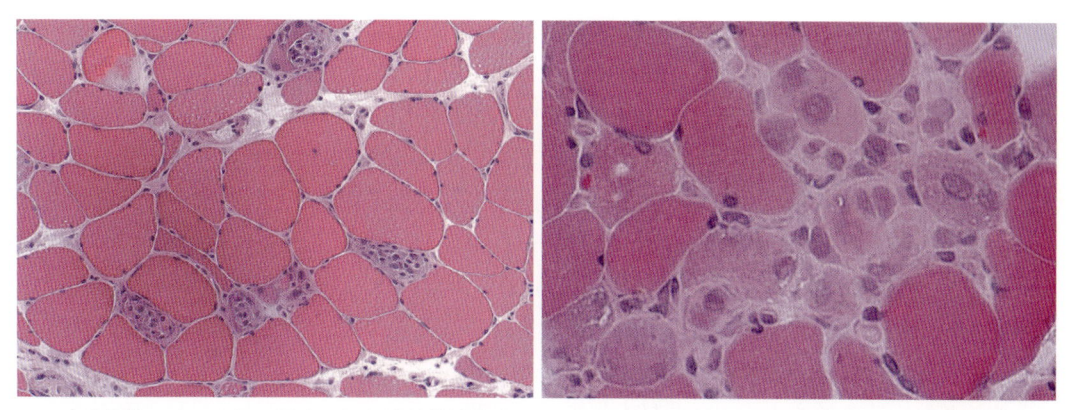

2G：貪食細胞によって埋め尽くされた壊死筋線維が数本みられる．

2H：再生筋線維．小径の青みがかった線維である．

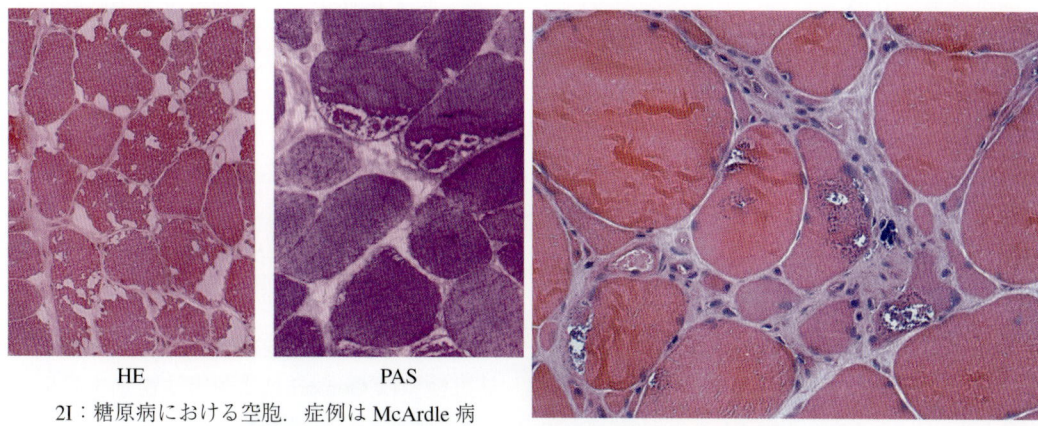

2I：糖原病における空胞．症例は McArdle 病（V型糖尿病）
HE　　　　PAS

2J：縁取り空胞

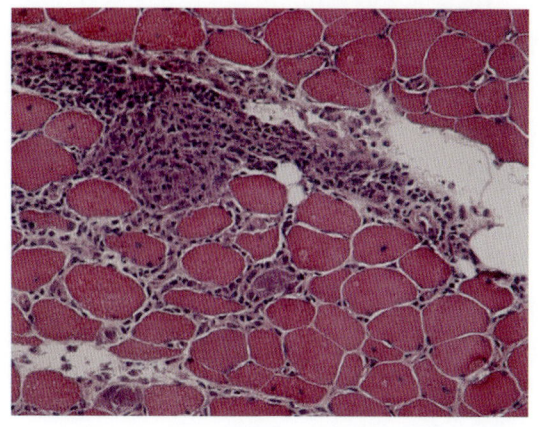

2K：筋炎における細胞浸潤像．単核球が perimysium に granuloma 状にみられ，emdomysium にも浸潤している．

図2　HE 染色の所見

体をもつ多核の細胞が出現する．これが再生筋線維（図2H）で，単核の筋芽細胞が集合し，互いに融合して多核となる．再生筋線維では中心部に核がみられる．神経支配を受けて成熟した筋線維となると核は細胞の辺縁に移動する．筋ジストロフィーはこの再生過程が障害される．

空胞形成は人工産物かどうかの鑑別が必要である．すべての筋線維にわたって一様に多数の空胞がみられる場合は融解−再凍結による氷の結晶による人工産物である．小さい空胞が主としてタイプ1線維に数多くみられるときは，脂質代謝異常によるミオパチーの疑いがある．大小の明らかな空胞は糖原病の可能性が高い（図2I）．これは標本処理の間に蓄積していたグリコーゲンがはがれるために起こる．その他周期性四肢麻痺慢性型でも空胞がみられる．空胞にヘマトキシリンの縁取りがみられれば縁取り空胞（rimmed vacuole；図2J）である．これは縁取り空胞を伴う遠位型ミオパチー，封入体筋炎，眼咽頭型筋ジストロフィーなどの重要な診断根拠となる．

細胞浸潤（図2K）について，多発筋炎，皮膚筋炎，封入体筋炎でみられる浸潤細胞はリンパ球，マクロファージよりなる．多発筋炎，封入体筋炎では，endomysiumにCD8陽性の細胞障害性Tリンパ球が浸潤することが特徴的で，一方，皮膚筋炎ではperimysium，血管周囲のCD4陽性Tリンパ球，マクロファージとB細胞浸潤が中心である．

他にfiber splittingは一本の線維が枝分かれしたように分割されているもので，慢性に経過する筋ジストロフィーにみられる．そのような症例では肥大筋線維も多い．筋強直性筋ジストロフィーでは時にring fiber，sarcoplasmic massといった異常構造がHE染色で観察される．

B. トリクローム染色でわかること

トリクローム（三色）染色の方法は複数あり，筋生検ではGomoriによる方法を筋生検用に改良したmodified Gomori-trichrome法が使われる．筋線維は青緑，結合織は緑色に，有髄神経の髄鞘は赤色に染まる．

トリクローム染色では，HE染色でみられた所見を確認できるほか，封入体がこの染色で明らかになる．異常に増加したミトコンドリアは赤染し，赤色ぼろ線維（ragged-red fiber；RRF）と呼ばれる構造を示し，ミトコンドリア脳筋症診断の根拠になる（図3A）．しかし，RRFは高齢者では正常者でもごく少量認めることがある．ネマリン小体（図3B）は，先天性ミオパチーの一種であるネマリンミオパチーにみられ，赤く染まる糸状の封入体で構造である．cytoplasmic bodyは赤から赤紫色の球型の構造物で，封入体筋炎，ミトコンドリア脳筋症，myofibrillar myopathies（後述）などで多く観察される．縁取り空胞の縁取が赤紫色に染まる（図3C）．その他，tubular aggregatesは赤色顆粒状物質で，周期性四肢麻痺，運動による筋痛などで認められる．

C. NADH-TR染色でわかること

NADH-TR染色は，NADH還元酵素（NADH-dehydrogenase）が正式の酵素名であるが，筋生検組織化学では人工的にtetrazoliumを還元し発色させる方法で染色を行っているため，NADH-tetrazolium reductaseを略しNADH-TR染色という．酸化還元酵素であり，タイプ1線維に活性が高い．

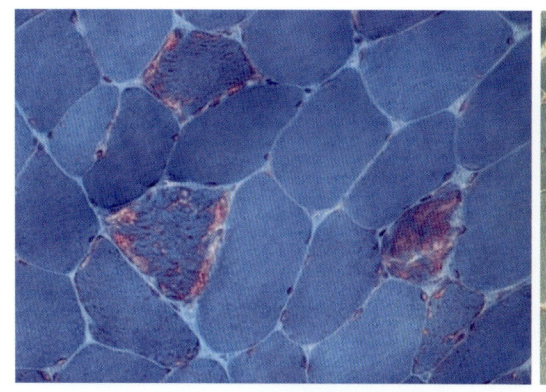

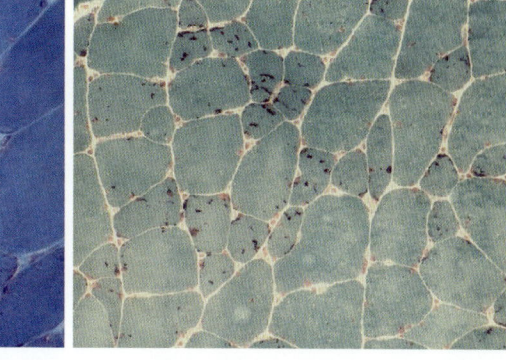

3A：ragged-red fiber（赤色ぼろ線維）　　3B：ネマリンミオパチーの組織像

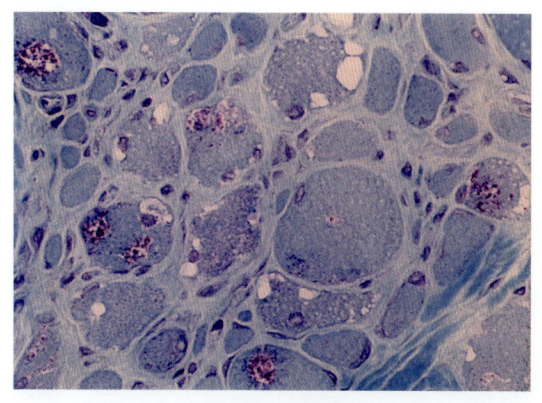

3C：縁取り空胞

図3　トリクローム染色の所見

　NADH-TR染色では，ミトコンドリアと筋小胞体（sarcoplasmic reticulum）が染まり，筋原線維が網目状にみられる（筋原線維間網 intermyofibrillar network）（図4A）．筋原線維に異常があるとこの網目構造に異常をきたす．

　虫食い像（moth-eaten appearance）は不規則な形をした低活性の部分で，ミオパチーでは必発である（図4B）．lobulated fibers（図4C）は線維の膜直下の高活性部位が三角形をし，分葉状にみえるためこの名称がある．たいていの場合小径であり，type 1線維に多い．Ullrich型の先天性筋ジストロフィーやcalpain-3欠損症（LGMD2A）でみられるが，その他のミオパチーでも時に出現する．central coreは線維の中心部がミトコンドリアや小胞体を欠くため，果物の芯のようにみえるもので，先天性ミオパチーの1種であるcentral core disease では，ほぼすべての線維がcoreを有する（図4D）．神経原性変化では，target formation（図4E）が診断の手がかりとなる．中央部の低活性の部分を高活性の部分が輪状にとり囲む像である．周りの高活性が明瞭でない場合はtargetoid fiberといわれ，target fiberと同様の意義を持つが，これはミオパチーでもみられる．トリクロームでみられたRRFにあたる部分が高活性を示す．

　また，慢性のミオパチーの肥大筋線維ではintermyofibrillar networkが渦巻き状（whorled fiber）にみえる．

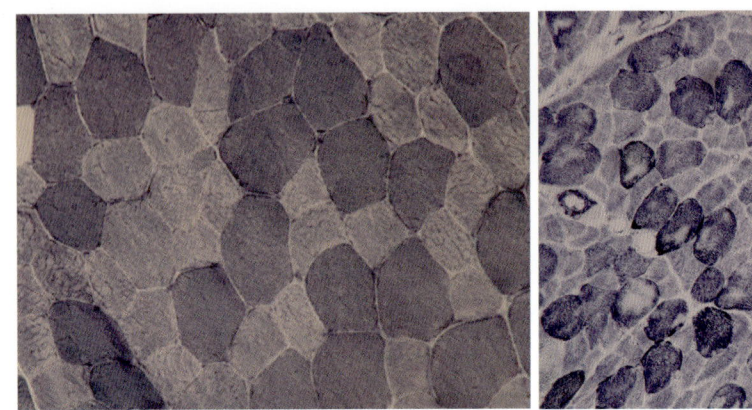

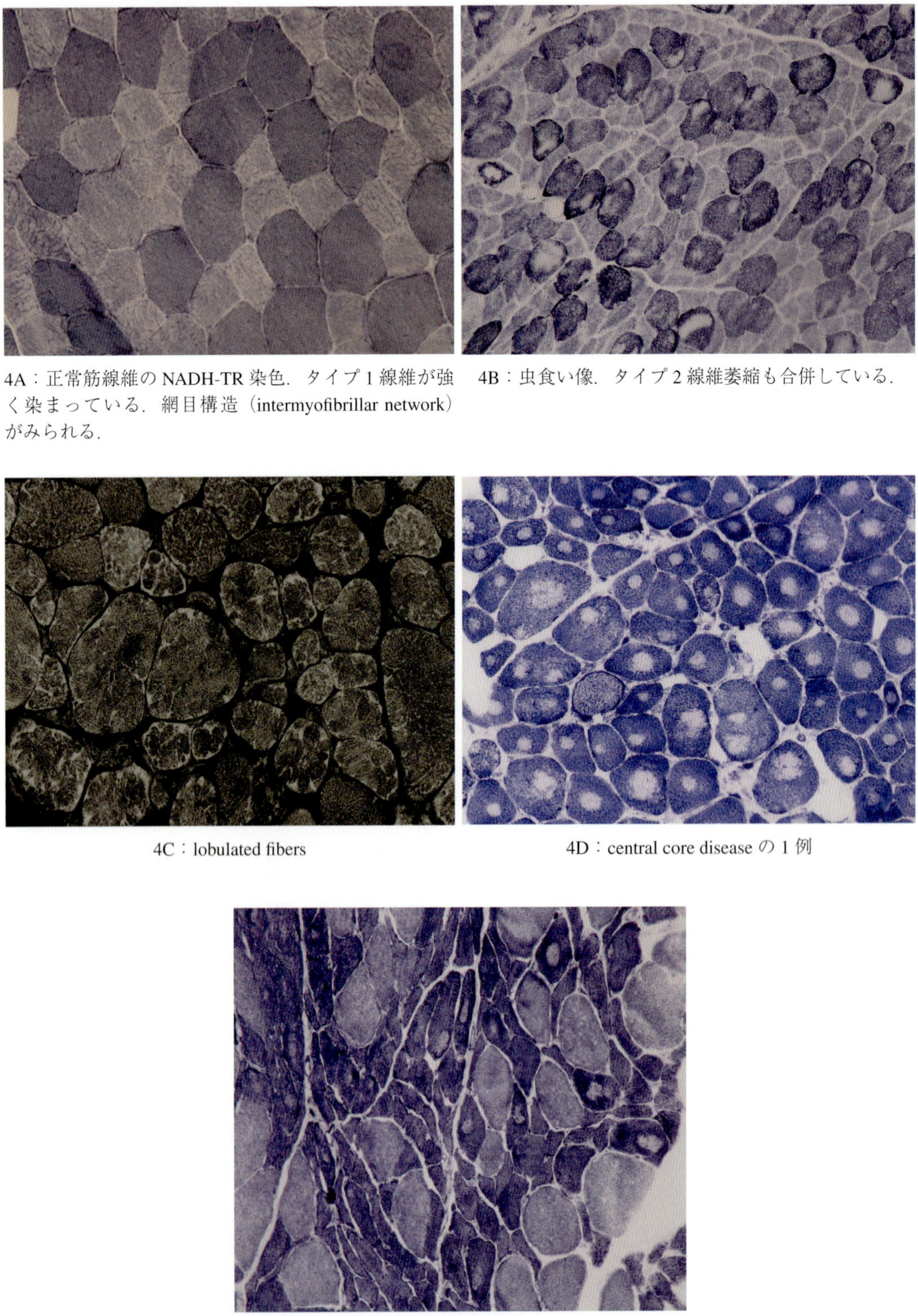

4A：正常筋線維の NADH-TR 染色．タイプ 1 線維が強く染まっている．網目構造（intermyofibrillar network）がみられる．

4B：虫食い像．タイプ 2 線維萎縮も合併している．

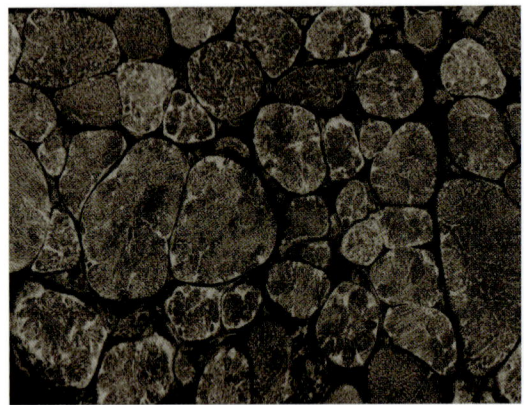

4C：lobulated fibers

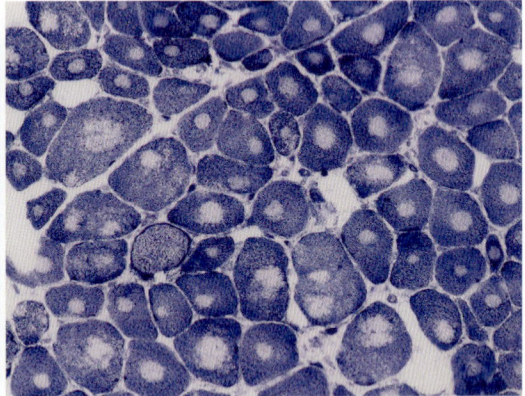

4D：central core disease の 1 例

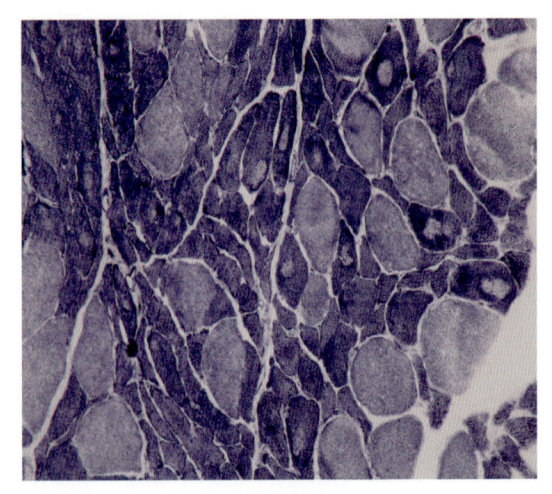

4E：target formation

図 4　NADH-TR 染色の所見

D. ATPase染色でわかること

　ラットの後肢の筋肉を肉眼でみると，腓腹筋は白く，ヒラメ筋はやや赤くみえ，それぞれ白筋，赤筋と呼ばれる．白筋は瞬発力があるが，疲労に弱い．グリコーゲンと解糖系酵素活性に富んでいる．一方，赤筋はミオグロビンが多いため赤くみえる．持続的収縮に適し，疲労に強い．ミトコンドリアが多く，酸化還元酵素活性に富む．筋線維一本ずつをみた場合も，白筋・赤筋どちらかの性質を有しており，白筋の性質をもつものをタイプ2筋線維，赤筋線維の性質をもつものをタイプ1筋線維という．ヒトでは純粋な白筋，赤筋はなく，両タイプの筋線維がモザイク状に分布する．上述のNADH-TR染色や本項のATPase染色を行うと，生検筋がチェッカーボードパターンに染め分けられる（図5）．NADH-TR染色では，筋線維の変性状態によっては筋線維タイプが不明瞭になることがある一方，ATPase染色は最後まで特異性が残るため筋線維のタイプ分けには最も適している．アルカリ側（pH9.6からpH10.4）前処理にて強く染まるものがタイプ2線維，pH4.3前処理にて陽性に染まる線維がタイプ1線維である．なお，タイプ2線維はさらに2A，2Bに分けられ，pH4.5で前処理した場合，中等度陽性に染まるものがタイプ2B線維である．タイプ2B線維の方が2Aより白筋線維の性質が強い．ヒトの場合，三角筋，上腕二頭筋，大腿四頭筋などは1・2A・2B線維の占める割合はほぼ1：1：1である．一方，前脛骨筋では，タイプ1線維が優位である．再生線維はアルカリ側でもpH4.3前処理でも陽性を示し，タイプ2C線維と呼ばれる．

　慢性の神経原性筋萎縮症では，タイプの同じ筋線維が集合しfiber type grouping（図6A）がみられる．これは残存する神経からsproutingが起こるためであり，神経再支配の所見である．ミオパチーでは疲労に抗するため1型線維が多くなる傾向があり，type 1 fiber predominancy（タイプ1線維優位）の所見がみられることがある（図6B）．

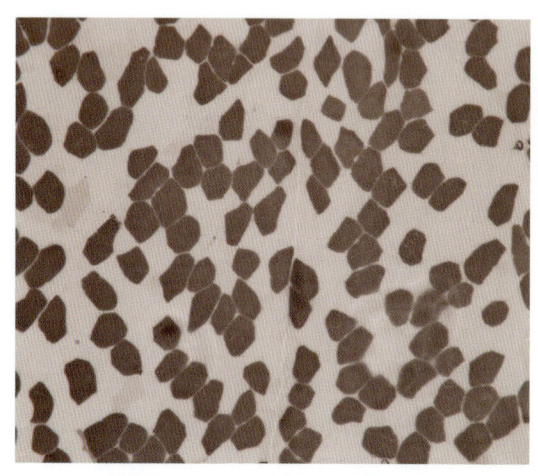

5A：pH4.3前処理のATPase染色．正常例ではチェッカーボードパターンを示す．

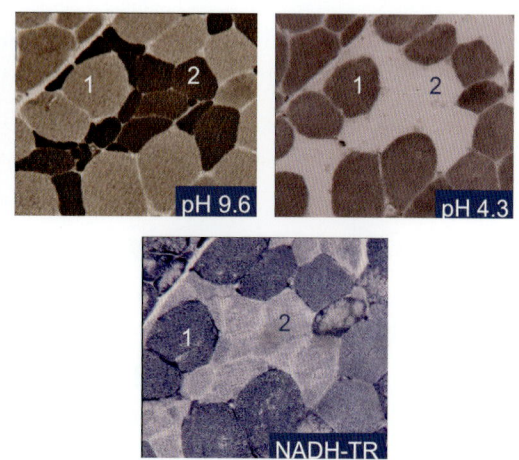

5B：筋線維のタイプ．連続切片．NADH-TR染色，pH 4.3前処理でのATPaseで強く染まるものがタイプ1線維，pH9.6前処理ATPaseで強く染まるものがタイプ2線維である．

図5　ATPase染色

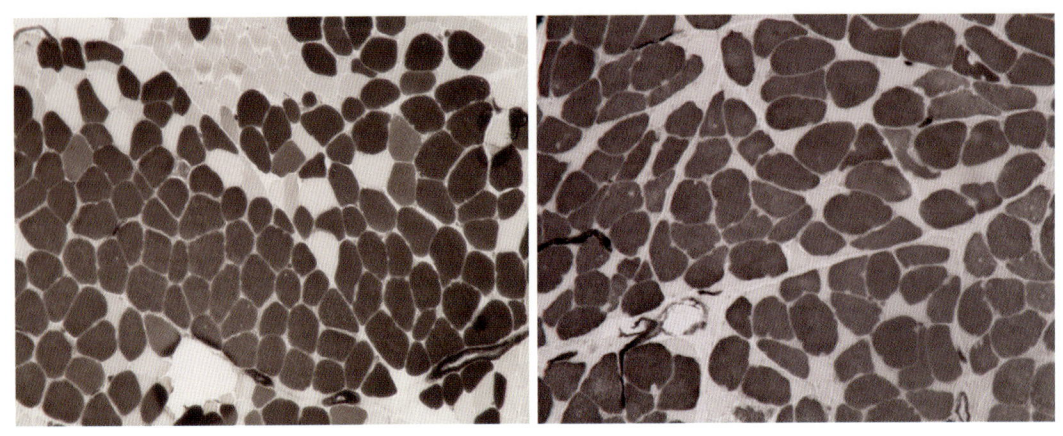

6A：fiber type grouping　　　　　6B：type 1 fiber predominancy

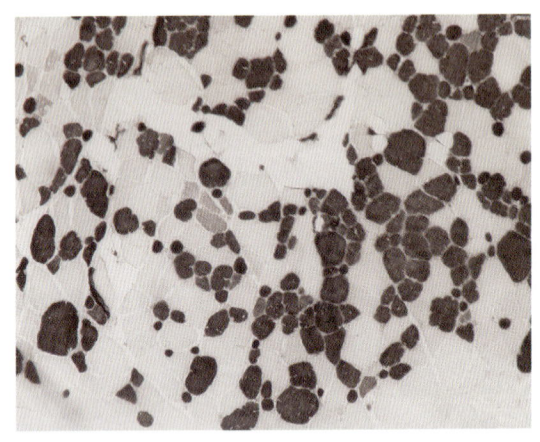

6C：タイプ1線維の選択的萎縮像.

図6　ATPase 染色（pH4.3 前処理）．病的変化

　1つの筋線維タイプに選択的に萎縮が起こっている場合は選択的筋線維タイプ萎縮といわれる．タイプ1線維の選択的萎縮を伴うものには，種々の先天性ミオパチー，筋強直性ジストロフィーがある（図6C）．一方タイプ2線維の選択的萎縮のみで，他の特徴的所見がない場合は，副腎皮質ステロイドによるミオパチー，disuse による筋萎縮を考慮する．

E．その他追加する染色

　ミトコンドリア病が疑われる場合，ミトコンドリアに特異的な succinate dehydrogenase（SDH）染色を追加する．RRF が青色に明瞭に染めあがるほかに，MELAS では小血管壁の平滑筋細胞が強陽性を示し（strongly SDH-reactive blood vessels；SSV），診断的意義が高い（図7）．糖原病の診断には PAS，acid phosphatase 染色が必要である．また脂質代謝異常症における脂肪滴蓄積の証明には oil red O 染色が行われる．

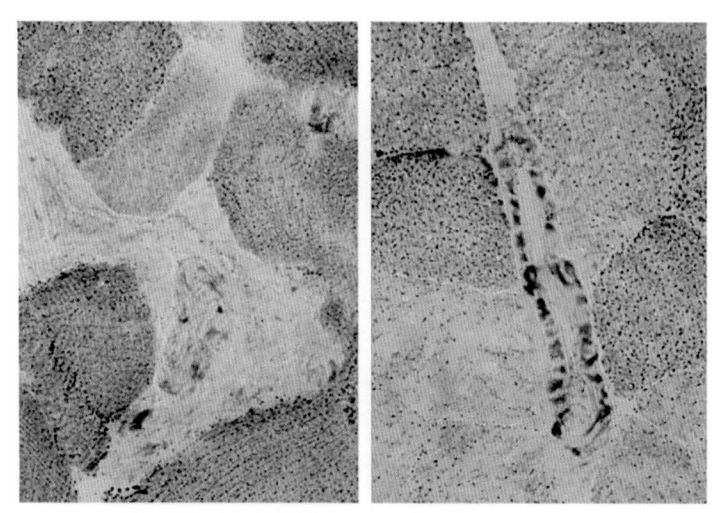

図7 SDH 染色
左は対照例，右は MELAS の症例．MELAS では SSV がみられる．

3 筋疾患の免疫組織化学的診断

　筋疾患では，遺伝子産物に対する特異抗体を用いて生検筋を染色し，蛋白質の欠損を証明することにより鑑別診断が可能な例がある．それは遺伝子産物が筋細胞膜や核膜にある場合で，前者は dystrophin，α～δ sarcoglycan, dysferlin, caveolin-3，後者は emerin である．肢帯型筋ジストロフィーの原因として一番よくみられる calpain-3 欠損症（LGMD2A）は，calpain-3 が細胞質蛋白質のこともあり，免疫組織化学的診断は通常困難で，免疫ブロットによって欠損を証明し，遺伝子解析に至る．Emerin は核膜蛋白であり，伴性劣性の Emery-Dreifess 型筋ジストロフィー（EDMD）にて欠損を認め，免疫組織化学により証明可能である．一方，常染色体優性／劣性遺伝の EDMD では核膜蛋白質 laminA/C の変異を認めるにもかかわらず，免疫組織学的検索では laminA/C は正常に発現する．

　基底膜と細胞膜を結ぶ laminin α2（merosin），基底膜の collagenVI の欠損症は先天性筋ジストロフィーを起こすが，免疫組織化学的検索により診断が可能である．その他，小児期筋ジストロフィーの中には，福山型先天性筋ジストロフィーにおける fukutin 異常のように α-dystroglycan に結合する蛋白質の機能異常によって起こるものがあり，sarcolemma の染色性が低下していることが手がかりとなる（α-dystroglycanopathy）．

　免疫組織学的検索は，臨床診断が成人の肢帯型筋ジストロフィーや非特異的ミオパチーであって，生検組織では，非特異的な筋ジストロフィー像（再生壊死の混在）やミオパチーを示した場合に，鑑別診断を目的に行われる．dystrophin の N 端，C 端，rod-domain に対する抗体，α～δ sarcoglycan, dysferlin に対する抗体を使用して一気に免疫染色をする．この免疫染色により Becker 型筋ジストロフィーや dystrophinopathy の manifesting carrier, sarcoglycan 欠損症, dysferlin 欠損症（三好型遠位型ミオパチーと LGMD2B）が鑑別診断される．日本人では dysferlin 欠損症の例が多いことを考慮する．症例によっては merosin や caveolin-3，α-dystroglycan の免疫染色を追加する．

Duchenne 型筋ジストロフィーでは，抗 dystrophin 抗体による免疫組織化学染色を行うと，筋細胞膜に全く陽性反応を認めない．一方 Becker 型では不均一に染まる（patchy patternn 図 8B）．図 9 に dystrophin の部分欠損を示した dystrophinopathy の例，図 10 は CK の著明高値，軽い近位筋力低下を示した青年男性で，生検により dysferlin 欠損症と診断した症例を示す．

myofibrillar myopathy（筋原線維性ミオパチー）は，筋病理所見により診断される疾患である．トリクローム染色により濃緑色の不整型の封入体や cytoplasmic body，縁取り空胞など多彩な像がみられるもので，免疫染色により desmin や αB-crystallin などの蛋白の沈着が証明される

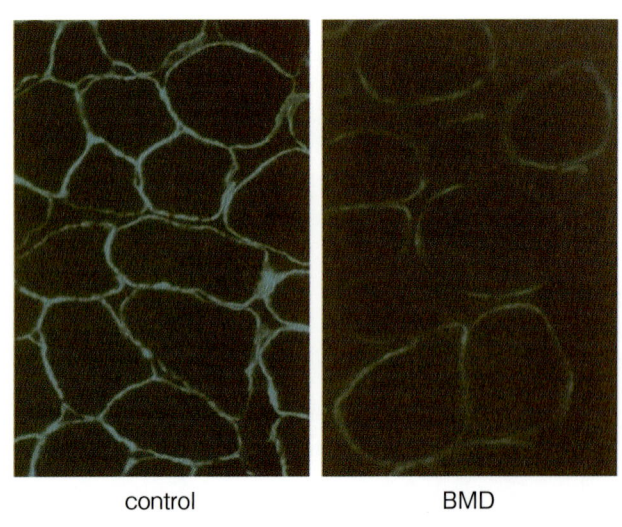

図 8　dystrophin の免疫染色
左は正常対照，右は Becker 型筋ジストロフィー例

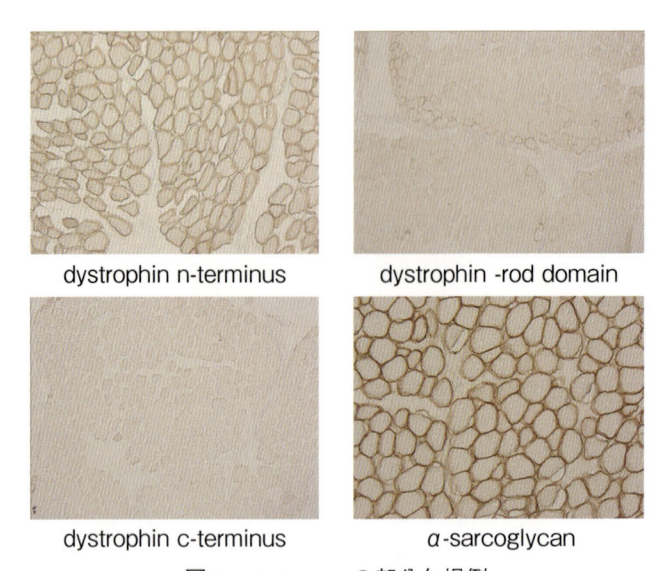

図 9　dystrophin の部分欠損例
dystrophin の N 端の免疫染色では正常に発現がみられるが，C 端に対する抗体ではまったく細胞膜は染まらない．rod-domain に対する抗体では一部の線維が染まっている．

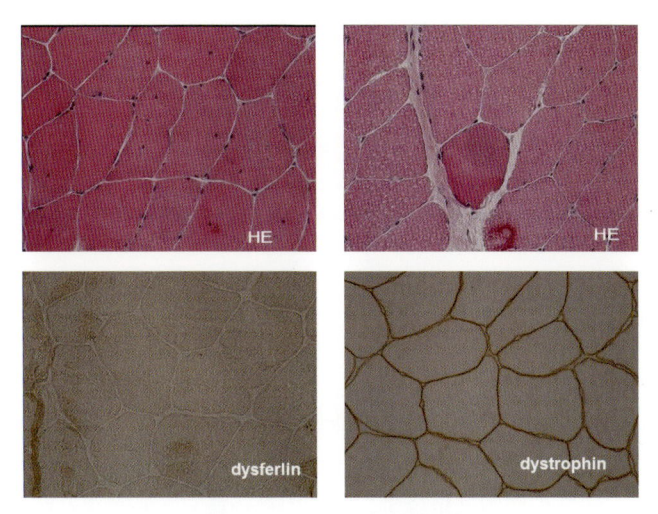

図 10　dysferlin 欠損症例
HE 染色では，内在核の増加（左）と hypercontracted fiber（右）を認める．dysferlin に対する抗体では細胞膜がまったく染まっていない．一方 dystrophin は正常に発現している．

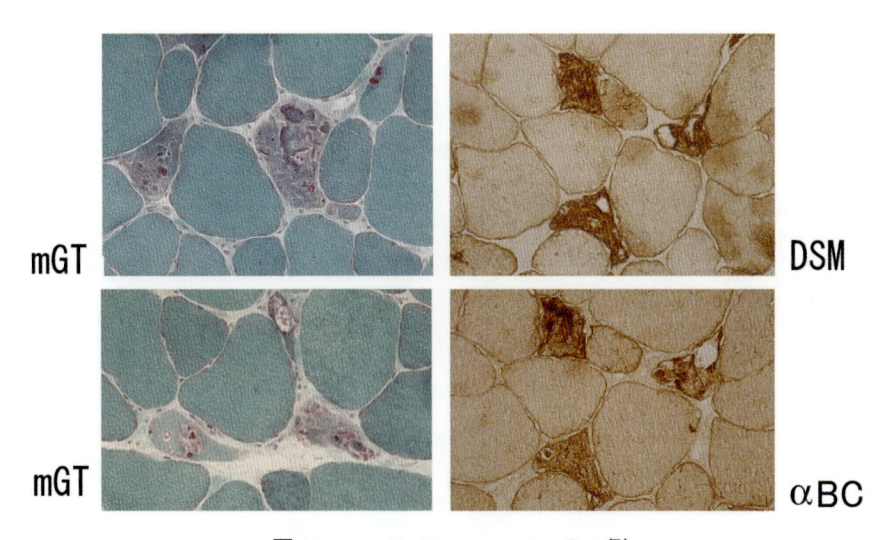

図 11　myofibrillar myopathy の 1 例
左列はトリクローム染色，右上は desmin の免疫染色，右下は α B-crystallin の免疫染色．トリクローム染色では，赤色円形の cytoplasmic body のほか，不整形の封入体，空胞がみられる．免疫染色では一部の筋線維に強い反応を認める．

（図 11）．臨床的に不均一であるが，変異遺伝子によってはある一定の臨床的傾向が認められる．遺伝子変異は desmin, αB-crystallin, myotillin など主に Z 帯に存在する蛋白である．

文　献

1) 埜中征哉：臨床のための筋病理．第 4 版．東京：日本医事新報社，2011.
2) Dubowitz V, Sewry CA: Muscle biopsy. A practical approach. Third ed. Oxford. Elsevier, 2007.

9章 神経筋接合部疾患の免疫診断

1 神経筋接合部について

　脳の前頭葉の運動野にある運動ニューロン（上位運動ニューロン）は，その軸索をのばし，延髄錐体にて対側に交叉し，脊髄内（側索）を下行していく（外側皮質脊髄路）．その後，脊髄の前角にある脊髄前角細胞（下位運動ニューロン）とシナプス結合をする．下位運動ニューロンは軸索をのばし，四肢の筋肉と結合する．この神経終末と筋線維とが結合する部位が，神経筋接合部とよばれる（図1）．

　この神経筋接合部では，神経線維内を伝わってきた電気的な活動が，シナプスの部位で神経伝達物質であるアセチルコリンを分泌することにより，神経線維からの情報を筋肉側に伝える．つまり，神経細胞体から神経の軸索を通して，シナプス前膜まできた電気的興奮は，シナプス

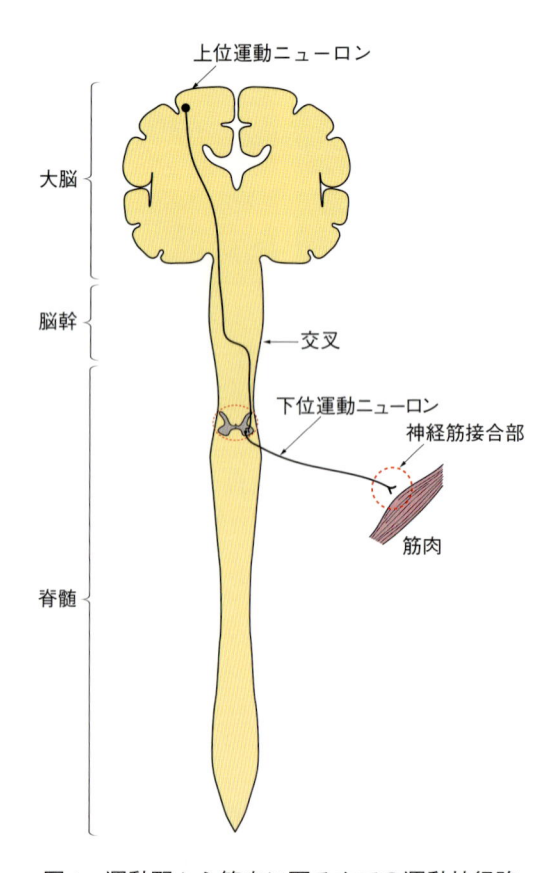

図1　運動野から筋肉に至るまでの運動神経路

小胞にある神経伝達物質のアセチルコリンをシナプス間隙に分泌させ，このシナプス間隙に放出されたアセチルコリンは，筋線維上のシナプス後膜に存在するアセチルコリン受容体に結合する（図2）．その結果，筋線維にカルシウムが流入し，最終的に筋線維が収縮する．

アセチルコリン受容体は，5量体からなる．このアセチルコリン受容体に隣接してMuSK（muscle specific tyrosine kinase）が存在する（図3）．MuSKは，4つのIg like domainとkinase domainからなる膜貫通型の蛋白質でシナプス後膜にアセチルコリン受容体とともに凝集して存在している．ノックアウトマウスを使った研究からMuSKは，Ach受容体のclustering（集合化）とシナプス形態形成に必要なことがわかっており[1]，MuSKの機能としては，このアセチルコリン受容体のclusteringに関与することで運動終板の形成に関与していると推測されて

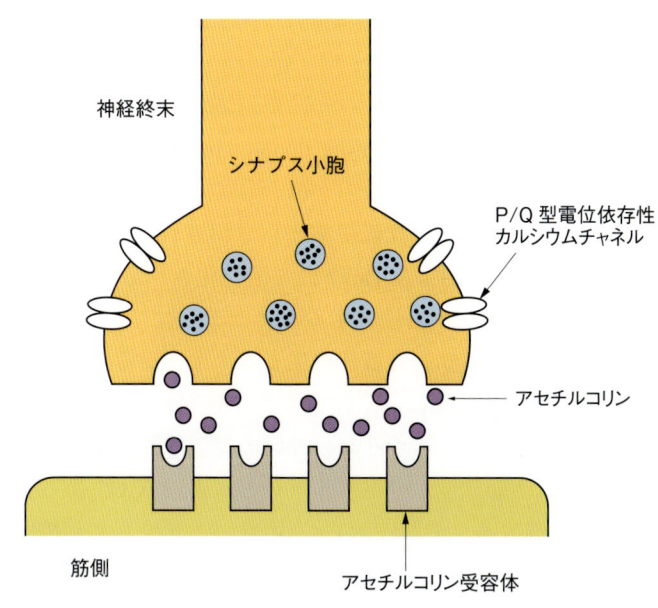

図2　神経筋接合部の模式図

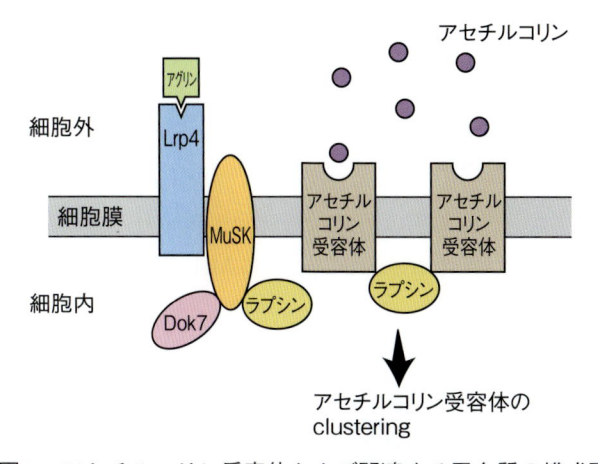

図3　アセチルコリン受容体および関連する蛋白質の模式図

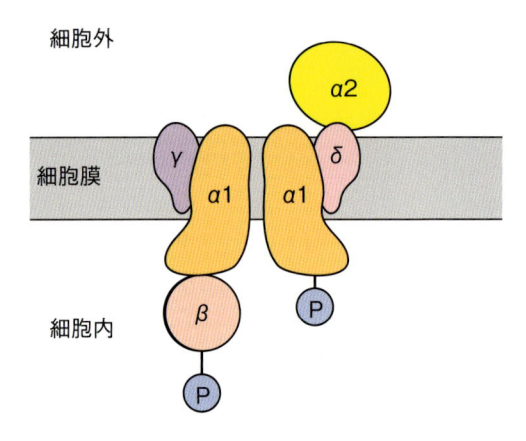

図4　P/Q型電位依存性カルシウムチャネルの模式図

　いる．MuSKは，筋膜上でLDL受容体ファミリーに属する1回膜貫通型蛋白質である低密度リポ蛋白質受容体関連蛋白質4（low density lipoprotein receptor related protein 4：Lrp4）と複合体を形成しており，細胞内ではDok7蛋白が結合している[2,3]（図3）．MuSKは，細胞内からはDok7を介して，細胞外からは，神経終末から分泌されるアグリンが結合するLrp4を介して活性化される[4,5]．アグリンおよびDok7にて活性化されるMuSKは，最終的にラプシンの活性化を引き起こす．ラプシンが活性化するとアセチルコリン受容体のclusteringが生じ，その結果，運動終板にアセチルコリン受容体が集まるようになる．

　また，神経終末のシナプス前部には，P/Q型電位依存性カルシウムチャネル（voltage-gated calcium chanel：VGCC）が存在する（図4）．神経の電気的興奮が神経終末に伝わると，神経終末にあるシナプス前膜に活動電位が発生する．その結果，VGCCからCa^{2+}が細胞内に流入し，細胞内のCa^{2+}濃度が上昇する．細胞内のCa^{2+}濃度が上昇すると，神経終末にあるシナプス小胞がシナプス前膜に癒合しシナプス間隙にアセチルコリンが放出される．アセチルコリンが，シナプス後膜にあるアセチルコリン受容体に結合すると，シナプス後膜にMEPP（miniature endplate potential 微小終板電位）が発生する．MEPPの総和であるEPP（endplate potential 終板電位）が大きくなり，閾値を超えると筋線維に電位が生じ，神経終末からの神経の情報が筋線維に伝わる．

2　神経筋接合部を障害する疾患

　上記のいずれの部位（図1）の障害でも運動麻痺が出現しうる．神経筋接合部が障害される代表的な疾患が，重症筋無力症（myasthenia gravis：MG）と筋無力症候群（Lambert-Eaton症候群）である．

　重症筋無力症は，症状に日内変動があることを特徴とし，複視が出現する眼筋型と構音障害や四肢の筋力低下を来す全身型がある．重症筋無力症は，クリーゼと呼ばれる急性増悪を来し，呼吸不全におちいることがあり，注意が必要である．電気生理生理学的には，3Hzの低頻度反復刺激検査で，waningといわれる複合筋活動電位（compound muscle action potential：CMAP）

の振幅の10％以上の低下が認められるのが特徴である．

　重症筋無力症では，この神経筋接合部に存在するアセチルコリン受容体に対する抗体が病気の原因と考えられてきた．血中に存在する抗アセチルコリン受容体抗体により，アセチルコリン受容体とアセチルコリンとの結合が阻害され，神経筋接合部の信号伝達がブロックされる，あるいは，補体を介してアセチルコリン受容体を破壊することにより，アセチルコリン受容体数が減少し，その結果として，眼球運動障害や構音障害，四肢の筋力低下が生じると考えられている．重症筋無力症の診断には，テンシロンテストが役に立ち，テンシロン〔塩化エドロフォニウム 1A（10mg）〕を静注すると，塩化エドロフォニウムは，コリンエステラーゼ阻害剤であるので，注射により一過性に症状が改善する．

　ただ，以前から臨床的には，重症筋無力症の病像を呈しながら，抗アセリルコリン受容体抗体が陰性の症例が存在した．最近これらの全身型抗アセチルコリン受容体抗体陰性重症筋無力症の患者の中の一部に抗 MuSK 抗体が認められることがわかった[6]．抗 MuSK 抗体陽性の重症筋無力症は，抗アセチルコリン受容体抗体陽性の重症筋無力症患者と違い，球症状が目立つ，クリーゼになりやすい，胸腺腫との関連に乏しいなどの特徴がある[7-11]．抗アセチルコリン受容体抗体陽性の重症筋無力症は，テンシロンテストが有効であるが，抗 MuSK 抗体陽性重症筋無力症の場合，症状の改善がみられなかったり，過敏反応や症状の悪化を示す場合がある[12]．最近では，重症筋無力症の患者の中に Lrp4 に対する自己抗体が見出され注目されている[13]．

　Lambert-Eaton 症候群（ランバート・イートン〔筋無力〕症候群）は，悪性腫瘍に随伴して生じる下肢を中心とする近位筋の筋力低下，腱反射低下を主体とする病気である．短時間，運動により筋収縮を繰り返すことで，筋力が増強し，減弱している腱反射が回復するという特徴がある．これは，反復する筋収縮により，神経終末への Ca^{2+} の流入が増加し，細胞内の Ca^{2+} 濃度が上昇し，結果としてアセチルコリンの神経終末への分泌が増加するためである．電気生理学的検査では，単発刺激で誘発される最初の複合筋活動電位（CMAP）の振幅は非常に小さいが，30-50Hz の高頻度で反復刺激すると，CMAP の漸増（waxing）を認める．これは，上記のように，反復刺激により神経終末の Ca^{2+} の流入が増加し，シナプス間隙へのアセチルコリンの放出が増加するからである．この Lambert-Eaton 症候群の場合，VGCC（P/Q type voltage-gated calcium chanel：P/Q 型電位依存性カルシウムチャネル）に対する自己抗体が認められることがわかっている[14,15]．この抗 VGCC 抗体により，神経終末にある P/Q 型 VGCC の数が減少し，Ca^{2+} が細胞内に流入しにくくなるため，結果としてシナプス間隙へのアセチルコリンの分泌が少なくなり，筋無力症状が出現すると考えられている．VGCC は，自律神経終末にも存在しているため，Lambert-Eaton 症候群では，自律神経症状もよく合併する．また Lambert-Eaton 症候群では，小脳症状を認めることもある．

　Lambert-Eaton 症候群の場合，肺小細胞癌など悪性腫瘍を合併することがあるので注意が必要である．肺小細胞癌には，VGCC が発現しており，これに対して産生された抗 VGCC 抗体が，神経終末に作用して症状が出現すると考えられている．

文　献

1) DeChiara TM, Bowen DC, Valenzuela DM, et al: The receptor tyrosine kinase MuSK is required for neuromuscular junction formation in vivo. Cell. 1996; 85: 501-512.
2) Okada K, Inoue A, Okada M, et al: The muscle protein Dok-7 is essential for neuromuscular synaptogenesis. Science. 2006; 312: 1802-1805.
3) Beeson D, Higuchi O, Palace J, et al: Dok-7 mutations underlie a neuromuscular junction synaptopathy. Science. 2006; 313: 1975-1978.
4) Kim N, Stiegler AL, Cameron TO, et al: Lrp4 is a receptor for agrin and forms a complex with MuSK. Cell. 2008; 135: 334-342.
5) Zhang B, Luo S, Wang Q, et al: LRP4 serves as a coreceptor of agrin. Neuron. 2008; 60: 285-297.
6) Hoch W, McConville J, Helms S, et al: Auto-antibodies to the receptor tyrosine kinase MuSK in patients with myasthenia gravis without acetylcholine receptor antibodies. Nat Med. 2001; 7: 365-368.
7) Evoli A, Tonali PA, Padua L, et al: Clinical correlates with anti-MuSK antibodies in generalized seronegative myasthenia gravis. Brain. 2003; 126: 2304-2311.
8) Sanders DB, El-Salem K, Massey JM, et al: Clinical aspects of MuSK antibody positive seronegative MG. Neurology. 2003; 60: 1978-1980.
9) Lavrnic D, Losen M, Vujic A, et al: The features of myasthenia gravis with autoantibodies to MuSK. J Neurol Neurosurg Psychiatry. 2005; 76: 1099-1102.
10) Ohta K, Shigemoto K, Fujinami A, et al: Clinical and experimental features of MuSK antibody positive MG in Japan. Eur J Neurol. 2007; 14: 1029-1034.
11) Leite MI, Strobel P, Jones M, et al: Fewer thymic changes in MuSK antibody-positive than in MuSK antibody-negative MG. Ann Neurol. 2005; 57: 444-448.
12) 小西哲郎，高坂雅之，山川健太郎ら：抗MuSK抗体陽性全身型重症筋無力症の抗コリンエステラーゼ薬の効果．臨床神経．2009; 49; 660-663.
13) Higuchi O, Hamuro J, Motomura M, et al: Autoantibodies to low-density lipoprotein receptor-related protein 4 in myasthenia gravis. Ann Neurol. 2011; 69: 418-422.
14) Pumplin DW, Reese TS, Llinas R, et al: Are the presynaptic membrane particles the calcium channels? Proc Natl Acad Sci USA. 1981; 78:7210-7213.
15) Motomura M, Johnston I, Lang B, et al: An improved diagnostic assay for Lambert-Eaton myasthenic syndrome. J Neurol Neurosurg Psychiatry. 1995; 58: 85-87.

10章 筋疾患遺伝子診断のエッセンス

　筋疾患の責任遺伝子はその他の臓器の疾患に先駆けて解明されており，また，遺伝子変異の明らかになっている疾患が多い．理由の一つは，筋生検による分類により，対象の均一化が可能であったためと考えられる．
　この章では代表的な遺伝性筋疾患の遺伝子異常について簡潔に述べる．

1 Duchenne型/Becker型筋ジストロフィー（DMD/BMD）

　DMD/BMDはX染色体上にあるジストロフィンの遺伝子異常による．ジストロフィン蛋白の完全欠損によりDMDが，不完全欠損によりBMDが起こる．筋ジストロフィーの中で最も発生頻度が高い．ジストロフィンは筋細胞膜の裏打ち蛋白として，筋原線維と細胞膜，基底膜を結びつける役割をはたしており，この欠損によって，筋収縮の際，細胞膜が断裂し，筋の変性がもたらされると考えられる．
　ジストロフィン遺伝子は，79エクソンを有する巨大遺伝子で，全配列を決定するのは容易ではない．DMDの遺伝子異常では，エクソン欠失が60％，エクソン重複が10％を占めるため，診断ではまずmultiplex ligation-dependent probe amplification（MLPA）法による遺伝子検索を実施する．これで診断可能な変異は連続する複数のエクソン欠失と重複である．この方法で診断できなかった場合筋生検を行い，免疫組織化学的にジストロフィン蛋白の欠損を証明するか，DNA配列を直接する方法をとる．

2 筋強直性ジストロフィー

　第19染色体長腕に遺伝子座をもつものが1型筋強直性ジストロフィー（DM1），第3染色体長腕に遺伝子座をもつものが2型筋強直性ジストロフィー（DM2）である．日本ではDM2は皆無に近いが，ドイツとポーランドではDM2の方が多いとされる．
　DM1はトリプレットリピート病の代表的なもので，表現促進現象はこの疾患で著明である．第19染色体長腕のミオトニンプロテインキナーゼ遺伝子の3'側非翻訳領域のCTG領域は正常者では5～37回であるが，DM1患者では100回以上に延長している．一般的にこの反復回数の多い方が重症で，重症例や先天性筋強直性ジストロフィー例では1,000回以上である．患者ではCTG反復回数の延長により，CUG反復回数が延長したmRNAができ，細胞質に移行できずに核内に留まる．この異常なmRNAは，スプライシングをコントロールする蛋白質（CUGBP1）と過剰に結合していることがわかっている．これにより他の遺伝子由来のpre-mRNAのスプライシングの異常を引き起こすと考えられる．

DM2 は DNA 結合蛋白である ZNF9 の CCTG 反復回数の延長によって起こる．患者は DM1 と異なり近位筋優位の筋障害を示す．

3 眼咽頭筋ジストロフィー（OPMD）

OPMD は大部分が常染色体優性遺伝で，まれに常染色体劣性遺伝を示す．原因遺伝子は poly-A binding protein 2（*PABP2*: poly-A binding protein, nuclear 1（*PABPN1*）に同じ）である．エクソン 1 に GCG の反復配列があり，正常では 6 回，まれに 7 回であるが，OPMD では一方のアレルの反復回数が 8～13 回に延長している．反復回数 7 回をホモ接合体でもつと常染色体劣性遺伝を示す．GCG はアラニンに翻訳されるが，3' 側にさらに GCG とは異なるものの，アラニンに翻訳される配列が続き，翻訳されるとアラニンが 10 個連続する．したがって，患者ではアラニンが 12 個以上連続した蛋白がつくられることになる．

mRNA は，核で生成後に細胞質に移行する際，尾側に polyA が付加される．PABP2 蛋白は核内に存在し，mRNA の polyA 配列に結合して，その長さを規定する作用を担っていると考えられている．アラニン配列の延長した PABP2 蛋白は凝集し β シートを形成する．OPMD の筋核には 8.5nm のフィラメント状封入体が存在するが，この封入体には PABP2 蛋白以外にシャペロン蛋白，polyA-mRNA が含まれる．mRNA が核内に隔離されることが OPMD の発症に関与していることが示唆される．

4 顔面肩甲上腕型筋ジストロフィー（FSHD）

FSHD（facioscapulohumeral muscular dystrophy）は常染色体優性遺伝を示す．第 4 染色体長腕の D4Z4 領域という 3.3kb の 11～100 回の反復配列が 1～10 回になっている．このことが近傍の遺伝子発現に影響を与えると考えられている．最近の研究では，正常では発現が抑制されている D4Z4 内の遺伝子が，患者では抑制がとれてしまい，筋形成異常やアポトーシスに至る可能性が示されている．

5 肢帯型筋ジストロフィー（LGMD）

LGMD（limb-girdle muscular dystrophy）は遺伝的に多様であり，いわば疾患群である．常染色体優性遺伝を示すものを LGMD1，常染色体劣性遺伝のものは LGMD2 と総称する．遺伝子座の判明した順にアルファベットで表示される．2014 年 4 月現在，LGMD1 は 1A-1G，LGMG2 は 2A-2O に分類されている．日本ではジスフェルリン欠損症である LGMD2B，カルパイン-3 異常症の LGMD2A が多い．なお LGMD2B と下記に述べる三好型遠位ミオパチーの責任遺伝子は同一であり，どちらもジスフェルリン蛋白欠損である．LGMD2C-2F はジストロフィン結合蛋白複合体の一部をなすサルコグリカン異常症で，順番に γ，α，β，δ サルコグリカン遺伝子変異による．どの分子に異常がみられても，サルコグリカン複合体全体が影響を受ける．生検筋の免疫組織化学ではサルコグリカン異常症ではすべてのサルコグリカンの免疫反応が陰性

あるいは著減する．

6 遠位型ミオパチー

　遠位型ミオパチーは四肢遠位筋，特に下腿筋が萎縮する遺伝性筋疾患の総称で，いくつかの病型があるが，日本で多いものは三好ミオパチーと縁取り空胞を伴う遠位型ミオパチーである．
　三好型遠位型ミオパチーは上述したように LGMD2B の原因遺伝子と同じジスフェルリン遺伝子である．家系内でも LGMD の症例と三好型遠位型ミオパチーの臨床症状を示す症例が混在する場合がある．常染色体劣性遺伝を示す．三好型遠位型ミオパチーの典型的な例では，若年発症，著明な高 CK 値症，腓腹筋の筋萎縮・筋力低下を示す．
　縁取り空胞を伴う遠位型ミオパチー（distal myopathy with rimmed vacuoles；DMRV）は欧米では quadriceps-sparing myopathy あるいは遺伝性封入体ミオパチーと呼ばれているものと同じ遺伝子の変異で発症する．前脛骨筋の萎縮・筋力低下があるが，大腿四頭筋は保たれることが特徴である．シアル酸合成経路の初期段階に作用する酵素の遺伝子 *GNE*（UDP-*N*-acetylglucosamine 2-epimerase／*N*-acetylmannosamine kinase）変異による．遺伝性封入体ミオパチーと診断されるものの中には *GNE* 以外にもいくつか他の遺伝子変異があることが知られてきており，正確は GNE myopathy と呼ばれる．

7 Emery-Dreifuss 型筋ジストロフィー（EDMD）

　EDMD は，1）早期の関節拘縮，2）上腕と腓骨筋優位の筋萎縮・筋力低下，3）伝導障害を伴う心筋症を 3 主徴とする疾患で，その原因遺伝子として 5 つが明らかにされている．4 つは核膜蛋白質をコードしている．X 染色体劣性遺伝形式をとるエメリン欠損症と常染色体優性遺伝形式を示すラミン A/C 異常症が代表的な病型で，どちらも核内膜を裏打ちするフィラメント構造と関係する蛋白の異常である．ラミン A/C 遺伝子変異は，EDMD 以外にも LGMD1B の原因であり，さらに拡張型心筋症，リポジストロフィー，早老症など多彩な病像をとりうる．

8 先天性ミオパチー

a. ネマリンミオパチー：アクチン，ネブリン，トロポミオシンなど，筋収縮蛋白のうち，アクチンとその関連蛋白の遺伝子変異による．
b. セントラルコア病：リアノジン受容体遺伝子（*RYR1*）変異によるものが大部分を占める．
c. 中心核ミオパチー：常染色体優性遺伝形式をとるものはダイナミン 2 の遺伝子変異，常染色体劣性遺伝形式のものはダイナミン 2 と相互作用を有するアンフィフィシン 2 の遺伝子変異が報告されている．またリアノジン受容体遺伝子変異例もある．
d. 重症乳児型筋細管ミオパチー：ミオチュブラリン遺伝子変異が原因である．
e. 先天性筋線維タイプ不均等症：一部の例でアクチン遺伝子（*ACTA1*）変異が確認されている．

9 先天性筋ジストロフィー

　先天性筋ジストロフィーは生下時あるいは生後数カ月以内から，筋緊張の低下や筋力低下，運動発達遅滞が認められる筋ジストロフィーの総称である．多くは筋の基底膜糖蛋白異常が関連している．日本では福山型先天性筋ジストロフィーが，欧米ではメロシン欠損型先天性筋ジストロフィーが多い．

　福山型先天性筋ジストロフィーは常染色体劣性遺伝の疾患で，わが国では小児期発症の筋ジストロフィーの中ではDMDに次いで多い．精神発達遅延を認める．原因はfukutinの遺伝子変異である．3'非翻訳領域における約3kbのレトロトランスポゾン挿入変異を認める．PCR法によって診断する．

　メロシン欠損型先天性筋ジストロフィーは常染色体劣性遺伝を示す．メロシンはラミニン−2のα2鎖であり，ラミニン-2は基底膜にあってジストログリカンを介しジストロフィンと結合している．ラミニンの異常によりこの構築が破綻するものと考えられる．

文献

1) 川井充：II. 筋ジストロフィー，標準神経病学　第2版　水野美邦監修：14-46, 2012. 医学書院.
2) Dubowitz V, Sewry CA, Oldfors A: Muscle Biopsy: A Practical Approach, 4th ed. 2013. Saunders.

11章 痛みとしびれの診断

　痛みは患者を検査することにより得られる診断情報ではなく，患者が自覚する主観的な痛覚過敏ないし異常痛覚の訴えである．しびれも客観的な検査による感覚異常ではなく患者の自覚する主観的な異常感覚の訴えである．また，痛みは過敏・過剰な痛覚の自覚であり，一方，しびれは麻痺的・鈍麻的な感覚の自覚であり，広義には運動麻痺や循環障害・圧迫による神経麻痺の訴えも含まれる．

1 診察の手順

　痛み・しびれは前述のように主に感覚障害に関する問診情報であり，それらの背景にある病態や疾患をベッドサイドの神経学的検査（特に感覚検査），内科的検査，電気生理検査により診断しなければならない．必要があれば末梢神経生検も行う．

　背景疾患では頻度と治療法の選択の上から末梢神経障害が最も重要であり，本章ではこの点に絞って述べることにする．末梢神経障害の問診情報については，感覚障害の特徴，分布，解剖学的パターン（軸索性か脱髄性か），発症様式，電気生理学的検査や副症状に留意して鑑別を行う．感覚障害は量的な変化により①感覚鈍麻・消失（hypesthesia・anesthesia）と感覚過敏（hyperesthesia）とに分けられ，質的な変化により②他覚的錯覚痛（objective paresthesia）と自覚的異常感覚（subjective dysethesia）とに分けられる．他覚的錯覚痛は検査刺激に際して感覚受容が内容的，時間的，空間的に変化する場合（例えば，触覚刺激でピリピリ感を感じ，それが後まで残る，周りに拡がると訴えるなど）であり，自覚的異常感覚は外からの刺激と関係なく自覚する異常感覚（例えば，手足の先のじんじん感や疼痛・しびれ感など）である．錯感覚と異常感覚はしばしば混同して用いられるので，前記のように前に自覚的か他覚的かをつけるといい[1]．

2 しびれの病態

　患者がしびれと訴える場合，(1) 感覚障害をしびれと訴える場合，(2) 運動障害をしびれと訴える場合，(3) 両者の合併した場合の3つがある．

　感覚障害によるものでは，以下の①，②，③，④の順にしびれと訴える．急に出現したもの程しびれと訴えやすい[2]．

　①感覚鈍麻または消失，②自発的なあるいは主観的な異常感覚，③日常生活の中の外的刺激による異常感覚，④疼痛，特に慢性疼痛．一方，運動障害によるものとして，比較的急に進展する運動麻痺をしびれと訴えることがある．感覚障害と運動障害の合併，特に末梢神経の圧迫

や急性循環障害による場合が3つめのパターンであり，長期正座の時の足のしびれ，肘枕の時の手先のしびれなどがその典型である．しびれは，もともと「麻痺する」「しびれる」に由来しており，感覚麻痺のみでなく運動麻痺も患者の訴えの中に含まれることに注意する必要がある．

3 痛みの病態

痛み（疼痛）は，急性疼痛と慢性疼痛に分けられ，それらのメカニズムとして以下の4つが考えられている（図1，2）．
① 皮膚などの侵害受容器が刺激されて出現する侵害受容性疼痛
② 神経そのものに原因がある神経因性（神経障害性）疼痛
③ ①と②が混在する混合性疼痛
④ 精神的な原因で痛みを感じる心因性疼痛

急性疼痛の場合，実際には解剖学的・病態的に①と②のメカニズムが混在する混合性疼痛が多く，急性疼痛の薬物治療に際してはその両者を考慮する必要がある（図1）．慢性疼痛では，④の心因性疼痛に対する治療対処も必要である．

慢性疼痛の頻度は，全米の統計では年間8600万人（全人口の30％）であり，毎年900億ドルの雇用・医療費上の損失があるとされている．基礎疾患では，疼痛性糖尿病性神経障害（painful diabetic neuropathy）が300万人，次いで帯状疱疹後神経痛（postherpetic neuralgia）が

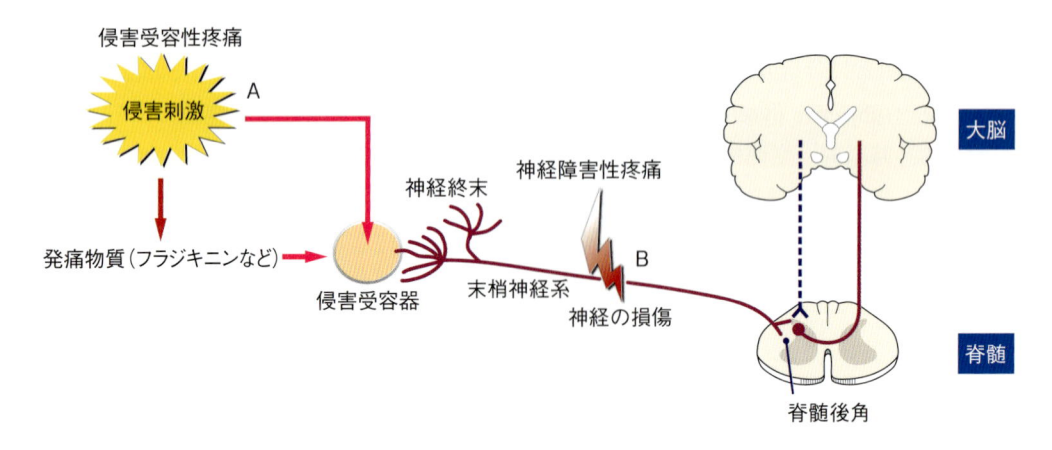

A：発痛ーブラジキニン，炎症ーアラキドン酸・シクロオキシゲネース・PG$_5$；薬物（NSAIDなど）
B：内因性オピオイド，エンドルフィン・エンケファリン，GABA；薬物（プレガバリンなど）

図1　急性疼痛のメカニズム
A　侵害受容性疼痛：組織の侵害受容器の損傷
B　神経障害性疼痛：末梢・中枢神経路の損傷

侵害受容性疼痛は，針で刺したり，金槌で叩いたりするときの痛み．一定以上の侵害刺激と発痛物質の誘発で神経末端にある侵害受容器に痛み信号が発生．その信号は末梢神経，脊髄後角，大脳へと到達し，個体がそれを痛みとして認識する．一方，神経障害性疼痛では，末梢神経から大脳までのいずれかの部位の損傷により，その信号が大脳に送られる．この場合侵害受容器の興奮は伴わない．

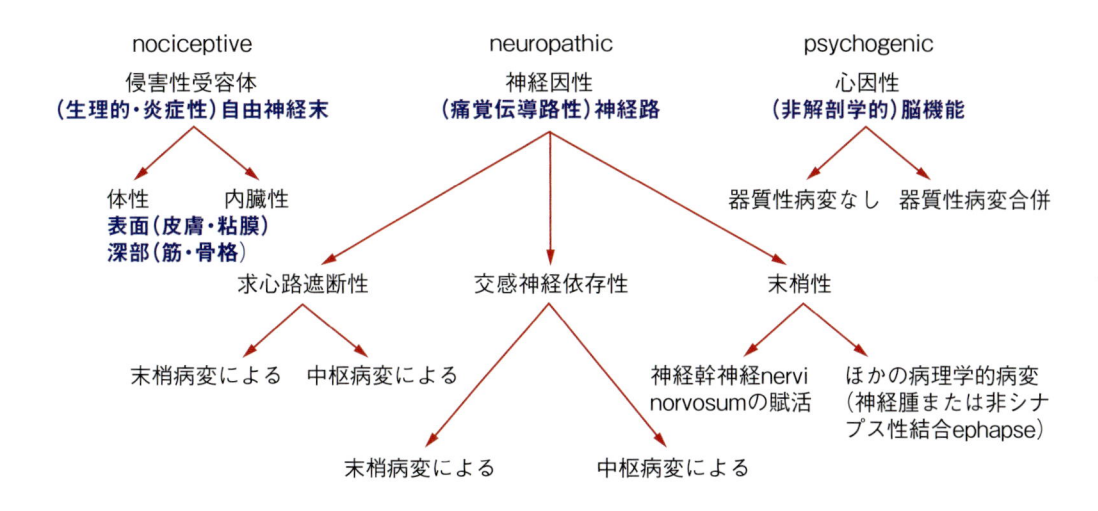

```
nociceptive              neuropathic              psychogenic
侵害性受容体              神経因性                  心因性
(生理的・炎症性)自由神経末  (痛覚伝導路性)神経路     (非解剖学的)脳機能
        ↓                     ↓                       ↓
   体性  内臓性                                器質性病変なし  器質性病変合併
   表面(皮膚・粘膜)
   深部(筋・骨格)
        ↓           ↓              ↓              ↓
     求心路遮断性  交感神経依存性   末梢性
        ↓              ↓              ↓         ↓              ↓
   末梢病変による 中枢病変による               神経幹神経nervi  ほかの病理学的病変
                                               norvosumの賦活  (神経腫または非シナ
                         ↓              ↓                     プス性結合ephapse)
                      末梢病変による  中枢病変による
```

図2 慢性疼痛のメカニズム

慢性疼痛：病態生理，神経路変化，受容・行動変容の結果として出現
慢性・難治性疼痛：nociceptive, neuropathic, psychogenic pain が混在
自由神経終末：mechano-, thermo-, and polymodal-nociceptor の3者
深部痛：骨格筋（筋肉結合織，細動脈周辺，筋内神経束，筋膜），骨髄，関節嚢，筋肉腱結合部，靱帯の痛み

少なくとも100万人であるとされている．米国では2001年から2010年までをThe Decade of Pain Contorol and Researchとして，疼痛の研究・治療に対する特別な注意喚起の期間とした[3]．

4 痛み・しびれを示す末梢神経障害

痛みや強いしびれを主訴とするニューロパチーはpainful neuropathyと呼ばれ，疾患としては糖尿病性，外傷性，感染性，免疫性，虚血性など多岐にわたる（表1）．神経線維の分類では，痛覚の伝導を受け持つAδ線維とC線維で，Aδ線維は有髄線維のうち細い繊維，C線維は最も細い無髄線維に属する．これら比較的細い線維を侵す疾患，例えばアミロイドニューロパチーでは痛みやしびれが強い点で臨床像と病態とが合致するわけである．このような選択的な小径線維障害の特徴を有するものはsmall fiber neuropathyと呼ばれる．しかし，painful neuropathyでは障害された神経線維の太さに必ずしも選択性はなく，病理学的な特徴があるわけではない[4]．

虚血性・炎症性ニューロパチーでは急性期のみでなく，炎症が治まった後も痛みの持続することが多い．その原因として，傷害を受けた神経が再生過程などで無秩序に絡み合い，神経伝導の短絡が生じることがあげられる．特に交感神経と疼痛を伝える神経が短絡すると，遠心性の交感神経のインパルスが生じるたびに疼痛神経にそれが流れて痛みを感じることになる．また，切断された神経の中枢側断端に神経腫が形成されると，その中で感覚，温覚，交感神経などが相互に短絡し疼痛神経の感受性が高まる．

糖尿病では有痛性ニューロパチーは2型糖尿病と前糖尿病者によくみられる．これもAδ線維とC線維が比較的障害を受けやすいことと対応している．疼痛はC線維の過剰な興奮によって生じ，後根神経節細胞の変性や中枢性感作を通じて持続的なものになるといわれる．したがっ

表1 疼痛・しびれを伴う末梢神経障害の分類

1) painful neuropathy（炎症・虚血・外傷・代謝障害）
   a) 糖尿病性
   b) 外傷性・圧迫性
   c) 感染性・炎症性
   d) 虚血性など
2) small fiber neuropathy（Aδ線維，c線維）
   a) 糖尿病性
   b) アミロイドーシス
   c) 遺伝性感覚自律神経性ニューロパチー
   d) アルコール性
   e) 各種薬物性（抗レトロウィルス薬，抗腫瘍薬，statins など）
   d) Fabry 病

て，原因不明のしびれ，痛みを主としたニューロパチーでは耐糖能チェックが不可欠である[5]．

文 献

1) 秋口一郎，亀山正邦：感覚系，改訂・神経疾患診察の手引，エーザイ，9-10，2011．
2) 秋口一郎：感覚系，臨床神経学の手引き（改訂第2版），亀山正邦（監修），南江堂，104-109，2004．
3) Rosenberg RN: Pain 2003, Arch. Neurol. 2003; 60: 1520.
4) 岡　伸幸：診断へのアプローチ，カラーアトラス末梢神経の病理，秋口一郎（監修），中外医学社，1-7，2010．
5) 岡　伸幸，秋口一郎：痛みと末梢神経障害，CLINICIAN．2008; 566: 106-112．

III

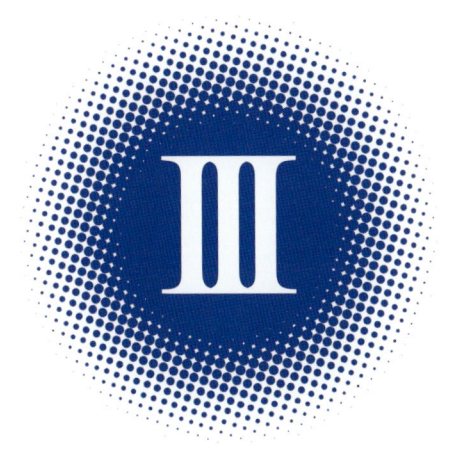

症例診断

1章 絞扼性神経障害

　絞扼性神経障害は日常遭遇する頻度の高い神経疾患であり，単神経麻痺の原因としては最も多い．生理的絞扼部位において神経伝導が障害され，単一の末梢神経領域に限局した筋力低下や感覚障害を呈するのが特徴である．

　手根管症候群，肘部管症候群の頻度が高く，橈骨神経麻痺，腓骨神経麻痺がそれに次ぐ．その他，尺骨管（Guyon管）症候群，外側大腿皮神経障害（meralgia paresthetica）なども比較的多くみられる．

　絞扼性神経障害の発症には，(1) 局所性要因，(2) 物理的要因，(3) 神経の圧脆弱性，(4) 全身性要因などが関与する．

(1) 局所性要因
　骨格などの解剖学的要因，腫瘍やガングリオンによる圧迫，アミロイド沈着など

(2) 物理的要因
　繰り返す運動による機械的刺激，物理的圧迫など

(3) 神経の圧脆弱性
　糖尿病，遺伝性圧脆弱性ニューロパチー（hereditary neuropathy with liability to pressure palsy; HNPP）など．しばしば多発性，再発性に障害される．

(4) 全身性要因
　浮腫，妊娠，甲状腺疾患など．手根管症候群は女性に多く，ホルモンとの関連も推定されている．

　絞扼性神経障害の診断には，単神経麻痺を証明することが必要である．臨床的には末梢神経支配領域に一致した運動障害，境界のはっきりした感覚障害，Tinel徴候などが診断的価値の高い徴候である．

　補助検査としては神経伝導検査が有用である．局所性伝導遅延や伝導ブロックにより障害部位を同定でき，軸索障害や脱髄の程度を判断することもできる．障害部位の同定にはMRI検査や超音波検査も有用であり，腫瘍やガングリオンなど原因を特定できる利点があるが，現時点では軸索障害の程度を判定するのは困難である．

1 症例呈示

症例1

　80歳代女性．半年前から左優位に両手の1-3指のしびれを自覚した．

　神経学的には左母指球萎縮と左短母指外転筋の高度筋力低下．左手根部にTinel徴候を認めるが，明らかな感覚鈍麻なし．

　神経伝導検査では正中神経のSNAPは両側とも誘発上能，CMAPは左で誘発上能，右では振幅は正常範囲で遠位潜時は延長していた（図1）．虫様筋—骨間筋比較法では正中神経の潜時は両側とも高度延長を認めた（図2）．

　両側の手根管症候群（右は高度脱髄，左は高度脱髄＋軸索障害）と診断した．

症例2

　60歳代男性．右4-5指のしびれ，箸の持ちにくさを自覚している．

　明らかな感覚鈍麻はなかったが，環指の感覚には橈側と尺側に差を認めた（ring finger

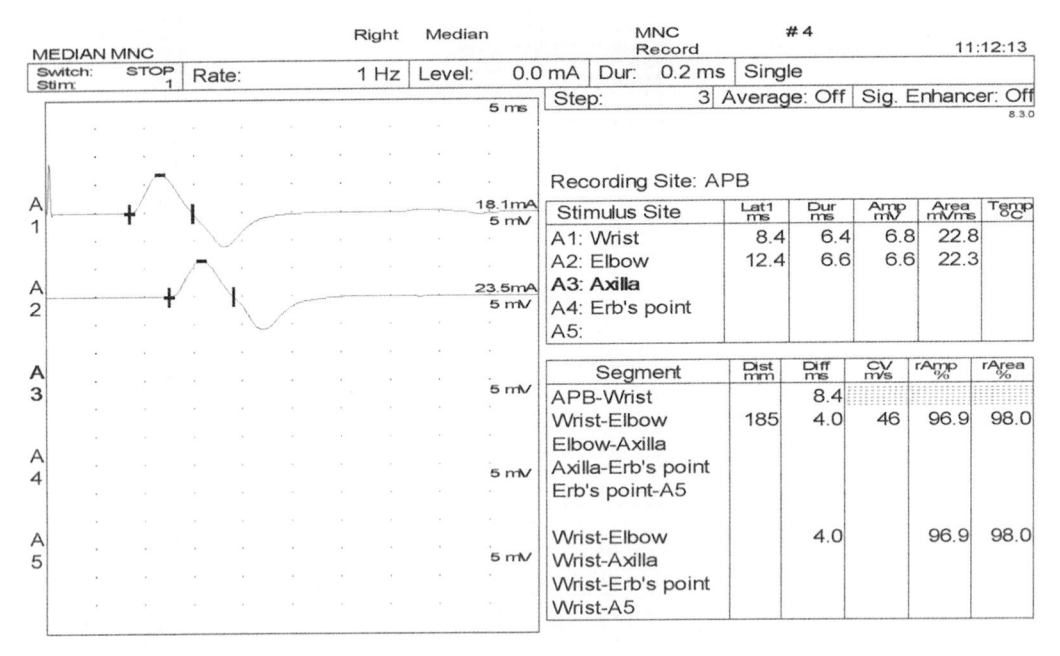

図1 右正中神経の運動神経伝導検査
振幅は正常範囲であるが，遠位潜時は著明に延長している．

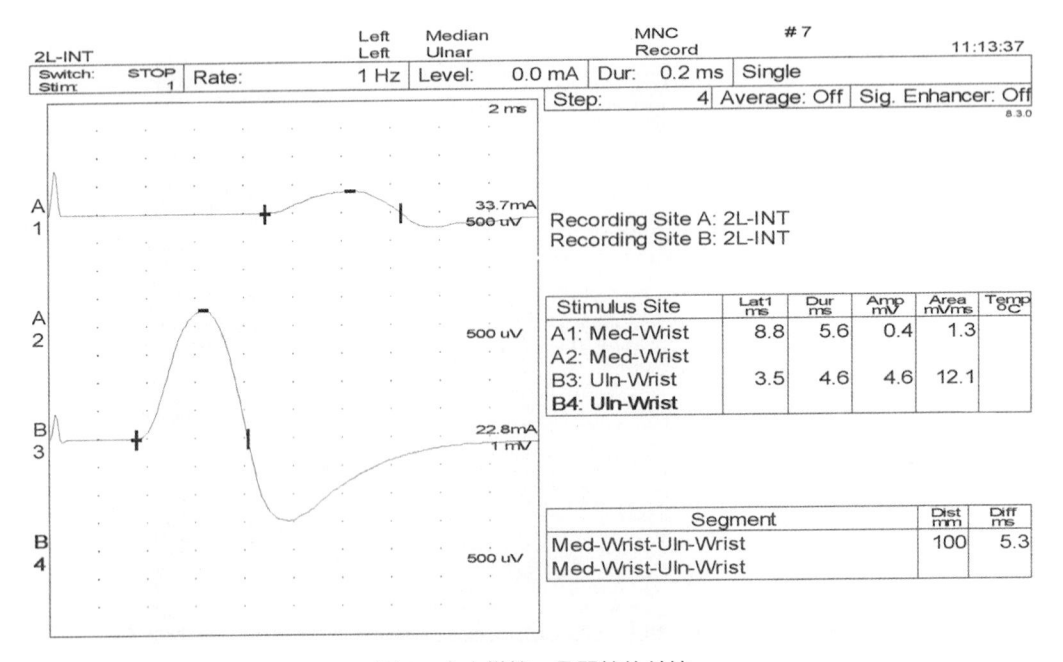

図2 左虫様筋─骨間筋比較法
正中神経刺激の潜時に高度延長を認める．

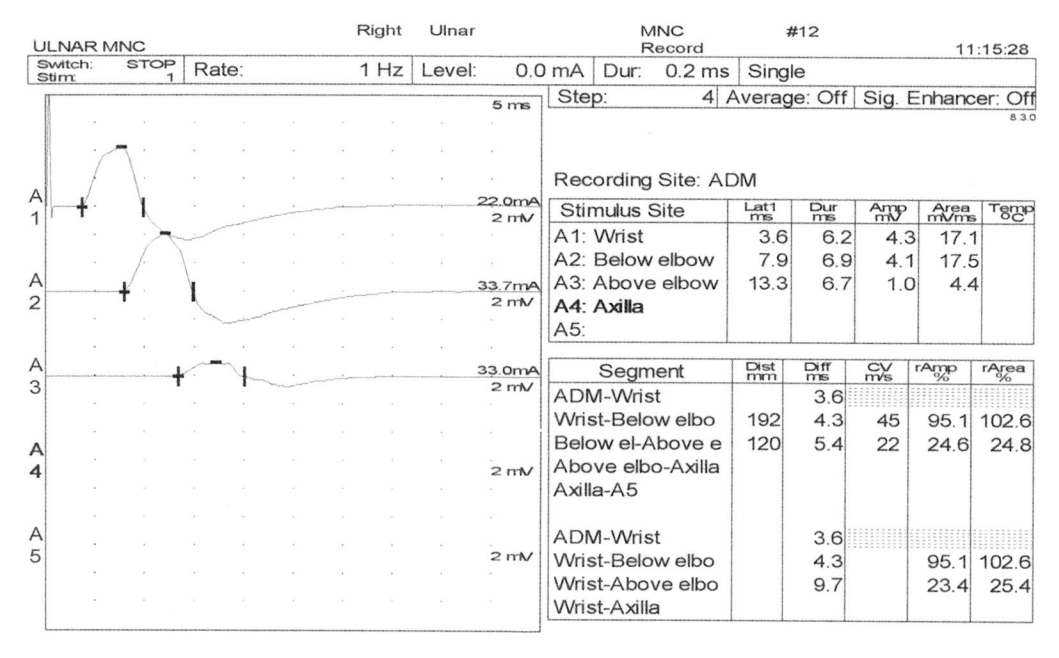

図3 右尺骨神経の運動神経伝導検査

遠位振幅は軽度低下し，肘部で伝導速度低下と伝導ブロックを認める．

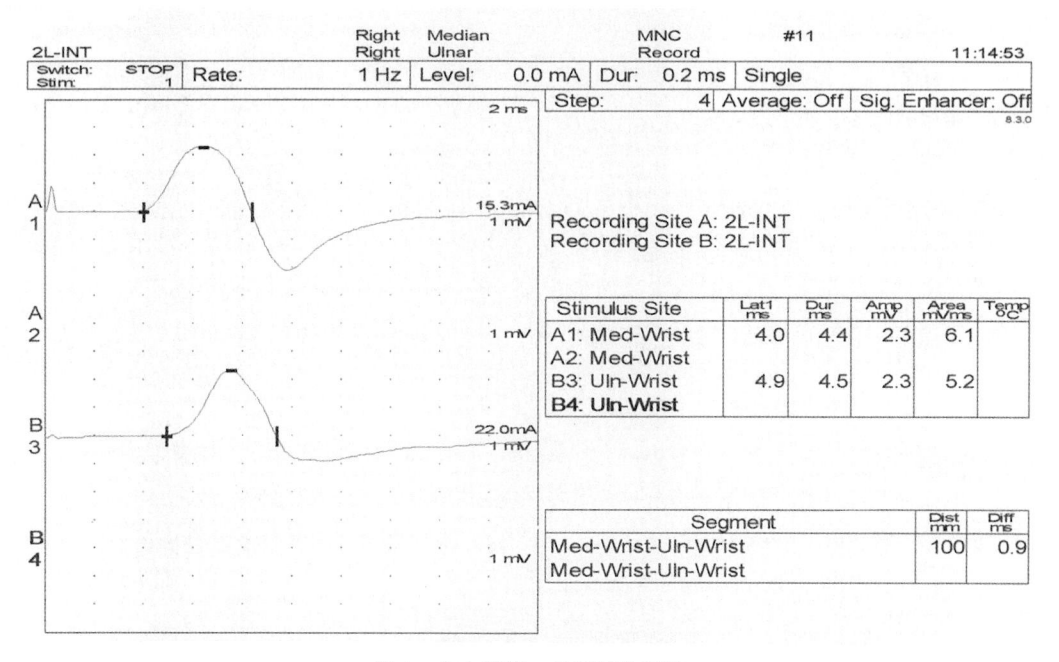

図4 右虫様筋─骨間筋比較法

尺骨神経刺激の潜時は高度に延長している．正中神経刺激の潜時にも軽度延長を認める．

splitting). 肘部に Tinel 徴候陽性. 右背側骨間筋に中等度筋力低下, 深指屈筋では尺骨神経支配領域のみに軽度の筋力低下を認めた.

神経伝導検査では尺骨神経の SNAP は振幅と伝導速度の軽度低下を認め, CMAP は遠位振幅の軽度低下, 肘部で伝導速度低下と伝導ブロックを認めた (図 3). 虫様筋－骨間筋比較法では尺骨神経刺激で潜時が延長していた (図 4). 正中神経においても軽度の潜時延長を認めた.

右尺骨神経の絞扼性神経障害 (肘部管での中等度脱髄＋尺骨管での軽度脱髄) ＋軽度の手根管症候群と診断した.

2 手根管症候群

A. 臨床的特徴

手根管症候群 (carpal tunnel syndrome；CTS) は最も多い絞扼性神経障害である. 手根部で正中神経が絞扼されることにより生じる. 手のしびれの原因としては頚椎症性神経根症と並んで頻度が高い. 典型例では診断は比較的容易と考えられるが, 案外他の疾患と誤診されている場合も少なくない.

中年以降の女性に多くみられる. 多くは特発性であり, 解剖学的要因と手首の運動による物理的負荷が発症に関与すると考えられているが, 神経の圧脆弱性や全身的要因に伴って生じる場合もある. 正中神経領域のしびれと痛みが夜間や朝方に増強するのが特徴的な症状であり, しばしば疼痛のため夜間覚醒する. 手を使うと症状が悪化し, 手を振ると改善するのも特徴である. 自転車に乗ったり, 受話器を持つとしびれるという訴えも多い. 自覚的なしびれの範囲は正中神経領域を超えている場合もあり, また上腕や肩に放散する痛みを伴うこともある.

他覚的には正中神経領域に限局した感覚障害, 特に環指 (薬指：第四指) の橈側と尺側の差 (ring finger splitting) が特異度の高い所見である. Phalen 徴候, 逆 Phalen 徴候, Tinel 徴候も診断を支持する所見である. 運動神経に障害が及んだ場合には, 短母指外転筋の筋力低下や母指球筋萎縮を呈する.

補助検査としては神経伝導検査の有用性が高い. 手根部での局所性伝導障害を証明することで診断を確定でき, また軸索障害の程度を評価できるため治療法の選択に役立つ. MRI や超音波検査も病変の局在診断や原因の特定に用いられる.

B. 手根管症候群の電気診断

手根管症候群の電気診断には種々の方法が報告されているが, 簡便性と有用性を勘案して, 当院では以下の方法を標準的に用いている.

1) 正中神経と尺骨神経の感覚神経伝導検査

手首－示指間および手首－小指間の感覚神経伝導検査を行う. 振幅と伝導速度を比較し, 正中神経に限局した異常があるかどうかを判定する. 正中神経の伝導速度が尺骨神経より 10 m/s 以上低下していれば手根管症候群を考える.

2) 虫様筋－骨間筋比較法

同じ記録電極の配置で虫様筋 (正中神経支配) と骨間筋 (尺骨神経支配) の複合筋活動電位 (M 波) が記録できることを利用して, 正中神経と尺骨神経の遠位潜時を比較する. 虫様筋での M 波は短母指外転筋と比べて振幅が保たれやすいので, 進行例でも記録できることが多い. 正中神経刺激での潜時が 0.6 ms 以上延長していれば手根管症候群と判定する.

3) 正中神経の運動神経伝導検査

手首および肘で刺激を行い短母指外転筋で記録する. 手首刺激での潜時で脱髄の程度を評価する. 振幅が低下している場合には, 手根部での伝導ブロックを評価するため手掌部刺激を追

加し軸索障害の程度を判定するが，技術的に困難なことも多い．前腕での伝導速度も参考になる．

4）針筋電図

神経根症の鑑別が必要な場合や合併が疑われる場合には，C6-7 支配筋の針筋電図を行う．

3 肘部管症候群

肘部管症候群は手根管症候群に次いで多い絞扼性神経障害である．変形性肘関節症に伴って発症することが多い．幼少時の骨折による肘変形のため遅発性に生じることもある．

小指・環指のしびれが初発症状で，前腕尺側に放散する痛みを伴い，次第に骨間筋や手内筋の脱力・萎縮が進行する．

他覚的には肘部管で Tinel 徴候を認めることが多い．尺骨神経領域に限局した感覚障害，特に環指の橈側と尺側の差（ring finger splitting）が特異度の高い所見である．また前腕尺側は尺骨神経領域ではないため，手首での splitting を認めるのが原則である．手背尺側は前腕で分岐する尺骨神経背側枝支配であり，肘部管症候群では障害されることが多いが，尺骨管症候群（Guyon 管症候群）では異常を認めない．深指屈筋は示指・中指が正中神経支配，環指・小指が尺骨神経支配であるため，肘部管症候群では環指・小指のみの屈筋筋力低下を生じる場合がある．

補助検査としては神経伝導検査が有用である．肘部に限局した伝導速度低下や伝導ブロックを証明する．インチング法を用いて病変部をさらに詳しく同定することができる．

2章 腕神経叢を標的とした免疫性ニューロパチー

腕神経叢は局在性炎症性ニューロパチーの標的のひとつであり，いくつかの臨床型に分けられる．進行性多巣性ニューロパチー（multifocal motor neuropathy；MMN）の5～10％は腕神経叢を主たる標的として，一側上肢近位部の筋力低下を主症状とする[1,2]．運動障害とともに明らかな感覚障害を伴う場合はmultifocal acquired demyelinating sensory and motor neuropathy（MADSAM）と呼ばれる[3]が，MADSAMも腕神経叢を標的とすることもある．腕神経叢ニューロパチーといえば，神経痛性筋萎縮症あるいはPersonage-Turner症候群を指すこともある[4]．上肢の疼痛で発症し，患側上肢筋の脱力と萎縮を呈する疾患である．予後は一般に良好とされている．

末梢神経障害の診断における補助診断として，電気生理検査の有用性は確立されている[1-5]が，四肢遠位部に比較して，四肢近位はアプローチしにくい．腕神経叢においても汎用される正中神経，尺骨神経の神経電気生理検査においては，F波を含めても必ずしも明らかな異常を呈しないことが多い．筆者の経験では，上腕二頭筋筋力低下を呈している場合は筋皮神経の検索が有用なことがあるが，いずれにせよ電気生理検査のルーティン検査では結論的結果を得にくいのが通常である．

電気生理検査に比較をして，画像所見の有効性は十分に確立されていない．MRI-T2での高信号やT1画像での造影増強効果の存在は有用である[1-6]が，その検出率は自験例では低くMRI拡散強調画像で有意所見が得られることの方が多い（末梢神経・筋免疫学検査，末梢神経画像の項参照）．ここでは，MMFと神経痛性筋萎縮症と診断した各1症例を呈示する．

1 症例呈示

症例1　47歳，男性会社員

【主　訴】左腕をあげにくい
【既往歴】左気胸
【家族歴】父：糖尿病，高血圧
【現病歴】X年11月右肩関節痛を自覚した後，右上肢近位部の筋力低下，筋萎縮が出現し，発症1ヵ月間筋力低下が進行した．上肢をあげることはできたが，日常生活動作では左上肢で右上肢を支えることが必要な場合が多かった．腕神経叢障害と診断をされ，ビタミンB$_{12}$を投与された．筋力は3年間かけて自然回復をした．
X＋9年11月ごろ左肩関節周囲の疼痛を自覚した．整形外科にて肩関節周囲炎の診断のもとに加療をされた．疼痛は自制内ながら持続し，X＋10年2月には左上腕の筋力低下，筋力萎縮を自覚した．X＋10年8月に当科を受診まで，筋力低下は緩徐に増悪していると自覚をしていたが，日常生活動作は自立していた．

【初診時現症】

身長172cm，体重60kg
一般内科的異常を認めず．
神経学的所見：意識清明，脳高次機能障害を認めず．脳神経領域異常なし．
運動系：左上肢近位筋力低下（菱形筋4＋，前鋸筋5，三角筋4，棘上筋4，棘下筋4，上

腕二頭筋4－，上腕三頭筋5），手関節より遠位に筋力低下はMMTでは検出できないが，握力右42kg，左28kgと左側で低下．
反射：左側上腕二頭筋，腕橈骨筋，上腕三頭筋の反射は左側でやや低下．異常反射を認めず．
感覚系：異常を認めず．
歩行，立位：異常を認めず．

【検査所見】
血清学的検査：異常を認めず．自己抗体スクリーニングにて有意な抗体価上昇なし．
髄液：細胞数 7/3，蛋白 34，IgG 2.8．
神経電気生理検査：正中神経，尺骨神経の運動神経伝導検査，感覚神経伝導検査，F波に異常を認めず．
頸椎，腕神経叢MRI：拡散協調画像にて左側腕神経叢に高信号を認める（図1）．

【診　断】多巣性運動ニューロパチー

【経　過】γグロブリン大量療法（IVIG）（計2g/kg/5日間）により，筋力は向上したが完全な回復には至らなかった．IVIG 0.4g/kg/日を1～2ヵ月に1回継続をしたところ，1年後には筋力は完全に回復したが，IVIG中止により再燃をした．IVIG再開し，寛解を保っている．

症例2　36歳，女性ピアノ教師

【主　訴】左上肢疼痛としびれ．
【既往歴】喘息，片頭痛．
【家族歴】父：大腸がん．
【現病歴】X年10月の食事中左肩周囲に激痛を自覚した．3日後には，Ⅱ，Ⅲ指まで疼痛が放散するようになり，頸を動かしたり（全方向性に），咳をしたときに自制できない痛みが生じることが多かった．5日後にピアノを弾くと，指に力が入らないことを自覚した．疼痛に変化がなく，疼痛しびれのために夜間不眠となり，発症20日後に当科を受診した．

【初診時現症】
身長152cm，体重83kg．
一般内科的異常を認めず．
神経学的所見：意識清明．抑うつ状態．脳高次機能障害を認めず．脳神経領域異常なし．
運動系：左上肢筋力低下（菱形筋4＋，前鋸筋5，三角筋5，棘上筋4＋，棘下筋4＋，上腕二頭筋4＋，腕橈骨筋4＋，上腕三頭筋5，手関節伸筋群4＋，手指伸筋群5－，手関節屈筋群5－，深指屈筋（Ⅰ－Ⅱ，Ⅲ－Ⅳ）ともに5－，母指内転筋5－，短母指外転筋5－，小指外転筋5－，背側骨間筋5－．握力右30kg，左17kgと左側で低下．

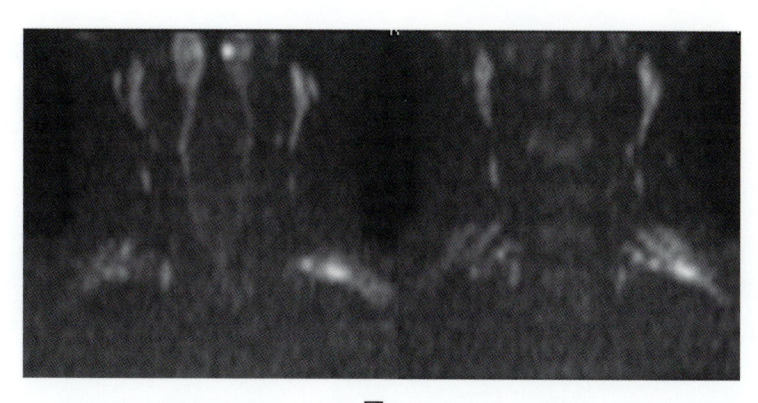

図1
左上肢の緩徐進行性筋力低下47歳男性（症例1）の腕神経叢拡散協調画像である．
患側である左側が高信号になっている．
2年後のフォローアップMRIでは信号強度の有意な左右差を認めなかった．

反射：左側上腕二頭筋，腕橈骨筋，上腕三頭筋の反射は左側でやや低下，異常反射を認めず．
感覚系：左頸肩から2, 3指に放散する疼痛．左手関節より遠位部に触覚，痛覚鈍麻を認める．
歩行，立位：異常を認めず．

【検査所見】
血清学的検査：異常を認めず．自己抗体スクリーニングにて有意な抗体価上昇なし．
髄液：細胞数3/3，蛋白35，IgG 3.4，IgG index 0.64，オリゴクローナルバンド陰性．
神経電気生理検査：正中神経，尺骨神経の運動神経伝導検査，感覚神経伝導検査，F波に異常を認めず．
頸椎，腕神経叢MRI：C5/6で椎間板の突出を認める．脊髄への圧迫を軽度認めるが，椎間孔の狭小は明らかではない．拡散協調画像にて左側神経根から腕神経叢に高信号を認める（図2）．

【診　断】神経痛性筋萎縮症．

【経　過】IVIG（計2g/kg/5日間）施行直後より，疼痛は緩和され，睡眠可能となった．また筋力低下も徐々に改善をした．

2 考察

　免疫介在性腕神経叢障害は，一般的に汎用されている画像，神経電気生理検査を用いても支持的な所見を得ることが困難である．疼痛に関しては肩関節炎，肩頸腕症候群，時には心因性障害とされることもあり，筋力低下に対しても，頸椎症，運動ニューロン疾患などと誤診されることも少なくない．しかし，免疫介在性腕神経叢障害は，上記2例のようにIVIGによる寛解が期待できるので，運動あるいは感覚障害が片側上肢に限局していた場合にはその可能性を念頭に置くことが必要である．

　神経痛性筋萎縮症ではrotator cuff musclesの筋力低下[7]や，棘上筋や棘下筋の異常がMRIで認められること[8]が報告されている．筆者はこれまでに10例の腕神経叢ニューロパチーを診断したが，神経痛性筋萎縮症以外の腕神経叢ニューロパチーにおいても，棘上筋，棘下筋のMMTは診断に有用で，さらに菱形筋の筋力低下も重要であると認識している．感覚障害のみを訴える患者においても棘上筋，棘下筋の軽度の筋力低下から腕神経叢炎を疑い，診断し得た経験もある．一側性上肢の運動あるいは感覚障害を主訴としてきた患者では棘上筋，棘下筋，

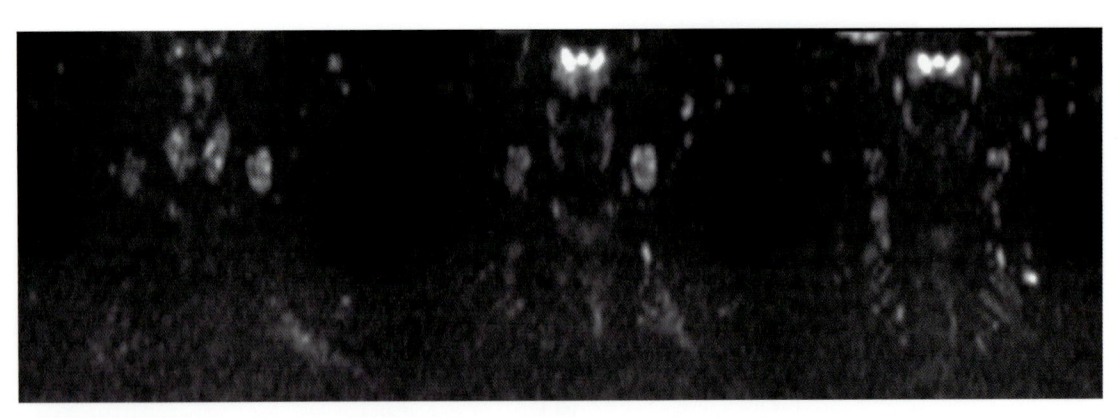

図2
左上肢の疼痛，しびれを主訴とし，上肢遠位まで広範な筋力低下を伴っていた36歳女性（症例2）の腕神経叢拡散協調画像である．患側である左側神経根から腕神経叢にかけて高信号になっている．

菱形筋の徒手筋力テストを行うことは重要である．

腕神経叢炎の検出にはMRI-T2あるいは造影T1画像などの有用性が報告されてきたが，拡散協調画像は腕神経叢の炎症性変化をより高感度に検出する可能性がある．

腕神経叢MRI拡散協調画像高信号を確認した症例はこの2例を含めて5例経験している（末梢神経・筋免疫学検査，末梢神経画像の項参照）がどの症例においてもIVIGが有用であった．腕神経叢MRI拡散協調画像高信号診断に有用なだけではなく，治療の有効性に関しても貴重な情報になる可能性が高い．

おわりに

腕神経叢免疫性ニューロパチーの診断においては，その可能性を鑑別に含めることが重要である．棘下筋，棘上筋，菱形筋などの徒手筋力テストは重要な診断手技である．また，神経電気生理検査，MRIによって重要な情報が得られる可能性がある．

文献

1) Van Asseldonk JT, Franssen H, Van den Berg-Vos RM, et al: Multifocal motor neuropathy. Lancet Neurol. 2005; 4: 309-319.
2) Meuth SG, Kleinschnitz C: Multifocal Motor Neuropathy: Update on Clinical Characteristics, Pathophysiological Concepts and Therapeutic Options. Eur Neurol. 2010; 63:193-204.
3) Saperstein DS, Amato AA, Wolfe GI, et al: Multifocal acquired demyelinating sensory and motor neuropathy: the Lewis-Sumner syndrome. Muscle Nerve. 1999; 22: 560-566.
4) Van Alfen N: Clinical and pathophysiological concepts of neuralgic amyotrophy. Nat Rev Neurol. 2011; 7: 315-322.
5) Kaji R, Oka N, Tsuji T, et al: Pathological findings at the site of conduction block in multifocal motor neuropathy. Ann Neurol. 1993; 33:152-158.
6) Echaniz-Laguna A, Dietemann JL: Neurological picture. Seeing the blocks: MRI of the brachial plexus in multifocal motor neuropathy. J Neurol Neurosurg Psychiatry. 2011; 82: 728.
7) Schreiber AL, Abramov R, Fried GW, et al: Expanding the differential of shoulder pain: Parsonage-Turner syndrome. J Am Osteopath Assoc. 2009;109: 415-422.
8) Scalf RE, Wenger DE, Frick MA, et al：AJR Am J Roentgenol. 2007; 189: W39-44.

3章 POEMS症候群

　POEMS症候群はCrow-Fukase症候群とほぼ同じ疾患スペクトラムをもつ疾患として1984年の最初の全国調査以降受け入れられている．POEMS/Crow-Fukase症候群は1968年に国内第一例が報告され，さらに，1984年と2004年に行われた全国調査の結果[1,2]，その臨床的特徴が明らかにされた．POEMSの疾患名は主要臨床所見，症状であるPolyneuropathy（末梢神経障害），Organomegaly（臓器腫大），Endocrinopathy（内分泌障害），M-protein, Skin changes（皮膚症状）にちなんでいる．Crow-Fukase症候群の疾患概念は，POEMS症候群と疾患概念に若干の相違点が存在する．POEMS症候群では形質細胞異常の存在が重視されており，Dispenzieriによって提唱された診断基準[3]では，末梢神経障害と形質細胞異常の存在は必発とされている．一方，Crow-Fukase症候群は末梢神経障害とほか特徴的臨床症状の組み合わせによって診断される．前述の全国調査において，骨病変はそれぞれ54％，58％であり，M蛋白血症の存在が確認された症例も75％，89％に過ぎず，形質細胞異常は必ずしも必須とされていなかった．しかし，現在，vascular endothelial growth factor（VEGF）が多彩な症状を惹起すると推定され，診断マーカーとして確立すると，わが国でも形質細胞腫が基礎にある多臓器疾患群であるという理解が受け入れられている[4,5]．

　POEMS/Crow-Fukase症候群（以下はPOEMS症候群に統一）では，多発性骨髄腫に準じた治療法が選択されることが多い．また，本症候群に必発の脱髄性炎症性末梢神経炎と慢性炎症性脱髄性多発神経炎（CIDP）の臨床的類似性を根拠として，副腎皮質ステロイド，免疫グロブリン療法，血漿交換など免疫抑制あるいは免疫修飾療法も試みられてきた．むろん，Crow-Fukase症候群の本質的病態が形質細胞腫にあることを考えると，免疫修飾療法の治療効果は限定的であり，これらの免疫療法を単独療法として行うことは推奨できない[3]．しかし，疾患活動性のコントロールのための補助療法として有効な場合がある．本稿では，大量経口ステロイド療法に引き続いて行った血漿交換が末梢神経障害改善に有効であった自験例を呈示する．

1 症例呈示

症例　72歳，女性

【主　訴】両下腿浮腫，手足のしびれ，歩行困難
【既往歴】糖尿病（経口血糖降下剤でコントロール良好），高血圧
【家族歴】父：脳卒中
【現病歴】
　X年12月頃から両下肢浮腫および両手掌，両足部のしびれを自覚した．X＋1年2月頃から階段の昇降が困難となり，5月から両指先に疼痛を伴うしびれが増悪した．
　他院にて，経口プレドニゾロン（50mg／日）療法を導入されたが，治療反応性に乏しく，7月には椅子からの立ち上がりが困難になり，机に上肢で手をかけることによってようやく可能になった．つかまりにより室内歩行は可能であったが，転倒をするようになった．鍵の使用，ボタンやファスナーかけが困難となるなど，上肢の巧緻運動障害，筋力低

下も明らかになった．8月に紹介され，入院となった．

【入院時現症】　身長158cm，体重54kg，血圧116/68mmHg．心音異常，呼吸音異常なく，腹部異常を認めなかった．両下腿に圧痕性浮腫あり，四肢末端紫色調，前腕皮膚硬化，両前脛骨部に多毛を認めた．

脳神経系：異常なし．

運動系：両上下肢末梢優位の筋力低下を認める（徒手筋力テスト：MMT3～4/5）．両側足関節背屈はMMT2

深部腱反射：上下肢とも消失．

協調運動：筋力低下のために評価困難だが，明らかな異常なし．

感覚系：手袋靴下型の温痛触覚低下あり，下記のように歩行時足底にはアロディニアが生じる．振動覚，位置覚は保存されていた．

起立歩行：起立保持困難，drop footあり，左右に不安定であった．歩行時には足底にビリビリした感じが生じ，歩行障害に関与していた．

髄膜刺激徴候：なし．膀胱直腸障害：なし．

【検査所見】

血清学的検査：自己抗体スクリーニング，抗糖脂質抗体スクリーニングにて有意所見を認めず．免疫電気泳動にてM蛋白を認める．既知の糖尿病以外に内分泌，代謝異常を示唆する所見を認めず．

髄液検査：細胞数4，髄液蛋白125，IgG 12,5，IgG index 0.52

腹部エコー：肝脾腫あり，心嚢水貯留を認めた．

全身骨X線：腰椎L2に造骨性変化を認めた．

神経電気生理検査：運動神経伝導検査，正中神経（左・右），手関節遠位潜時（ms）4.9・4.7，M波振幅（mV）8.2・6.8，神経伝導速度（m/s）36・36，F波潜時（ms）38.2・36.5；尺骨神経，手関節遠位潜時（ms）3.3・3.2，M波振幅（mV）9.8・8.5，神経伝導速度（m/s）40・38，F波潜時（ms）41.2・42.5；後脛骨神経，足関節遠位潜時（ms）6.3・6.2，M波振幅（mV）7.8・7.5，神経伝導速度（m/s）29・27，F波潜時（ms）58.2・56.5，腓骨神経ではM波同定困難．感覚神経伝導検査，正中神経（左・右），活動電位振幅（μV）5.3・4.8，神経伝導速度（m/s）39・38；尺骨神経，活動電位振幅（μV）7.8・8.5，神経伝導速度（m/s）42・41；腓腹神経，活動電位振幅（μV）1.5・同定困難，神経伝導速度（m/s）34・同定できず．

血清VEGF 2085

【入院後経過】

下腿浮腫，末梢神経障害の存在より，POEMS症候群の可能性を考えたが，亜急性の経過であり，慢性炎症性脱髄性多発神経炎などの免疫介在性神経炎の可能性も否定できず，VEGF値などの結果を待たずに，プレドニン50mg内服は継続したまま単純血漿交換を開始した．5%アルブミン溶液2.5～3.5L置換，3回/週で計7回施行した結果，筋力，感覚障害の増悪傾向は一時消失した．

その後，腰椎L2左側に接する軟部腫瘍を，CTガイド下生検を施行し，限局性形質細胞腫と診断確定した．

POEMS症候群の診断が明らかになったために，治療方針の決定のために血液内科に転科した．

2　考察

Crow-Fukase症候群は，多発性骨髄腫などの形質細胞腫瘍と比較して緩徐な経過を辿るとされる．しかし，進行性の末梢神経障害のために臥床状態となった後，肺炎などの感染症や心肺合併症を併発し，死亡に至る予後不良の疾患である．

形質細胞腫が孤発性，限局性と判断された場合は，外科的切除や局所的放射線療法が第一選択とされる．臨床症状や血清 VEGF 値の改善が期待できるが，治療反応性を慎重に観察する必要がある．自験例のように，十分な改善が得られない場合や，再増悪が起こった場合は，多発性病変が存在する可能性を考慮して，化学療法の全身投与を行う[3]．

　多発性骨髄腫の治療薬として用いられてきたメルファランは，Crow-Fukase 症候群においても最もよく使用される化学療法薬である[3]．プレドニゾロンと併用使用した MP 療法の有効性が最も高く，4 割程度が治療に反応するとされる．しかし，2 年以上使用した場合，骨髄異形成症候群や二次性の悪性腫瘍合併が起こりやすく，また寛解が得られた症例でも数年以内に再発することが多い．

　現在，最も根治が期待できるのは，骨髄破壊的とされる量のメルファラン投与後に，あらかじめ用意しておいた自己末梢血幹細胞（CD34 陽性細胞）移植である[3,6]．根治が期待できる魅力ある方法であるが，治療関連死の可能性が無視できない．65 歳以上の症例や腎機能などに重篤な臓器障害がある症例には適応が困難とされている．また，骨髄破壊的治療とされる本治療を行っても，M 蛋白は残存することが多く，再発例も報告されることである[7,8]．

　サリドマイドは，多発性骨髄腫における抗腫瘍効果が知られている薬剤である．わが国では，移植療法の適応にならなかった Crow-Fukase 症候群に使用され，末梢神経障害の改善や全身状態の改善が報告されている．サリドマイド自体に末梢神経障害性などの副作用があり，長期使用時には考慮する必要がある．サリドマイドの副作用を減じた構造類似体であるレナリドマイドも，メルファランへの治療反応性が十分でなかった症例に使用され，有効性が報告されている．サリドマイドの有効性を検討するために，千葉大学を中心とした多施設共同群間比較試験が現在実施されている．

　抗 VEGF 抗体（ベバシズマブ）による治療も期待されていたが，Sekiguchi らは，少なくとも単独療法としては否定的な結果を報告している[9]．VEGF だけではなく，多様な炎症性サイトカインが病態に関わっていることを示唆する結果と解釈されている．

　POEMS 症候群の末梢神経障害は，脱髄性神経疾患として CIDP との臨床的類似性があり，CIDP と同様に，副腎皮質ステロイドや免疫グロブリン療法や血漿交換などが試みられることは少なくない．副腎皮質ステロイド単独療法において，症候が改善する症例は 15％ 程度に存在するが，これらの免疫療法を単独療法として行うことは推奨されていない[3]．

　形質細胞腫に対する抑制が治療の本態であることを考えれば，血漿交換の有用性はあくまで限定的なものである．しかし，ステロイド治療との併用や化学療法や放射線療法の追加療法として行った場合には有効な例も少なくない[10,11]．Wu らはビンクリスチン，ドキソルビシン，デキサメサゾンの併用療法（VAD）療法を行ったにも関わらず，末梢神経障害のために人工呼吸器下にあった患者に対し，単純血漿交換を行い，人工呼吸器からの離脱に成功している．わが国からは，ステロイドと免疫吸着の併用により，Crow-Fukase 症候群による難治性腹水をコントロールしえた症例などが報告されている．自験例においても一時的寛解に成功している．

　現在，65 歳以下の POEMS 症候群に対しては自己末梢血幹細胞移植が標準療法になりつつある．しかし，多くの一般神経内科医にとっては，自己末梢血幹細胞移植は馴染みがなく，敷居が高く，血液内科へ治療依頼をすることが多いと思われる．診断確定前の進行を抑制するためには，自験例のようにステロイドや血漿交換などを行うのも一法であると考えている．

おわりに

POEMS症候群は，Plasma cell dyscrasiaに起因して発症し，多彩な臨床症状を呈する疾患である．本症候群に対する治療はいまだ十分に確立されておらず，M蛋白を産生する形質細胞腫に対する治療が必須であるが，比較的副作用が少なく，症状をコントロールしうる補助治療としてプラズマフェレーシスも有用な選択肢と考えられる．

文献

1) Nakashima T, Sobue I, Toyokura Y, et al: The Crow-Fukase syndrome: a study of 102 cases in Japan. Neurology. 1984; 34: 712-720.
2) 納 光宏，有村公良，上原明子ら：Crow-Fukase症候群の全国疫学調査2004. 厚生労働省免疫性疾患に関する調査研究班平成16年度報告書. pp141-144.
3) Dispenzieri A: POEMS syndrome: udate on diagnosis, risk-stratification, and management. Am J Hematol. 2012; 87: 804-814.
4) Watanabe O, Arimura K, Kitajima I, et al: Greatly raised vascular endothelial growth factor (VEGF) in POEMS syndrome. Lancet. 347: 702, 1996.
5) 有村公良，橋口照人，渡邉 修：Crow-深瀬症候群とVEGF. 60: 611-619, 2008.
6) Kuwabara S, Misawa S, Kanai K, et al: Neurologic improvement after peripheral blood stem cell transplantation in POEMS syndrome. Neurology. 2008; 71: 1691-1695.
7) Giglia F, Chiapparini L, Fariselli L, et al: POEMS syndrome: relapse after successful autologous peripheral blood stem cell transplantation. Neuromuscul Disord. 2007; 17: 980-982.
8) Imai N, Taguchi J, Yagi N, et al: Relapse of polyneuropathy, organomegaly, endocrinopathy, M-protein, and skin changes (POEMS) syndrome without increased level of vascular endothelial growth factor following successful autologous peripheral blood stem cell transplantation. Neuromuscul Disord. 2009; 19: 363-365.
9) Sekiguchi Y, Misawa S, Shibuya K, et al: Ambiguous effects of anto-VEGF monoclonal antibody (bevacizumab) for POEMS syndrome. J Neurol Neurosurg Psychiatry. 2013; 84: 476-479.s
10) Wu S, Kuo P, Yang P: Successful weaning after plasma exchange for polyneuropathy related to POEMS syndrome. J Clin Apher. 2009; 24: 170-172.
11) Ako S, Kaneko Y, Higuchi M: Crow-Fukase syndrome-immunoabsorption plasmapheresis effectively lowers elevated interleukin-6 concentration. Nephrol Dial Transplant. 1999; 14: 419-422.

4章 血管炎性ニューロパチー（1）

1 症例呈示

症例　48歳，女性

【主　訴】両足のしびれと脱力．

【既往歴】4年前から気管支喘息で加療，サルメテロールキシナホ酸吸入薬やモンテルカストナトリウム製剤などの投与を受けていた．

【家族歴】特記すべきものはない．

【現病歴】1ヵ月前から右下も者腫脹，1週前から左膝以下外側のしびれと下垂足，さらに昨日より右足の脱力を自覚して来院した．

【現　症】

身長 160cm，体重 56kg，体温 37.3℃，血圧 115/75mmHg．

両側下腿に数mmから10mm程度の隆起性紫斑が多発（図1）．右足背に軽度浮腫あり．神経学的に，意識清明　脳神経異常なし．

運動系：上肢筋力はすべて左 5/右 5　大腿四頭筋 5/5　前脛骨筋 1/0　腓腹筋 2/4

感覚系：左下腿以下，右下腿外側に温痛覚低下．振動覚は両足内踝 0 秒．

反射：上肢 +/+　膝蓋腱 －/－　アキレス腱 －/－　Babinski －/－

つま先立ち不能．Romberg 徴候陽性．

2 検査所見

【血液生化学検査所見】

RBC 430×10^4/μL，Hb 12.8g/dL，WBC 18,800/μL，（好中球 24.9％，リンパ球 5.4％，好酸球 66.1％，単球 3.5％，好塩基球 0.1％）PLT 24×10^4/μL，CRP 0.6 アルブミン 3.9g/dL，GOT 25IU/L，GPT 22IU/L，LDH 296IU/L，CK 40IU/L，クレアチニン 0.42mg/dL，BS 92mg/dL，HbA1C 5.8％，Na 136mEq/L，K 4.2mEq/L，ANA 40＋，PR3-ANCA（－），MPO-ANCA（－），抗ガングリオシド抗体陰性，ACE 正常　ビタミンB$_1$ 55ng/mL，IgG 1530mg/dL，IgM 84mg/dL，尿所見異常なし．

【電気生理学的検査所見】

針筋電図：右前脛骨筋：安静時異常放電，軽度収縮時に持続の長い電位出現

神経伝導検査（表1）

【画像検査】

胸部 X-P：異常なし

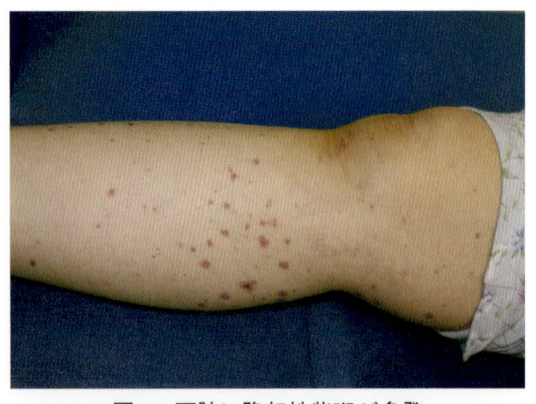

図1　下肢に隆起性紫斑が多発

3 まとめと鑑別診断

①気管支喘息が先行して，急性に多発単神経炎（左右非対称で，この患者の場合，左脛骨神経，両側総腓骨神経などの障害）を発症したと考

表1 神経伝導検査所見

Nerve	side	Distal latency	Amp (mV) distal/proximal site	CV (m/s)	SCV
median	Rt	3.5	8.2/7.8	(wrist-elbow) 56	
tibial	Rt	4.2	3.4/3.2	(ankle-pop.fossa) 44	
	Lt	4.6	0.8/0.6	(ankle-pop.fossa) 41	
peroneal	Rt	3.1	0.2/0.2	(ankle-fib.head) 39	
	Lt	2.9	0.8/0.7	(ankle-fib.head) 38	
sural	Rt				誘発なし

えられる．
②神経伝導検査では，末梢神経は急性の軸索障害型
③検査所見で，末梢血好酸球増多，

多発単神経炎とは，1本の神経幹の障害（単神経炎）が複数積み重なった状態をいい，びまん性に侵される多発神経炎（ポリニューロパチー）とは区別される．

鑑別として挙げられるのは，
①血管炎性ニューロパチー，中でもアレルギー性肉芽腫性血管炎（組織学的に血管炎が証明されたものをいい，臨床所見のみの場合Churg-Strauss症候群と呼んできた），顕微鏡的多発血管炎が考えられる．
②ほか多発単神経炎型を呈するものとして，次のような疾患が挙げられる．

多巣性運動ニューロパチー：運動症状のみを呈し，左右非対称であるが上肢の遠位筋優位の脱力を呈する，神経伝導検査で伝導ブロックを伴う，などを特徴とし，本症例とは合わない．

糖尿病性神経障害，悪性リンパ腫，サルコイドーシスなどは検査所見，経過などから積極的に支持する所見はない．

したがって，皮疹の特徴が一致することと，40歳以降での気管支喘息の発症後，数年経ってから神経障害の発症などもChurg-Strauss症候群を支持する所見である．

しかし，血管炎を組織学的に証明する必要があり，同意のもとに腓腹神経生検を行った．

4 | 生検病理所見

図2，図3を参照．

5 | 経過と考察

以上より，アレルギー性肉芽腫性血管炎の確定診断に至った．これには最近，好酸球性多発血管炎性肉芽腫症（eosinophilic granulomatosis with polyangiitis；EGPA）という新たな呼称が提唱されている．

本例は治療として，ステロイドパルスを行い，経口ステロイドへ移行し漸減，プレドニゾロン10mgで維持したところ，1年後再燃したため，大量ガンマグロブリン療法を行った．筋力は改善しているが，まだ寛解には至っていない．

Churg-Strauss症候群は，気管支喘息や副鼻腔炎，多発神経炎のほか，心筋障害，発疹，肺浸潤，消化管穿孔なども比較的多い．MPO-ANCAは30〜40%に陽性という報告が多い．

最近，筆者らはChurg-Strauss症候群のMPO-ANCA陽性例8例と陰性例14例で神経生検組織の比較を行ったところ，陽性例では壊死性血管炎が多く，陰性例では間質や神経内鞘への好酸球浸潤が目立つ症例がみられた[1]．これまで

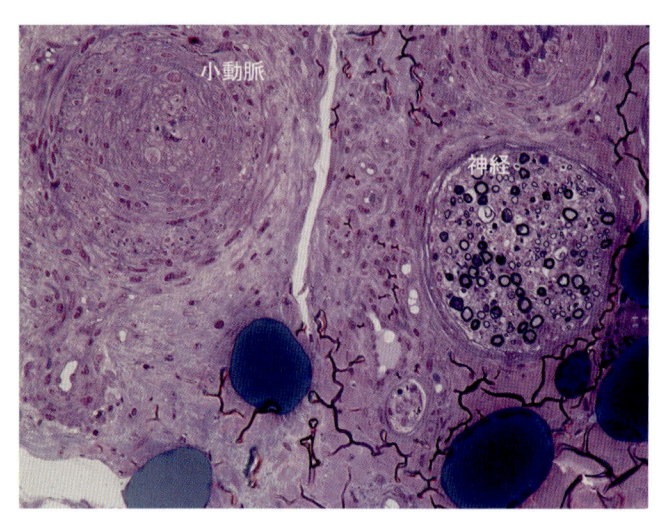

図2 エポン包埋トルイジンブルー染色
小動脈炎とびまん性軸索変性.

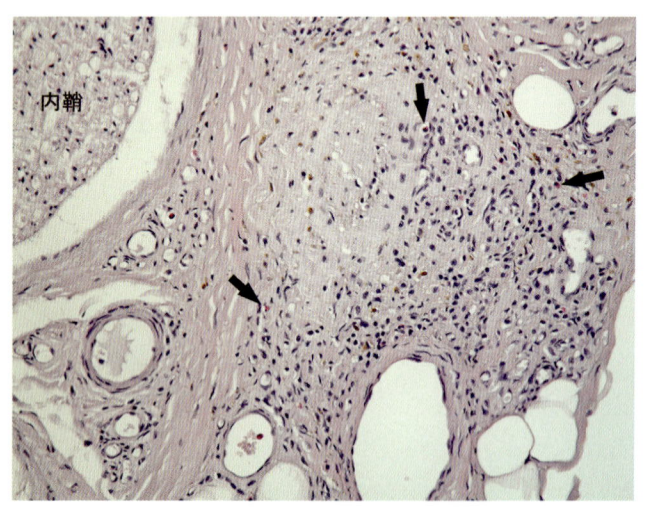

図3 パラフィン標本のHE染色
肉芽腫性病変と好酸球（矢印）散在.

末梢神経障害は血管炎による虚血が原因と考えられてきたが，中には好酸球による神経障害性物質の放出が関与する場合がある可能性があると考えられた．

文 献

1) Oka N, Kawasaki T, Matsui M, et al: Two subtypes of Churg-Strauss syndrome with neuropathy: the roles of eosinophils and ANCA. Mod Rheumatol. 2011; 21: 290-295.

5章 血管炎性ニューロパチー（2）

1 症例呈示

症例 63歳，男性

【主　訴】下腿の紫斑と体重減少．

【既往歴】8年前，胃潰瘍で胃2/3切除，アルコールは飲まない．

【家族歴】特記すべきものはない．

【現病歴】独居．2ヵ月前から両足のむくみ，近医外科で湿布を処方され，軽減した．その頃から全身倦怠，体重減少に気付く．3日前から両下腿に紫斑が出現，微熱も出没するようになった．なんとなく下肢が重く，歩きにくい．

【現　症】
身長170cm，体重55kg，体温37.9℃，血圧132/88mmHg．
両側下腿に不定形の紫斑が多発（図1）．
神経学的に，意識清明，脳神経異常なし．
運動系：上肢筋力はすべて左4右4　程度．下肢近位筋に筋萎縮を認め，筋力は4，前脛骨筋3/4．
感覚系：両側靴下型に温痛覚中等度低下．振動覚は足内踝5/8秒．
反射：四肢すべて消失　Babinski －／－
歩行は緩徐だが可能．Romberg徴候は陰性．

2 検査所見

【血液生化学検査所見】

RBC 380 × 10^4/μL，Hb 9.5g/dL，WBC 14,800/μL，（好中球73％，リンパ球18％，好酸球4％，単球3％，好塩基球0.1％）CRP 15.6mg/dL，アルブミン2.4g/dL，GOT 56IU/L，GPT 38IU/L，LDH156 IU/L，CK 350IU/L，BUN 14mg/dL，Cr 0.44mg/dL．BS 114mg/dL，ANA 40＋，PR3-ANCA（－），MPO-ANCA 240EU，RF（－），IgE 91IU/mL，HBs（－）HCV（－）クリオグロブリン陰性，尿所見：蛋白1＋　潜血（－）糖（－）．

【電気生理学的検査所見】
神経伝導検査（図2）

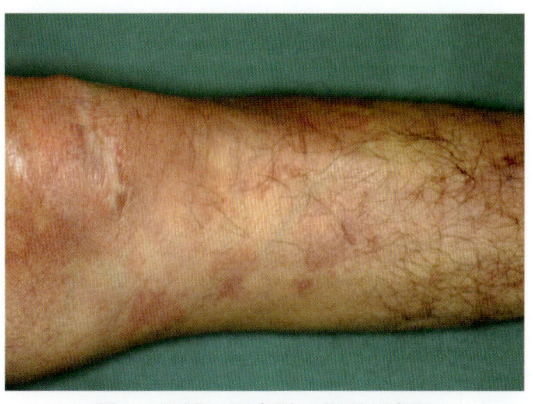

図1　下腿に不定形に紫斑が多発

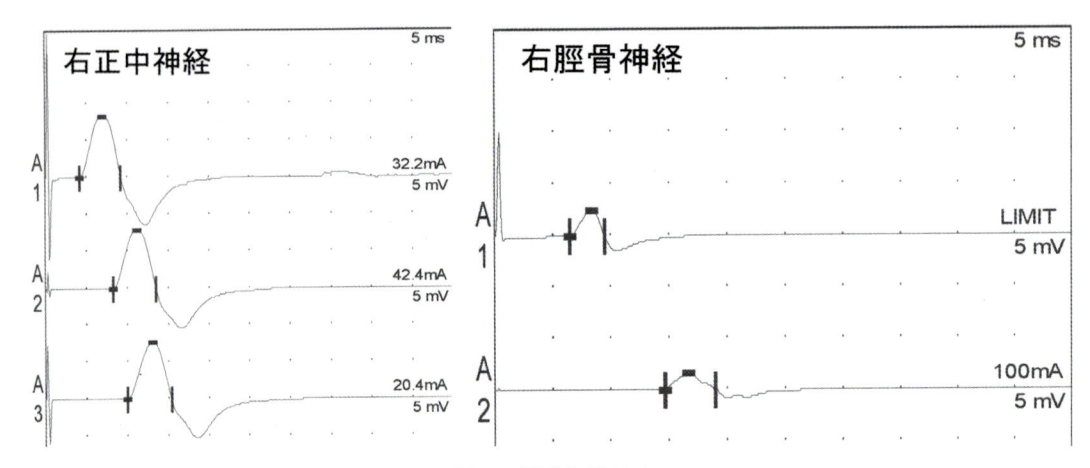

図2 運動伝導検査
正中神経（A1：手関節　A2：肘関節　A3：腋窩）
脛骨神経（A1：膝関節　A2：足関節）

表1　神経伝導検査所見

Nerve	side	Distal latency	Amp（mV）distal/proximal site	CV（m/s）	SCV
median	Rt	4.1	8.3／7.9	（wrist-elbow）50	
tibial	Rt	6.4	2.6／1.6	（ankle-pop.fossa）43	
	Lt	6.1	3.2／3.0	（ankle-pop.fossa）41	
peroneal	Rt	4.2	1.6／1.4	（ankle-fib.head）46	
sural	Rt				誘発なし

【画像検査】
胸部 CT（図3）

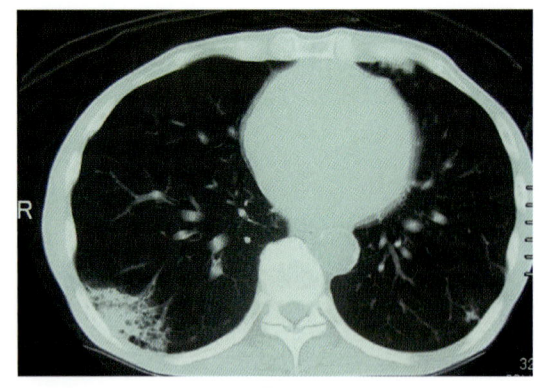

図3
胸膜下に限局性の dense なスリガラス状陰影がある．

3 まとめと鑑別診断

①発熱，体重減少，皮疹，肺浸潤像といった全身所見を背景として，他覚的に下肢筋力の軽度低下を認め，ポリニューロパチーのパターンを示す．
②末梢神経は軸索障害型
③検査所見では，強い炎症反応と貧血，低栄養，さらに MPO-ANCA 陽性を認める．

鑑別としてあげられるのは，
①血管炎性ニューロパチー，特に顕微鏡的多発血管炎，結節性多発動脈炎が強く疑われた．
②全身状態の変化から，栄養障害性，悪性腫瘍に伴うニューロパチーなども疑う必要がある．しかし血液検査，全身 CT などよりそれらは見いだせなかった．

4 腓腹神経生検所見

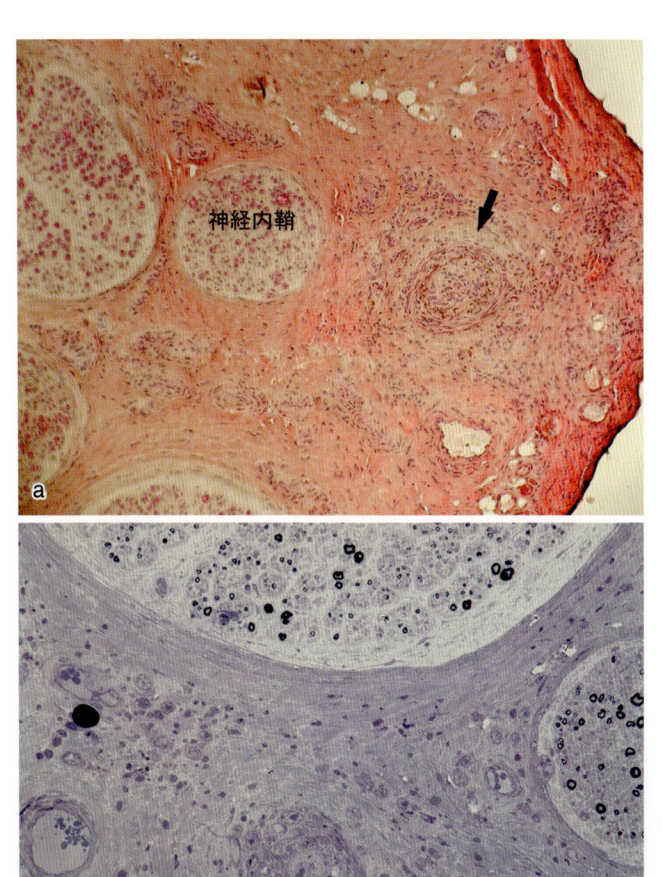

図4
a：凍結切片のヘマトキシリンエオジン染色．
小動脈炎（矢印）で内腔の閉塞と血管壁全層にわたる細胞浸潤．
b：エポン包埋トルイジンブルー染色．
有髄神経の減少，軸索変性がみられる．

以上より，多発性神経炎，皮疹，組織所見，MPO-ANCA陽性より，顕微鏡的多発血管炎と診断した．肺病変も関連している可能性がある．

血管炎には原発性と2次性があり，ニューロパチーを呈することが多いのは，原発性では顕微鏡的多発血管炎とChurg-Strauss症候群（好酸球性多発血管炎性肉芽腫症）であり，2次性では関節リウマチ，シェーグレン症候群，クリオグロブリン血症に伴うものが比較的多い[1]．ほか，末梢神経のみに限局して血管炎を生じる非全身性血管炎性ニューロパチーがある．血管炎症候群の詳細については文献を参照願いたい[2]．

次にニューロパチーを伴いやすい血管炎症候群の鑑別を**表2**にまとめた．

表2 ニューロパチーを伴いやすい血管炎症候群

	MPA	CSS		クリオグロブリン血症	非全身性
臓器障害	腎 肺 発熱 男＞女	喘息 鼻炎 好酸球増 女＞男		皮膚 腎	（筋）
		肺出血 皮膚 腎	心筋 鼻		
ニューロパチー	感覚運動	感覚運動	感覚運動	下肢遠位 感覚性	感覚運動
血液検査	pANCA ＋ CRP	pANCA ＋	pANCA －	HCV ＋ RF ＋	
神経生検	壊死性血管炎 Fibrinoid 変性	壊死性血管炎 Fibrinoid 変性	壊死性血管炎少ない 好酸球毒性肉芽腫	小血管炎	小血管炎

MPS: microscopic polyangitis　顕微鏡的多発血管炎
CSS: Churg-Strauss 症候群

文　献

1) Collins MP: The vasculitic neuropathies: an update. Curr Opin Neurol. 2012; 25: 573-585.
2) 血管炎症候群の診療ガイドライン　2006-2007 年度合同研究班報告（班長　尾崎承一）: Circulation Journal. 2008; 72: 1319-1346.

6章 Guillain-Barré症候群

ギラン・バレー症候群（Guillain-Barré syndrome；GBS）は，両側性の運動麻痺を主徴とする急性の自己免疫性末梢神経障害である．経過は単相性で，4週間以内に症状が頂点に達した後は徐々に回復に向かう．上気道炎や胃腸炎などの先行感染を伴うことが多く，先行感染の病原体に対する免疫反応がきっかけとなって自身の末梢神経を傷害するものと考えられている[1]．GBSの臨床症状は，無治療でも回復する軽症例から，死亡に至る重症例まで様々であるが，ほとんどが社会復帰できるレベルに回復する．わが国の発症率は，10万人当たり年間1～2人程度であり，どの年齢層にもみられるが，男性がやや多い[2]．世界的には，地域差や人種差による発症頻度の差異は明らかではないが，欧米では脱髄型，日本を含むアジアでは軸索障害型が多いとされている[3]．

電気生理検査や病理組織検査などから，脱髄型と軸索障害型の2つに分類され，脱髄型はacute inflammatory demyelinating polyradiculoneuropathy（AIDP）とも呼ばれ，軸索障害型は，運動神経の軸索が障害されるacute motor axonal neuropathy（AMAN）と，感覚神経も障害されるacute motor sensory axonal neuropathy（AMSAN）の2つに分けられる[4]．

Fisher症候群は，眼球運動障害，小脳失調，深部腱反射低下が特徴的でGBSの亜型とされる．眼球運動に関する脳神経に豊富に存在するGQ1bに対する抗体がほとんどの症例でみられる[5]．

1 症例呈示

症例　38歳，男性

鳥レバーの摂食による胃腸炎をおこし，その10日後から四肢遠位筋の筋力低下を呈した．翌日もさらに症状が進行し，歩行も不安定になったため総合病院を受診した．既往歴，生活歴，家族歴に特記事項なし．

筋力は四肢遠位筋で中等度低下（MMT4）を示し，歩行は何らかの介助が必要であった．深部腱反射は消失していた．明らかな感覚障害は認めなかった．心疾患の既往はなかったが，血圧が不安定であった．呼吸や嚥下機能は問題なかった．検査は，頭部・脊髄MRI検査で異常は認めなかった．血液検査は，血算，一般生化学ともに異常所見はみられなかったが，抗ガングリオシド抗体の一つである抗GM1抗体（IgG）が陽性であった．その他の自己抗体は陰性であった．髄液検査は，細胞数が正常範囲であったが，蛋白は65mg/dLと軽度上昇していた．また胃腸炎時に採取された便から，Campylobacter jujuniが検出された．末梢神経伝導検査は，上下肢とも運動神経の振幅低下，伝導ブロック，F波消失などがみられた．

以上より，Guillain-Barré症候群と診断した．病状が進行中であるため，緊急入院にて免疫グロブリン大量静注療法を開始した．血圧が不安定であることから，自律神経障害を合併している可能性があるため，病状急変に備えて，心電図モニターを装着し，呼吸状態を含めたバイタルサインを注意深く管理することになった．

2 病態

A. 液性免疫と細胞性免疫

　GBS は，液性免疫が主体の自己免疫疾患と考えられている．神経細胞膜の構成成分である糖脂質（ガングリオシド）に対する抗体が急性期の血清中に上昇していること，その抗体価は急性期に最も上昇し経過とともに低下し消失することなどから，抗ガングリオシド抗体が病態に強く影響していると考えられ，治療で血漿交換療法が有効であることも根拠の一つである．動物実験では，感覚神経に局在するガングリオシド GD1b をウサギに免疫すると，深部感覚障害による失調性ニューロパチーを発症する（図1）．つまり，抗ガングリオシド抗体が単なる診断マーカーではなく，抗体自身が病態形成に直接関わっていることが証明された[6]．一方で，抗ガングリオシド抗体陰性の症例も存在することから，他の液性因子の関与や細胞性免疫の関与も検討されている[7]．

　実験的自己免疫性末梢神経炎（experimental autoimmune neuritis；EAN）は，末梢神経ミエリン蛋白に対する細胞性免疫が主要な病態であるが，一過性に運動麻痺を起こす臨床経過が似ていることから GBS の実験モデルとされている．GBS でも同様の機序が検討され，リンパ球やマクロファージの末梢神経への浸潤など細胞性免疫も重要な役割を果たしていることが明らかになっているが，GBS に特異的な抗原の存在は確認されていない[8]．

B. 先行感染

　多くの症例で GBS 発症前に感染症状がみられる．キャンピロバクター（*Campylobacter jejuni*），マイコプラズマ（*Mycoplasma pneumoniae*），サイトメガロウイルス，EB ウイルスなどが知られている[1]．キャンピロバクターは急性下痢症の起因菌であるが，菌体表面の糖鎖が GM1 ガングリオシド類似の構造を持っているため，GM1 に対する免疫反応，いわゆる交差反応が起こり，生じた GM1 に対する抗体が神経組織に結合して傷害を引き起こす分子相同性機序が考えられている[9]．マイコプラズマは，上気道炎の起因菌である．髄鞘の糖脂質であるガラクトセレブロシドに対する抗 Gal-C 抗体が上昇することが知られているが，同様の抗体産生メカニズムが考えられている[10]．

　ワクチン接種と GBS 発症については，インフルエンザ，破傷風，ポリオ，A 型肝炎，B 型肝炎，BCG，麻疹，ジフテリア，風疹，流行性耳下腺炎などとの因果関係を調べた報告によると，特定のシーズンのインフルエンザワクチン以外には明らかな関連性はみられなかった[11]．

3 症状

　先行感染症状として発熱・咽頭痛などの上気道症状や下痢症状を有することが多い．その数日から数週間後に，下肢から上行する左右対称性の筋力低下が出現し，数日から 2 週間にわたって進行する．進行は 2 週間を超えることは

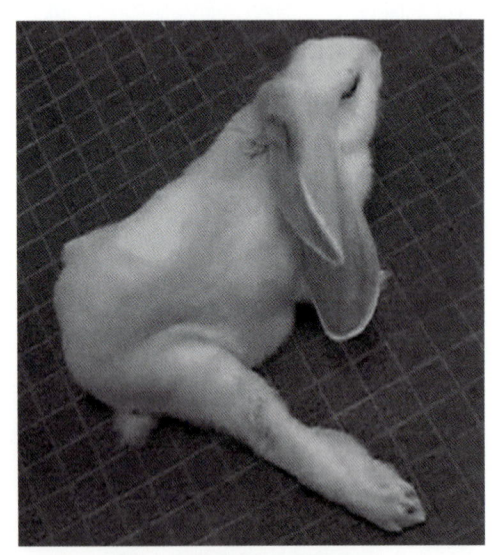

図 1　深部感覚失調ウサギ
深部感覚障害のため後肢を適切な位置に保てない[6]．

ない．

　筋力低下以外には，四肢の異常感覚や疼痛，顔面神経麻痺・球麻痺・外眼筋麻痺などの脳神経症状を伴うことがある．また呼吸筋麻痺や不整脈・高血圧・起立性低血圧などの自律神経症状を起こす症例もあり，急性期の死因となりうる．

　重症度の指標として，Hughes の functional grade を用いることが多い．

　Grade 0：正常
　Grade 1：軽微な神経症候を認める
　Grade 2：歩行器またはそれに相当する支持なしで 5m の歩行が可能
　Grade 3：歩行器または支持があれば 5m の歩行が可能
　Grade 4：ベッド上あるいは車椅子に限定
　Grade 5：補助換気を要する
　Grade 6：死亡

というように，運動機能尺度を 0 から 6 までの数字で示す[12]．

4 検　査

　発症早期に抗ガングリオシド抗体が検出される．AIDP では GM2 抗体と，AMAN では GM1，GD1a, GalNac-GD1a 抗体と，AMSAN は GM1，GD1a 抗体との関連が指摘されている．さらなる詳細は別項を参照していただきたい．髄液検査では，病初期には異常を認めないことが多いが，1 週間以後に細胞数の増加を伴わないが髄液蛋白が上昇する，蛋白細胞解離を認めることが多い．電気生理検査では，AIDP では神経伝導速度の低下を認め，AMAN では伝導速度の低下を伴わずに複合筋活動電位（CMAP）振幅の低下を認めることが多い．動脈血液ガスや心電図は，呼吸筋麻痺と自律神経障害の検出に有用である．他疾患の鑑別が難しい場合は，脳 MRI や頸椎 MRI などを適切に行う[13]．

5 電気生理検査

　GBS の急性期に認められやすい末梢神経伝導速度検査の異常所見としては遠位刺激の CMAP 振幅の低下，伝導ブロック，遠位 CMAP での時間的分散，H 波や F 波の消失遅延などがある（図 2）．AIDP，AMAN ともに運動神経終末，生理的絞扼部，脊髄神経根で異常が認められる頻度が高い．この部位は血液神経関門が欠如あるいは脆弱であるため，血液中の免疫グロブリンの攻撃を受けやすいと考えられている．

　よく用いられるのは，Ho らの基準と Hadden らの基準であるが，Ho らは伝導ブロックを脱髄所見としておらず時間的分散のみを脱髄所見としている[4]．

6 診断基準

A. 診断に必要な特徴

　2 肢以上の進行性の筋力低下と深部反射消失があげられる．筋力低下は，軽微なものから，四肢，体幹，球麻痺，顔面神経麻痺，外転神経麻痺までを含む完全麻痺まで様々である．反射は，全ての深部反射消失が原則だが，他の所見が矛盾しなければ，上腕二頭筋反射と膝蓋腱反射の明らかな低下と四肢遠位部の腱反射の消失でもよい[14]（表 1）．

B. 診断を強く支持する特徴

①臨床症状

　1．進行：筋力低下は急速に出現するが，4 週までには進行は停止する．約 50％の症例では 2 週までに，80％は 3 週までに，90％以上の症例では 4 週までに症候はピークに達する．

　2．比較的対称性：完全な左右対称性は稀である．しかし，通常 1 肢が障害された場合，対側も障害される．

　3．軽度の感覚障害を認める．

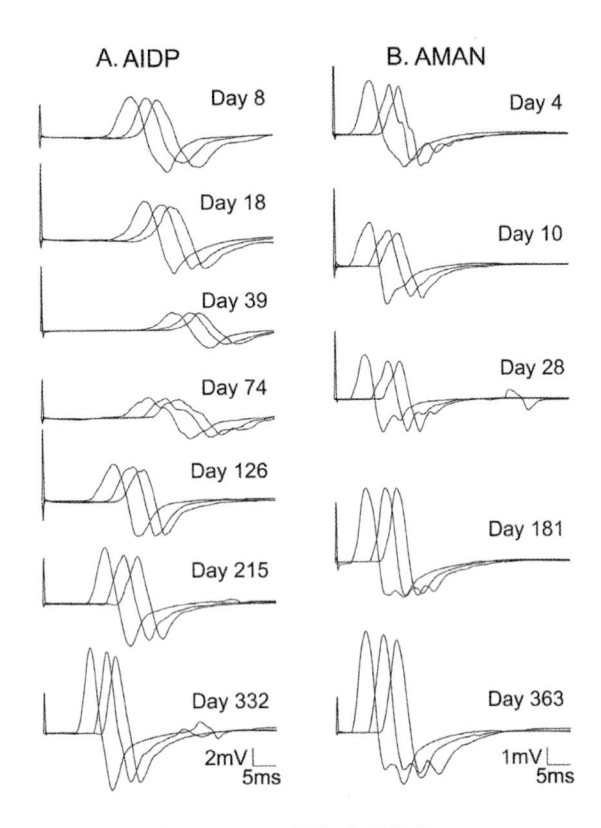

図2 GBSの電気生理検査
正中神経運動神経の伝導速度検査の経時的変化．Dayは発症後の日数を示す．AIDP（A）とAMAN（B）では特徴が異なる．AIDPは脱髄が主体なので，伝導速度が低下する．つまり，遠位潜時（波形の立ち上がり）が延長し，波形の持続時間も延長している．AMANは軸索障害が主体なので，振幅低下が目立つ[4]．

4. 脳神経障害：顔面神経麻痺は約50％にみられ，両側性であることが多い．その他，球麻痺，外眼筋麻痺がみられる．また外眼筋麻痺やその他の脳神経障害で発症することがある（5％未満）．

5. 回復：通常症状の進行が停止した後，2～4週で回復し始めるが，数ヵ月も回復が遅れることがある．ほとんどの症例は機能的に回復する．

6. 自律神経障害：頻脈，その他の不整脈・起立性低血圧・高血圧・血管運動症状などの出現は診断を支持する．これらの所見は変動しやすく，肺梗塞などの他の原因によるものを除外する必要がある．

7. 神経症状の発症時に発熱を認めない．

②髄液所見
 1. 髄液蛋白：発症から1週以降で髄液蛋白が増加しているか，経時的な腰椎穿刺で髄液蛋白の増加がみられる．
 2. 髄液細胞：単核球で，10/mm³以下

③電気生理学的所見
　経過中のある時点で症例の80％に神経伝導速度の遅延あるいは伝導ブロックを認め，伝導速度は通常正常の60％以下となる．しかし，症状は散在性であり，全ての神経が障害されるのではない．遠位潜時は正常の3倍にまで延長していることがある．伝導速度検査は発症数週間まで異常を示さないことがある．F波は神経幹や神経根近位での伝導速度の低下をよく反映する．20％の症例では伝導速度検査で正常を示

表1 GBSの診断基準[14]

Ⅰ. 診断に必要な特徴

A　2肢以上の進行性筋力低下．その程度は軽微な筋力低下（運動失調を伴うこともある）から，四肢，体幹，球麻痺，顔面神経麻痺，外眼筋麻痺までを含む完全な麻痺まである．

B　深部腱反射消失．すべての深部腱反射消失が原則である．他の所見が矛盾しなければ，上腕二頭筋反射と膝蓋腱反射の明らかな低下と四肢遠位部の腱反射消失でもよい．

Ⅱ. 診断を強く支持する特徴

A．臨床的特徴（重要順）

1　進行：筋力低下の症候は急速に出現するが，4週までに進行は停止する．約50％の症例で2週までに，80％が3週までに，90％以上が4週までにピークに達する．

2　比較的対称性：完全な左右対称性は稀である．しかし，通常1肢が障害された場合，対側も障害される．

3　軽度の感覚障害を認める．

4　脳神経障害：顔面の筋力低下は約50％にみられ，両側性であることが多い．その他，球麻痺，外眼筋麻痺がみられる．また外眼筋支配神経やその他の脳神経障害で発症することがある（5％未満）．

5　回復：症状の進行が停止した後，2〜4週で回復し始めるが，数ヵ月も回復が遅れることがある．ほとんどの症例は機能的に回復する．

6　自律神経機能障害：頻脈，その他の不整脈，起立性低血圧，高血圧，血管運動症状の出現は診断を支持する．これらの所見は変動しやすく，肺塞栓など他の原因を除外する必要がある．

7　神経症状の発症時には発熱を認めない．

B．診断を強く支持する髄液所見

1　髄液蛋白：発症から1週以降で髄液蛋白が増加しているか，経時的な腰椎穿刺で髄液蛋白の上昇がみられる．

2　髄液細胞：10/mm³以下の単核白血球．

C．診断を強く支持する電気生理学的所見

経過中のある時点で症例の約80％に神経伝導速度の遅延または伝導ブロックを認め，伝導速度は正常の60％以下となる．しかし，病変は散在性であり，全ての神経が障害されるわけではない．遠位潜時は正常の3倍にまで延長していることがある．伝導速度検査は発症数週間まで異常を示さないことがある．F波は神経幹や神経根近位での伝導速度低下を良く反映する．20％の症例では伝導速度検査が正常である．伝導速度検査は発症数週間まで異常を示さないことがある．

す．伝導速度検査は数週後まで異常を示さないことがある．

　臨床情報から機能予後を予測する方法として，年齢，下痢の先行，エントリー後2週間のGBS機能スコアの3つから計算できるEGOS（Erasmus GBS Outcome Scale）というスコアが提唱されている（表2）．これによって，6ヵ月後の歩行不能の確率は，スコア3以下では5％以下，スコア7では約83％とされている[16]．

おわりに

　GBSは難治性疾患が大半を占める免疫性神経疾患のなかで，治療が可能な疾患であること

表2 EGOSスコア

		スコア
発症年齢	＞60	1
	41-60	0.5
	≦40	0
下痢の先行 （発症前4週以内）	なし	0
	あり	1
Hughesの機能 グレード尺度 （入院2週後）	0もしくは1	1
	2	2
	3	3
	4	4
	5	5
合計＝EGOSスコア		1-7

から，適切かつ迅速に診断することが求められる．確定診断には，電気生理検査や抗ガングリオシド検査などの検査結果が決め手になるが，現病歴や診察所見のみでも診断が可能な症例が多いため，病歴聴取と診察という基本的な診療行為を丁寧に行うことが最も重要である．

GBSの病態解明は比較的進んでおり，診断時の検査所見や身体所見から，予後を予測する試みがなされており，また，その予測によって治療法が選択されるようになってきた[15]．今後はより系統的な診断方法や治療法が確立されてゆくものと期待される．

文献

1) van Doorn PA, Ruts L, Jacobs BC, et al: Clinical features, pathogenesis, and treatment of Guillain-Barré syndrome. Lancet Neurol 2008; 7: 939-950.
2) 楠 進：臨床免疫学 基礎研究の進歩と最新の臨床 Guillain-Barré症候群．日本臨牀 2005; 63: 427-431.
3) Hughes RA, Cornblath DR: Guillain-Barré syndrome. Lancet 2005; 366: 1635-1666.
4) 国分則人，桑原聡：Guillain-Barré症候群の電気診断．神経筋電気診断を基礎から学ぶ人のために（日本臨床神経生理学会）113-121, 2013.
5) Chiba A, Kusunoki S, Obata H, et al: Serum anti-GQ1b IgG antibody is associated with ophthalmoplegia in Miller Fisher syndrome and Guillain-Barré syndrome: clinical and immunohistochemical studies. Neurology 1993; 43: 1911-1917.
6) Kusunoki S, Shimizu J, Chiba A, et al: Experimental sensory neuropathy induced by sensitization with ganglioside GD1b. Ann Neurol 1996; 39: 424-431.
7) 宮本勝一，楠 進：Guillain-Barré症候群．神経疾患・診療ガイドライン 最新の診療指針（総合医学社）206-209, 2009.
8) 宮本勝一，楠 進：ギラン・バレー症候群 神経難病の新展開．BIO Clinica（北隆館）2010; 25: 858-863.
9) Yuki N, Susuki K, Koga M, et al: Carbohydrate mimicry between human ganglioside GM1 and Campylobacter jejuni lipooligosaccharide causes Guillain-Barré syndrome. Proc Natl Acad Sci USA 2004; 101: 11404-11409.
10) Hadden RD, Cornblath DR, Hughes RA, et al: Electrophysiological classification of Guillain-Barré syndrome: clinical associations and outcome. Plasma Exchange／Sandoglobulin Guillain-Barré Syndrome Trial Group. Ann Neurol 1998; 44: 780-788.
11) Pritchard J, Mukherjee R, Hughes RA: Risk of relapse of Guillain-Barré syndrome or chronic inflammatory demyelinating polyradiculoneuropathy following immunisation. J Neurol Neurosurg Psychiatry 2002; 73: 348-349.
12) Hughes RA, Wijdicks EF, Barohn R, et al: Practice parameter: immunotherapy for Guillain-Barré syndrome: report of the Quality Standards Subcommittee of the American Academy of Neurology. Neurology 2003; 61: 736-740.
13) ギラン・バレー症候群，フィッシャー症候群診療ガイドライン〈2013〉：日本神経学会のガイドライン 34-39, 2013.
14) 日本神経治療学会・日本神経免疫合同神経免疫疾患治療ガイドライン委員会：神経免疫疾患治療ガイドライン ギラン・バレー症候群（GBS）／慢性炎症性脱髄性多発ニューロパチー（CIDP）治療ガイドライン．神経治療学 2003; 20: 193-210.
15) Kaida K, Kusunoki S, Kanzaki M, et al: Anti-GQ1b antibody as a factor predictive of mechanical ventilation in Guillain-Barré syndrome. Neurology 2004; 62: 821-824.
16) van Koningsveld R, Steyerberg EW, Hughes RA, et al. A clinical prognostic scoring system for Guillain-Barré syndrome. Lancet Neurol 2007; 6: 589-894.

7章 慢性炎症性脱髄性多発根ニューロパチー

慢性炎症性脱髄性多発根ニューロパチー（chronic inflammatory demyelinating polyradiculoneuropathy；CIDP）は，慢性進行性あるいは再発性に末梢神経の散在性脱髄が生じ，筋力低下あるいは感覚障害を示す免疫性神経疾患である．1958年 Austin によって副腎皮質ステロイドに反応する慢性再発性多発ニューロパチーとして報告され，1975年 Dyck らによる多彩な臨床像の分析と臨床病理学的検討から CIDP と命名された[1,2]．何らかの髄鞘構成成分に対する自己免疫障害的な機序が推察されており，macrophage や T cell が関与する細胞性免疫と自己抗体が関与する液性免疫が発症・進展に重要な役割を担っていると考えられているが，疾患特異的な抗体はみつかっていない[3]．

発症年齢は，小児から高齢まで幅広く，年齢依存的に増加する．わが国における男女比は，1.5～3.3：1と男性に多い．有病率は，0.81～2.24人/10万人（新規発症率：0.48人/10万人/年間）とされ，発症年齢では40～50歳代が多い[4]．

1 症例呈示

症例　6X歳，男性．

【主　訴】四肢のしびれと筋力低下

【現病歴】平成X年8月に市販薬を服用し始めたところ，9月中旬から右足底の疼痛・しびれが出現したため，服用を中止し症状は改善していた．しかし10月下旬に四肢のしびれと脱力が出現し，近医受診するも症状は改善せず，呼吸苦，労作時息切れも出現したため，前医を受診する．11月中旬にプレドニン30mg から漸減投与されるも改善せず，11月下旬に神経内科受診し，四肢筋力低下と手袋・靴下型の感覚障害・しびれを認め，神経伝導検査上，脱髄所見を疑われ，当院入院する．

【既往歴】高血圧，狭心症

【入院時現症】意識清明．見当識障害なし．構音・嚥下障害なし．

脳神経系：明らかな異常なし．

運動系：MMT Deltoid 5/5，Biceps b. 4+/4+，Triceps 4+/4+，wrist ext & flex 4/4，Iliopsoas 4+/4−，Qf 4+/4−，TA 4/4，GC 4+/4+，握力 8/5.5kg

感覚系：両側上下肢　感覚障害，しびれ感，両手指疼痛

深部腱反射：両側 PTR 低下，ATR 消失

錐体外路障害なし，協調運動障害なし，自律神経障害：便秘

【経　過】入院後も徐々に筋力低下，感覚障害が増悪し，手指の浮腫・疼痛もみられるようになり，歩行困難となった．髄液蛋白の上昇と神経伝導検査での脱髄所見を認め，神経生検施行後，ステロイドパルス療法を実施した．四肢のしびれ・疼痛は半減したが，筋力低下が残存し歩行の不安定さがあるため，免疫グロブリン大量療法を実施した．症状は徐々に改善し，しびれ，疼痛も軽減し，歩行も安定したため退院する．

2 臨床症状

典型例では，近位筋・遠位筋ともにみられる左右対称性の筋力低下，感覚障害を呈する．再

発や階段状の悪化または慢性，緩徐進行性の経過をとり，8週以上にわたって進行する．下肢の筋力低下から歩行障害を来し，深部反射は低下あるいは消失する．高度の深部感覚障害のために失調症状を伴うこともある．異常知覚がしばしばみられ，疼痛も比較的少ないながら，認められる．また，脳神経症状（外眼筋麻痺，顔面神経麻痺，顔面知覚障害，球麻痺症状）を伴うこともある．易疲労性も多く，振戦もしばしば認められ，直腸膀胱障害や陰萎などの自律神経障害もまれにみられる．

3 診断

CIDPの診断には，American academy of neurology：AANの診断基準に代わって[5]，その感度や特異度からEuropean Federation of Neurological Societies Peripheral Nerve Society：EFNS/PNSから提唱された診断基準が使用されるようになってきている[6,7]．従来の左右対称性で近位，遠位筋共に障害され，四肢腱反射の低下を呈する典型的（typical）CIDPに加えて，非典型的（atypical）CIDPとして，非対称あるいは多発単ニューロパチー型（multifocal acquired demyelinating sensory and motor neuropathy；MADSAM），純粋運動型，純粋感覚型，遠位優位型（demyelinating acquired distal symmetric neuropathy；DADS），中枢病変を伴うCIDPなどが含まれ，症状と電気生理所見が診断基準の主体となっている．

MADSAMは，多発単神経障害から，進行するに従い，左右非対称の臨床像を呈することから，multifocal motor neuropathy（MMN）との鑑別が問題とされる．

MADSAMでは，MMNとは異なり，①感覚障害を伴ううること，②ステロイドに対する有効性がみられること，③髄液蛋白細胞解離を高頻度に認めること，④MMNでは，抗GM1 IgM抗体の上昇を示す例が存在し，診断に有用な例が存在することなどが鑑別としてあげられる[8]．画像上，障害分布に対応する腕・腰神経叢や，より遠位の末梢神経肥厚が報告されている[9]．

また，MAG抗体陽性のIgM単クローン血症を伴うニューロパチーも電気生理学的には脱髄所見を呈するが，治療反応性が典型的CIDPとは異なり，免疫治療抵抗性であるため，EFNS/PNSのガイドラインでは，CIDPの除外診断として別枠で扱われている[7]．

実際には，先行感染・何らかの原因物質の暴

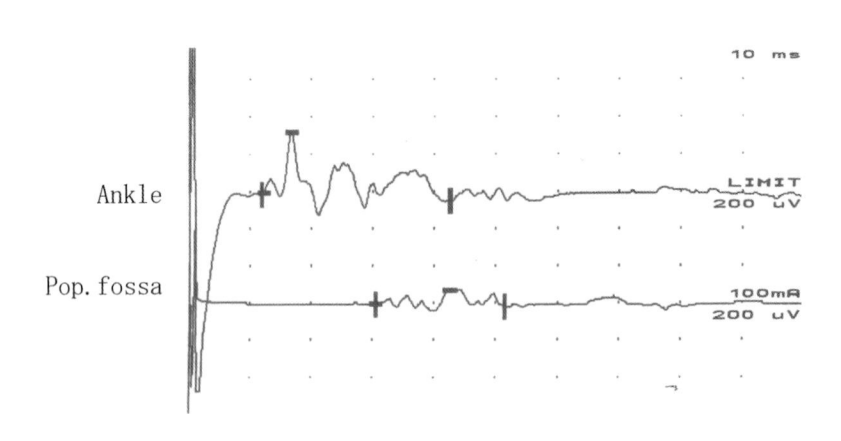

図1 脛骨神経における神経伝導検査
運動神経伝導検査で遠位潜時の延長，神経伝導速度の低下，伝導ブロックと著明なtemporal dispersionを認めた．

露や罹患歴の有無にかかわらず，両側対称性あるいは四肢のいずれかに緩徐進行性の筋力低下や感覚障害と深部腱反射の減弱ないし消失を認める場合，初診では中枢性か末梢性か鑑別が困難な場合もある．まず外来で，頭蓋内病変や脊髄病変の鑑別のため，侵襲の少ない X 線検査，頭部 MRI および脊髄 MRI 検査，血液検査・尿検査などを行う．

A. 電気生理学的検査

臨床症状・経過から，CIDP のいずれかの病型が疑われる場合には，EFNS/PNS の診断基準に基づいて，電気生理学的検査を行う．詳細は他項に委ねるが，神経伝導検査では，遠位潜時の延長，神経伝導速度の低下，F 波潜時の延長，神経伝導ブロック，時間的分散（temporal dispersion）と CMAP 持続時間の延長など脱髄に合致する所見を確認する（図 1）．

B. 髄液検査

続いて髄液検査を行い，髄液蛋白の上昇（50mg 以上 65％とする報告もある）と蛋白細胞解離の有無を確認する．細胞数の増加は稀である．

増加している場合には，ボレリアなどの感染症やリンパ腫など，他の鑑別疾患を考慮することも推奨されている[7]．

C. 血液検査

CIDP 類似の慢性の末梢神経障害を来しうる糖尿病，M 蛋白血症などの有無を確認するとともに，抗糖脂質抗体の測定を依頼している（陽性率は約 13％，多くは抗 GM1 抗体である）．

D. 画像検査

1) 脊髄 MRI 検査で，神経根の肥厚やガドリニウム造影効果の有無
2) 神経超音波検査で，末梢神経の神経肥厚の有無を確認する．

E. 神経生検

AAN の診断基準では，definiteCIDP の診断に必須であったが，EFNS/PNS の診断基準では指示基準のひとつとされており，診断確定が困難な場合や非典型例には施行する価値があると考えられる．生検所見としては，リンパ球の浸潤，

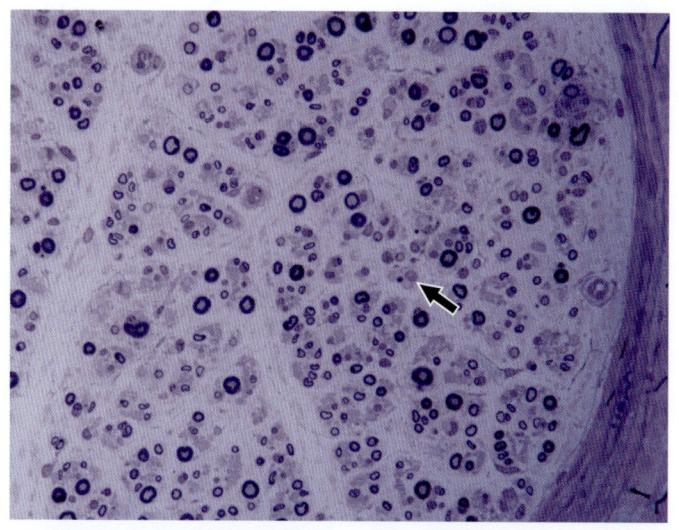

図 2 CIDP における神経生検所見（エポン包埋トルイジンブルー染色）
神経内鞘の浮腫，naked axon の散在（矢印）と有髄線維密度の低下を認める．

onion bulb の形成，神経内鞘の浮腫，神経内鞘の血管周囲に単核球が密にリング状にとりまく（perivascular cuffing），髄鞘の薄い線維が多数観察されるなどが挙げられ，これらの所見がびまん性でなく，局在性をもって観察される[10]．

4 治療

ステロイドパルス療法（メチルプレドニゾロン 1000mg/日 × 3 日間）あるいは免疫グロブリン大量療法（IVIg）（400mg/kg/日 × 5 日間）を第一選択として行うことが多い．経過や状態に応じて，副腎皮質ステロイド（プレドニゾロン）の経口投与（60mg/日あるいは 1mg/kg/日から開始し，経過をみながら数週〜月〜年単位で漸減する）を追加したり，血液浄化療法も考慮する．

IVIg と副腎皮質ステロイドを組み合わせて使用することもある．

多くの例で初回治療後の維持療法継続が必要である．また，難治性／治療抵抗性の CIDP に対しては，免疫抑制剤使用も検討する[11]．

文献

1) Austin JH: Recurrent polyneuropathies and their corticosteroid treatment; with five-year observations of a placebo-controlled case treated with corticotrophin, cortisone, and prednisone. Brain. 1958; 81: 157-192.
2) Dyck PJ, Lais AC, Ohta M, et al: Chronic inflammatory polyradiculoneuropathy. Mayo Clin Proc. 1975; 50: 621-637.
3) Dalakas MC: Advances in the diagnosis, pathogenesis and treatment of CIDP. Nat Rev Neurol. 2011; 7: 507-17.
4) 日本神経学会：慢性炎症性脱髄性多発根ニューロパチー，多巣性運動ニューロパチー診療ガイドライン 2013.「慢性炎症性脱髄性多発根ニューロパチー，多巣性運動ニューロパチー診療ガイドライン」作成委員会，編．南江堂；2013.
5) Research criteria for diagnosis of chronic inflammatory demyelinating polyneuropathy (CIDP). Report from an Ad Hoc Subcommittee of the American Academy of Neurology AIDS Task Force. Neurology. 1991; 41: 617-618.
6) Joint Task Force of the EFNS and the PNS. European Federation of Neurological Societies/Peripheral Nerve Society Guideline on management of chronic inflammatory demyelinating polyradiculoneuropathy. Report of a joint task force of the European Federation of Neurological Societies and the Peripheral Nerve Society. J Peripher Nerv Syst. 2005; 10: 220-228.
7) Joint Task Force of the EFNS and the PNS. European Federation of Neurological Societies/Peripheral Nerve Society Guideline on management of paraproteinemic demyelinating neuropathies. Report of a Joint Task Force of the European Federation of Neurological Societies and the Peripheral Nerve Society—first revision. J Peripher Nerv Syst. 2010; 15: 185-195.
8) Katz JS, Saperstein DS: Asymmetric Acquired Demyelinating Polyneuropathies: MMN and MADSAM. Curr Treat Options Neurol. 2001; 3: 119-125.
9) Scheidl E, Böhm J, Simó M, et al: Ultrasonography of MADSAM neuropathy: focal nerve enlargements at sites of existing and resolved conduction blocks. Neuromuscul Disord. 2012; 22: 627-31.
10) 岡　伸幸：末梢神経の病理—カラーアトラス．中外医学社；2010.
11) 水澤英洋, 鈴木則宏, 梶龍兒　他編：今日の神経治療指針（第 2 版）東京：医学書院；2013.

8章 Fisher症候群

　Fisher症候群は，1956年 Miller Fisherにより報告された．外眼筋麻痺（複視），運動失調，深部反射消失を三徴候とし，何らかの先行感染を有し，髄液蛋白細胞解離を呈することから，Guillain-Barré症候群（GBS）の亜型と見なされている[1]．上記の三徴候以外に脳神経麻痺（眼瞼下垂，瞳孔異常，顔面神経麻痺，球麻痺）や四肢のしびれ，感覚障害がみられることがある．発症年齢は平均40歳代で，30歳代と50歳代とにピークがみられ，男女比は2：1で男性に多い．多くは発症4週以内で症状のピークを迎え，自然経過で回復し予後は良好であるが，稀にGBSに移行する例も報告されている[2]．

1│症例呈示

症例　6X歳，男性

【主　訴】下肢脱力感，ふらつき

【現病歴】平成X年5月，朝から右下肢が膝折れし，フラフラするような症状があったが，会席に出席し何とか帰宅した．翌日は家で休んでいたが，ふらつき，歩行障害が進行するため近医受診し，当科紹介入院する．

【既往歴】Ménière病，高血圧，CKD

【現　症】意識清明．眼球運動：衝動性眼球運動（＋），眼振なし．
複視（＋），構音障害・嚥下障害なし．
運動系：四肢筋力低下ごく軽度，歩行不可．
感覚系：左手，両下肢の軽度しびれ感
指鼻試験，踵膝試験：ともに拙劣．Romberg徴候：陽性，体幹失調（＋）
深部腱反射：両側減弱．Babinski反射：－／－

錐体外路徴候なし

【検査所見】
　血液・生化学検査：BUN 16.2mg/dL，Cre 1.2mg/dL
　抗糖脂質抗体検査：GQ1b IgG ＋＋
　髄液検査：細胞数　0/mm3，蛋白 46mg/dL，糖 70mg/dL，IgG 4.2mg/dL，ミエリン塩基性蛋白 40.0以下
　頭部MRI：異常所見なし，頸髄MRI：C5/6，6/7レベル椎間板膨隆，骨棘形成と椎間腔の狭小化を認める．
　脳波：異常所見なし，神経電気生理検査：CMAP，SNAP異常なし
　SEP：Rt.P40 41.2m/s　軽度遅延

【経　過】複視，失調，感覚障害と四肢深部腱反射の減弱〜消失を呈し，髄液蛋白の増加を認め，Fisher症候群と診断し，免疫グロブリン大量療法を行った．症状は緩やかに改善し，上方視での軽度複視を残すのみとなり，退院した．

2│診断

　診断を支持する所見として，上気道炎症状（約80％），下痢などの消化器症状（約20％）など，何らかの先行感染の存在が示唆されており，約80〜90％の症例で血清抗GQ1b IgG抗体陽性所見を呈する．GQ1bは，眼球運動を支配する動眼・滑車・外転神経に多く含まれ，これら脳神経のRanvier絞輪部周囲の髄鞘に局在していることから，外眼筋麻痺との関与が示唆されている[2]．

また，血液神経関門を欠如する神経終末部も抗体介在性に障害されている可能性が指摘されている．Fisher症候群の失調症状については，①臨床的に腱反射の消失を認めること，②免疫組織学的に後根神経節の大型細胞にGQ1bが高発現していること，③電気生理検査におけるヒラメ筋H反射の消失や感覚神経活動電位の振幅低下や，④重心動揺での解析結果などから総合的に判断して，中枢神経障害の関与は完全には否定しきれないものの，小脳性よりも感覚入力障害の機序が考えられている[3-6]．

　Guillain-Barré症候群と同様に髄液蛋白細胞解離も認められることが多い．注意すべき徴候として，高度意識障害，錐体路徴候や半身感覚障害などlong tract signを呈する症例は，Bickerstaff's brainstem encephalitis（BBE）の存在を疑う[7,8]．

　電気生理検査では，運動神経の障害はみられず，腱反射消失に対応するヒラメ筋H反射の消失や感覚神経活動電位の振幅低下が認められている[3]．

3 治療

　自然経過での回復予後は良好であるが，GBSやBBEへ移行するような例も存在するため，歩行障害が高度のような例では，免疫グロブリン大量療法などをGBSに準じて行う[7]．

　抗GQ1b抗体陽性のGBSでは，人工呼吸器を要する頻度が高いことが報告されており，初期の症状がFisher症候群であっても，急性期には注意深く経過観察を行う[9]．

文献

1) Fisher M: An unusual variant of acute idiopathic polyneuritis (syndrome of ophthalmoplegia, ataxia and areflexia). N Engl J Med. 1956; 12; 255: 57-65.
2) Chiba A, Kusunoki S, Obata H, et al：Serum anti-GQ1b IgG antibody is associated with ophthalmoplegia in Miller Fisher syndrome and Guillain-Barré syndrome: clinical and immunohistochemical studies.Neurology. 1993; 43: 1911-1917.
3) Fross RD, Daube JR: Neuropathy in the Miller Fisher syndrome: clinical and electrophysiologic findings. Neurology. 1987; 37: 1493-1498.
4) Kusunoki S, Chiba A, Kanazawa I. Anti-GQ1b IgG antibody is associated with ataxia as well as ophthalmoplegia. Muscle Nerve. 1999; 22: 1071-1074.
5) Kuwabara S, Asahina M, Nakajima M, et al: Special sensory ataxia in Miller Fisher syndrome detected by postural body sway analysis. Ann Neurol. 1999; 45: 533-536.
6) 特集／Guillain-Barré症候群とその類縁疾患　神経内科．第78巻　第1号　東京：科学評論社；Vol.78, No.1, 2013.
7) 日本神経学会：ギラン・バレー症候群，フィッシャー症候群診療ガイドライン2013「ギラン・バレー症候群，フィッシャー症候群診療ガイドライン」作成委員会，編．南江堂；2013.
8) Odaka M, Yuki N, Yamada M, et al: Bickerstaff's brainstem encephalitis: clinical features of 62 cases and a subgroup associated with Guillain-Barré syndrome. Brain. 2003; 126: 2279-2290.
9) Kaida K, Kusunoki S, Kanzaki M, et al: Anti-GQ1b antibody as a factor predictive of mechanical ventilation in Guillain-Barré syndrome. Neurology. 2004; 62: 821-824.

9章 遺伝性ニューロパチー

シャルコー・マリー・トゥース病（Charcot-Marie-Tooth；CMT）は遺伝性ニューロパチーの代表疾患であり，四肢の筋力低下や感覚障害がゆっくりと進行する．診断は，臨床症状，電気生理学的検査，病理学的検査，遺伝子検査を組み合わせて行う[1]．遺伝子検査が診断確定の切り札になるが，同じ遺伝子異常でも重症度に個人差があり，生下時から重度の障害がみられる症例もあれば，日常生活に大した影響がない症例まで，大きな幅がある[2]．現在のところ，予後を推測できる確立された因子はないが，一般的には発症年齢が早い方がより重症である．また，遺伝形式では劣性遺伝の方が優性遺伝の症例よりも重症である傾向がある[3]．

有病率は，欧米では人口10万人に約40人と推定されているが，わが国の全国調査では人口10万人当たり1〜4人と欧米より少なかった[4]．しかし，無症状，あるいは日常生活に影響が及ばない程度の軽症例では専門医療機関を受診していない可能性があり，素因者も含めると実際の有病率はもっと多くなると思われる[5]．

1 症例呈示

症例　16歳，男性

生下時異常なし．小学生から体育は得意でなかったが，12歳頃から下肢遠位筋の筋力低下を自覚し，早く走ることができなくなった．その後も筋力低下は年単位で徐々に進行し，階段の昇降が困難になってきた．近医整形外科を受診したところ，脊椎や関節には異常なしと診断され，神経内科に紹介された．既往歴は特記事項なし．

四肢は遠位優位で細く下肢はシャンペンボトルを逆さまにしたような外観であった．筋力は下肢優位かつ遠位優位で中等度低下（MMT4程度）を認めた．歩行はいわゆる鶏歩の傾向があり，つま先立ちは不可能であった．表在感覚は概ね保たれていたが，振動覚は両下肢遠位部で低下し，深部腱反射は消失していた．自律神経系は異常なし．

検査は，血液検査は血算，一般生化学（CK含む）ともに異常所見はなく，各種自己抗体も陰性であった．髄液検査，頭部・脊髄MRI検査でも明らかな異常はなし．末梢神経伝導検査は，四肢とも振幅はほぼ正常所見であったが，伝導速度の明らかな低下（正中神経：右21.0m/s，左22.7m/sなど）を認めた．腓腹神経生検は，脱髄と再生を繰り返す所見であるOnion bulb形成を認めた．

家族歴は，祖父が似たような症状だったことから遺伝性疾患が疑われたため，十分なインフォームド・コンセントを行った上で遺伝子検査を施行した．その結果，PMP22遺伝子の重複を認めたため，遺伝性ニューロパチー（CMT1A）と診断した．

2 分類

表1のように臨床像と遺伝的背景をもとに分類する[6]．臨床像は電気生理検査所見および病理学的所見によって脱髄型と軸索型に分け，さらに遺伝形式や連鎖部位を考慮してCMT1型（脱髄型・優性遺伝），CMT2型（軸索型・優性遺

表1 CMTの病型分類

病型	病態	頻度	遺伝形式
CMT1型	脱髄型	約50%	常染色体優性遺伝
CMT2型	軸索型	20〜40%	常染色体優性遺伝
CMT4型	脱髄型	まれ	常染色体劣性遺伝
CMTX型	脱髄型・軸索型	10〜20%	X連鎖型
AR-CMT2型	軸索型	まれ	常染色体劣性遺伝
DI-CMT型	中間型	まれ	常染色体優性遺伝

伝)，CMT4型（脱髄型・劣性遺伝），CMTX型（X連鎖型）と分類することが一般的である[7]．また脱髄型と軸索型のどちらにも分類できない場合は，中間型CMTというカテゴリーになる．病型の頻度は，CMT1型が約半数と最も多く，次にCMT2型，CMTX型と続き，CMT4型は稀である[2]．

A. 脱髄型CMT

CMT1型，Dejerine-Sottas病，遺伝性圧脆弱性ニューロパチー（HNPP）などの臨床型があり，生下時から呼吸困難を生じる重症例から，HNPPに代表される軽症例まで様々である．原因遺伝子は髄鞘，軸索，シュワン細胞などに分布しており，PMP22，MPZ，ERG2などが同定されている．わが国の脱髄型CMTでは病因不明な症例が約50%である[8]．

CMT1AはCMTで最も多い病型でありCMT1型の約4分の3を占める．末梢神経髄鞘の構成蛋白であるPMP22重複が原因であり，小児期の歩行障害で発症することが多い．その後，徐々に下肢遠位筋優位の筋力低下と筋萎縮が進行し，逆シャンペンボトル様筋萎縮に至る．その他，尖足，下垂足などの特徴がみられるが，筋萎縮が目立たず無症候のこともある．四肢腱反射は消失するが，感覚障害は軽度であることが多い．

CMT1BはCMT1型の約1割を占め，神経髄鞘の構成蛋白であるP0蛋白（MPZ）の点変異が原因である．Dejerine-Sottas病は乳幼児期に発症する重症の肥厚性ニューロパチーであり，遺伝形式は常染色体劣性遺伝である．CMT1型の重症型と考えられている．

CMT4型も脱髄型に分類され，常染色体劣性遺伝形式をとるが頻度は稀である．症状は多彩であるが全身症状を合併し重症となる．

B. 軸索型CMT

軸索型CMTは，多数の原因遺伝子が同定されているが，ミトコンドリア関連遺伝子であるMFN2とGDAP1が比較的多い．CMT2型は発症年齢がCMT1型より遅く，20歳台で発症することが多い．視神経萎縮，難聴，知能低下などの症状を呈することもある．CMT2型には劣性遺伝形式もあり，優性遺伝形式に比べて早期発症し重症である．

CMTX型は，原因遺伝子がX染色体上にあり，男性発症者は女性に比べて重症である．中枢神経系の障害をもつ症例も報告されている[9]．

3 電気生理

電気生理学的検査では，慢性炎症性脱髄性ニューロパチー（CIDP）など他疾患との鑑別を行うことが重要である．また診断上の脱髄型と軸索型の鑑別として，正中神経の運動神経伝導速度38m/s未満であれば脱髄型，以上であれば軸索型という基準が広く用いられている

図1 CMT の分類

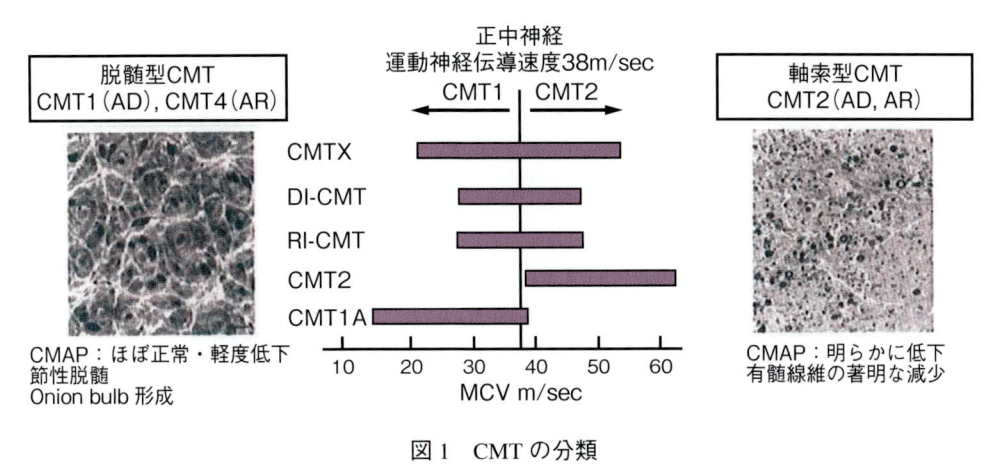

正中神経運動神経伝導速度（MCV）38m/sec を目安として脱髄型 CMT と軸索型 CMT に分けられる．その中間に位置するものは中間型（intermediate form）CMT と分類される．（文献 10）

（図1）．脱髄型 CMT では，一般的に神経伝導速度低下（38m/s 以下），活動電位はほぼ正常または軽度低下を示し，軸索型 CMT では，神経伝導速度は正常または軽度低下を示すが活動電位は明らかに低下する[10]．

4 病理

病理学的検査でも，腓腹神経生検にて他疾患との鑑別や，脱髄型と軸索型の分類を行う．

脱髄型 CMT の腓腹神経所見では節性脱髄，オニオンバルブの形成を認める．軸索型 CMT では，有髄線維の著明な減少を示す（図1）．

CMT1A 型では大径，小径いずれの有髄線維も少なくなり中間径の線維が目立つ．有髄線維をシュワン細胞がたまねぎ状に取り巻くオニオンバルブ形成が見られ，大抵は 2〜5 層からなり進行例では中心の有髄線維が次第に消失する．髄鞘の脱髄と再生の反復によって生じると考えられている（図 2A）．CIDP と類似した所見のこともあるが，CMT1A では所見が各神経束にわたって均一であることや，マクロファージによる活動性脱髄はみられないことなどが異なる[11]．

遺伝性圧脆弱性ニューロパチー（HNPP）は，CMT1A と同じ 17 番染色体の DNA 領域に遺伝子欠失があり，圧迫によって容易に単神経障害を生じる．橈骨神経，尺骨神経，総腓骨神経に多くみられるが，神経生検では tomacula という局所的に髄鞘が過剰に取り巻いて肥厚している像が多数観察される（図 2B）．

5 病態

CMT の原因となる遺伝子の機能が明らかとなるにつれて，病態が徐々に明らかになっている．現在考えられている病態は，①ミエリン構成蛋白，②ミエリン関連蛋白転写因子，③ミエリン関連蛋白の輸送・代謝・処理，④細胞分化・維持，⑤ニューロフィラメント・蛋白輸送関連，⑥ミトコンドリア関連，⑦DNA 修復・転写・核酸合成，⑧イオンチャネル，⑨アミノアシル tRNA 合成酵素の9つに分類される[12]．脱髄型 CMT の原因は Schwann 細胞のミエリンに関連しているものが多いが，軸索型 CMT は一般的な神経変性疾患において細胞死の原因としてあげられているものが多い．

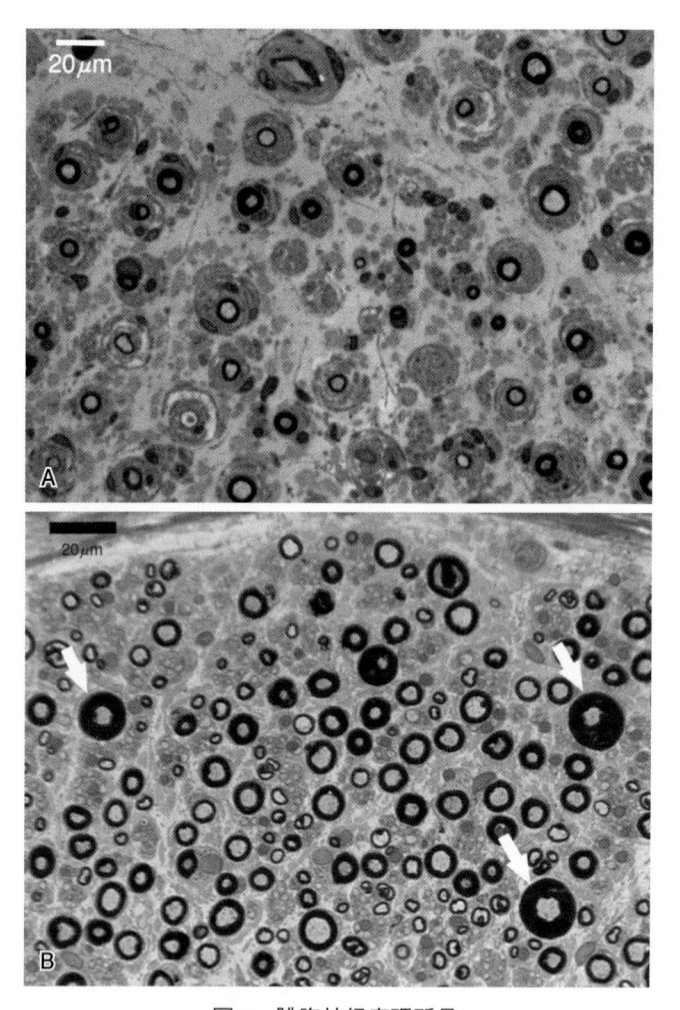

図2 腓腹神経病理所見
CMT1A型では髄鞘の脱髄と再生の反復によって生じるオニオンバルブ形成がみられる（A）．CIDPとは異なり，各神経束の所見が均一であり，マクロファージによる活動性脱髄はみられない．HNPPは局所的に髄鞘が過剰に取り巻いて肥厚しているtomacula（矢印）がみられる（B）．（文献11）

6 まとめ

 遺伝性ニューロパチーの診断について述べた．病状の進行が緩やかであるため，電気生理学的検査所見に比して，臨床症状は軽度であることが多く，多少の不便はあるものの，日常生活動作は自立している症例が案外多い．遺伝性ニューロパチーは有効な治療法がないため，診断が確定した後は対症療法，装具作成，リハビリテーションなどの保存的治療で経過をみることになるが，CMT1Aに対するアスコルビン酸の治療[13]，神経栄養因子であるNeurotrophin-3[14]など，わずかではあるが有効性が示された治療法も報告されている．

 また，動物実験でMPZ遺伝子のホモ欠損あるいはヘテロ欠損により免疫応答が亢進し，ニューロパチーが増悪することが証明されている[15]．ヒトにおいてもステロイド治療が有効であったMPZ変異の症例[16]や，IVIgが奏効したCMTも報告されていることから[17,18]，一

部の CMT では免疫機序が病態悪化に関与している可能性が示唆されている．今後の詳細な解析が待たれる．

文　献

1) 宮本勝一, 楠　進：Charcot-Marie-Tooth 病．EBM に基づく脳神経疾患の基本治療指針．メジカルビュー社：2011; 536-539.
2) Abe A, Numakura C, Kijima K, et al: Molecular diagnosis and clinical onset of Charcot-Marie-Tooth disease in Japan. J Hum Genet 2011; 56: 364-368.
3) 早坂清, 阿部暁子：本邦における Charcot-Marie-Tooth 病の特徴．Annual Review 神経 2009; 218-225.
4) 祖父江元：遺伝性ニューロパチーの成因および治療に関する研究．厚生労働省・神経疾患研究委託費「遺伝性ニューロパチーの診断システムの確立及び治療に関する研究」総括研究報告書（平成 13 年度 - 15 年度）：p5.
5) 馬場正, 鈴木千恵子, 金春玉：遺伝性運動感覚ニューロパチーの症状進行を規定する因子に関する臨床電気生理学的研究．厚生労働省・神経疾患研究委託費「遺伝性ニューロパチーの診断システムの確立及び治療に関する研究」総括研究報告書（平成 13 年度 - 15 年度）：p52.
6) 中川正法：遺伝性ニューロパチーの病態と治療．末梢神経 2007; 18: 1-13.
7) Boerkoel CF, Takashima H, Lupski JR：The genetic convergence of Charcot-Marie-Tooth disease types 1 and 2 and the role of genetics in sporadic neuropathy. Curr Neurol Neurosci Rep 2002; 2: 70-77.
8) Hattori N, Yamamoto M, Yoshihara T, et al：Demyelinating and axonal features of Charcot-Marie-Tooth disease with mutations of myelin-related proteins (PMP22, MPZ and Cx32): a clinicopathological study of 205 Japanese patients. Brain 2003; 126: 134-151.
9) Basri R, Yabe I, Soma H, et al: X-linked Charcot-Marie-Tooth Disease (CMTX) in a Severely Affected Female Patient with Scattered Lesions in Cerebral White Matter. Internal Medicine 2007; 46: 1023-1027.
10) 中川正法：遺伝性ニューロパチーの病態と治療．臨床神経 2008; 48: 1019-1022.
11) 岡　伸幸, 秋口一郎：カラーアトラス末梢神経の病理．中外医薬社．
12) 髙嶋博：遺伝性ニューロパチーの診断と分子病態．臨床神経 2012; 52: 399-404.
13) Solari A, Laurà M, Salsano E, et al: Reliability of clinical outcome measures in Charcot-Marie-Tooth disease. Neuromuscul Disord 2008; 18: 19-26.
14) Sahenk Z, Nagaraja HN, McCracken BS, et al: NT-3 promotes nerve regeneration and sensory improvement in CMT1A mouse models and in patients. Neurology 2005; 65: 681-689.
15) Miyamoto K, Miyake S, Schachner M, et al: Heterozygous null mutation of myelin P0 protein enhances susceptibility to autoimmune neuritis targeting P0 peptide. Eur J Immunol 2003; 33: 656-665.
16) Watanabe M, Yamamoto N, Ohkoshi N, et al: Corticosteroid-responsive asymmetric neuropathy with a myelin protein zero gene mutation. Neurology 2002; 59: 767-769.
17) Vital A, Vital C, Lagueny A, et al: Inflammatory demyelination in a patient with CMT1A. Muscle Nerve 2003; 28: 373-376.
18) 宮本勝一, 林　幼偉, 岡　伸幸ら：CIDP の特徴を合わせもつ遺伝性ニューロパチー症例．末梢神経 2005; 16: 114-116.

10章 糖尿病性ニューロパチー

糖尿病性多発ニューロパチー（diabetic neuropathy；DP）の診断には鑑別診断と確定診断の2つの側面がある．鑑別診断では，糖尿病を背景にして，他の多発ニューロパチーを合併している場合や糖尿病性ニューロパチー（DN）の各病型が混在していることがあり，病像が複雑になることがある．一方，また，確定診断では，DPとして基準を満たしているか（確定診断）の評価が必要になる．

1 緩徐進行性に増悪した下肢のしびれ

A. 症例呈示

【症　例】58歳，男性，自営業．
【主　訴】足先のしびれ感．
【既往歴】特になし．
【家族歴】父親；脳血管障害，母親；糖尿病，兄・妹；糖尿病と高血圧．
【嗜　好】タバコ；20本／日，飲酒；ビール350mL／日．
【現病歴】15年前に会社検診で初めて高血糖を指摘されたが，自覚症状がないので放置した．5年前（53歳時），妻のすすめで近医を受診し糖尿病と高血圧を指摘され，グリベンクラミド（2.5mg）1錠の投与を開始された．その後，10mgまで増量され，昨年からはボグリボースの追加投与を受け，0.6mgまで増量されるも血糖コントロールはHbA1c 7.8%（JDS）と不良であった．さらに，一昨年からは足先のしびれ感を自覚するようになり，最近しびれ感の悪化傾向があるため当科を紹介受診し，血糖管理と足先のしびれ感の治療のために入院となった．

【入院時現症】身長170.5cm，体重77.4kg，血圧144/82，脈拍75/分，整．胸・腹部；特記すべき所見なし．
神経学的には両足趾・足底部のしびれ感と触覚・温痛覚低下，下肢の振動覚低下を認め，両側の膝蓋腱反射，アキレス腱反射は消失していた．しかし，筋力低下・筋萎縮は認めなかった．自律神経障害については，便秘があるが起立性低血圧，排尿障害はなかった．眼底所見で前増殖網膜症を認めた．

【入院時検査所見】FPG 172mg/dL，HbA1c 7.7%（JDS），BUN 13mg/dL，Cre 0.61mg/dL．神経伝導検査；上肢正常．後脛骨神経（運動）振幅正常，伝導速度38m/秒（低下），腓腹神経（感覚）振腹4.2μV（低下），伝導速度37.4m/秒（低下）．安静時CVRR 0.61%，頸椎・腰椎X線；異常なし．

B. 診断のポイントと解説

多くの糖尿病患者では本例のように，比較的長い糖尿病歴を有して足先の"しびれ"などが，DPの初発症状であることが多い．この場合，症状は両側性に出現することが重要である．症状には多少の左右差は認められる．通常，感覚症状の初発時には，臨床的に明らかな自律神経障害や運動神経障害は認めない．この時期に筋力低下や筋萎縮を認める場合はDPでない可能性が高い．下肢の症状も頻度から考慮すると腰部脊椎管狭窄症などによる腰部神経根症状や下肢閉塞性動脈硬化症の可能性を除外する必要がある．症状の両側性とデルマトームとの関連や

足背動脈の脈拍触知の有無の確認が必要である．いずれにしてもしびれがニューロパチーに由来するかどうかをまず評価し，ニューロパチーに由来する可能性が高い場合は，さらに糖尿病以外のニューロパチーの原因を除外する必要がある．しかし，DP の診断そのものは DP の臨床像を熟知し，いくつかの特徴を把握していればそれほど困難なものではなく，適切な病歴聴取とハンマーや音叉を用いた簡単なベッドサイドの神経学的診察により十分可能である．

DP の診断に有用な臨床的特徴には以下に示すようなものがある．①左右対称性で遠位優位，特に足の症状が主，②感覚障害が優位（運動障害はみられないか，足に短趾伸筋萎縮や足変形など僅か），③アキレス腱反射が低下・消失する，④自律神経障害（便秘，起立性低血圧，排尿障害など）が明らかでなくても，心電図 RR 間隔変動係数が低値を示す．1.0 以下は年齢を考慮しても低い．⑤神経症状が明瞭でなく電気生理学検査で合併を知りうる場合もある．このような特徴を示さない"しびれ"を訴える患者には糖尿病以外の原因を検索するべきである．本症例も①〜⑤の特徴を有し DP と診断可能であった．臨床診断は簡易診断基準が有用であり，確定診断には神経伝導検査で 2 神経以上における異常が適用される．

糖尿病患者が多発ニューロパチーを有していると診断するためには，中枢神経疾患，関節・結合識疾患，脊髄根障害，単あるいは多発単ニューロパチーを除外する必要がある．足の症状が存在しても，手のしびれが手根管症候群，頸椎症，後縦靱帯骨化症などに由来する場合は多い．両側性の確認が必要である．また，多発ニューロパチーと診断しえた場合でも，アルコール多飲者では感覚障害優位なニューロパチーを呈しうる（アルコール性ニューロパチーあるいは DP 自身の増悪）．運動障害が強い場合には CIDP や遺伝性ニューロパチーなどとの鑑別に注意する．本例においても，年齢を考慮し，腰部脊椎症や圧迫性ニューロパチーの鑑別を行い異常のないことを確認している．

2 血糖コントロール後に出現したしびれと疼痛

A. 症例呈示

【症　例】38 歳，男性．
【主　訴】血糖コントロール．
【既往症】特になし．
【家族歴】母，糖尿病．
【嗜　好】喫煙・アルコールなし．
【現病歴】1993 年頃より尿の異臭を家人に指摘され，体重（75kg）が減少し始めた．1995 年，近医で糖尿病を指摘され，経口血糖降下薬を処方されたが，発疹が出たため自己判断で通院しなくなった（体重 48kg）．1996 年 4 月，近医再受診．体重 45kg，血糖 465mg/dL で，グリベンクラミド 2.5mg 投与されたが，再び発疹出現．グリクラジド 40mg に変更されるも，全身の疼痛が生じ，自己判断で通院を中止した．1997 年 12 月，視力低下のため近医眼科受診し，白内障を指摘され，術前の血糖コントロール目的にて当院糖尿病内科へ紹介された．
【入院時現症】身長 166cm，体重 37.8kg（BMI 14.4）．胸腹部異常所見なし．足背動脈触知可．API（ankle pressure index）：右 1.1，左 1.2．振動覚正常．膝蓋腱反射正常，アキレス腱反射やや減弱．
【入院時検査所見】血糖 402mg/dL，HbA1C 15.8%（JDS），血中ケトン体：3-OHBA 3,492 μmol/L，アセト酢酸 1,116 μmol/L，抗 GAD 抗体 < 4U/mL，尿蛋白 0mg/dL，尿中 CPR 24.5 μg/日，Ccr 65mL/分．神経伝導検査；脛骨運動神経・腓腹感覚神経伝導速度低下．
【入院後経過】インスリン治療が導入されたが，3 週後より四肢末梢・腹部（Th 8-9 デルマトー

ム領域)・陰嚢の疼痛が突然出現した．疼痛は時に電撃性で，睡眠障害を惹起した．インスリン開始日より毎日毎食前血糖の自己測定を行っていたが，低血糖はなかった．カルバマゼピン（600mg／日)・メコバラミン（1,500μg／日)・エパルレスタット（150mg／日）を処方されたが，本人が途中で拒薬．症状は徐々に改善した．

B．診断のポイントと症例の解説

本例は，血糖コントロール不良の状態が長年持続していた患者が急激に血糖を正常化されたときに起こりやすい治療後ニューロパチーである．DPを有していなくても起こるが，DPを有している方が起こりやすいとされる．本例については，簡易基準によれば，おそらくDPを伴っていなかったのではないかと思われる．DPに伴う疼痛が，通常，足袋型や手袋靴下型に起こるのとは異なり，下肢が多いものの上肢や体幹部など遠位部以外にも起こることが特徴である．一時的に自律神経機能障害の悪化が観察されることが多い[1]．DPに伴い高血糖の影響により惹起される疼痛に比べて，予後の良いことが知られている．1年以内に緩解することが多い．患者には，「すぐに良くなる」と精神的に安心させることが重要である．

3 四肢のしびれと筋力低下を呈した症例

A．症例呈示

【症　例】67歳，男性．
【主　訴】四肢のしびれと筋力低下
【現病歴】12年前に糖尿病を指摘．自己流で治療し受診せず．3年前から両側の前腕・膝より遠位のしびれを自覚するようになった．本年1月頃から手指に力がはいりにくくなった．4月頃からは，はしや茶碗を落としたり書字が不自由になってきた．同時に起立・歩行困難を来すようになり精査のため入院となった．
【家族歴】特記すべきことなし．
【入院時身体所見】身長162cm，52.5kg，血圧136/68mmHg．
【神経学的所見】手袋靴下型の感覚異常（自覚的・他覚的)，四肢の中等度の筋力低下・筋萎縮，下肢腱反射消失．自律神経障害認めず．
【血糖コントロール】空腹時血糖167mg/dL，HbA1c6.5％（JDS)．
【筋電図】慢性脱神経，伝導ブロック（＋)（図1)，電気生理学的診断：脱髄性感覚運動性ポリニューロパチー
【神経生検】高度な有髄神経線維の脱落あり（図2)，脱髄と再髄鞘化
【抗ガングリオシド抗体】陰性

B．診断のポイントと解説

本例は9年間にわたって糖尿病が未治療後に前腕と膝から遠位部のしびれを来している．DPでは通常，足趾や足底部から感覚異常が始まる．しかし，症状が上行して膝や上肢の症状を呈するに至ることは少ない．さらに，手の症

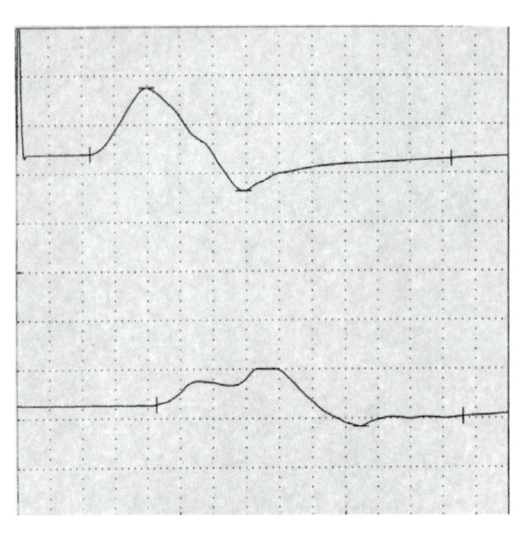

図1　正中神経（運動神経）伝導ブロック
（上段：遠位部刺激；下段：近位部刺激）

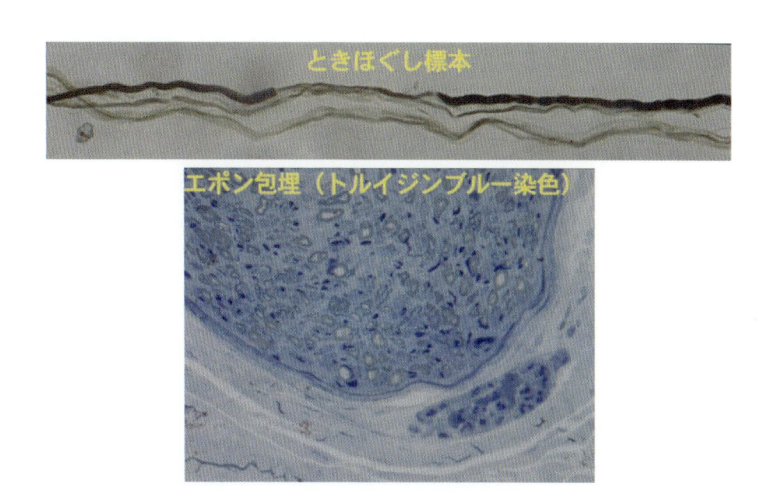

図2 神経生検標本
ときほぐし標本にて脱髄が観察される（矢印間）．エポン包埋標本（トルイジンブルー染色）にて有髄神経線維の著明な脱落が観察される．

状がなくて前腕の症状を呈することはない．また，筋力低下が上肢に出現することは稀であり，出現しても下肢から出現する．DPのみで起立や歩行障害を呈することも少ない．この症例のように感覚症状が出現して3年以内にDPに起因して高度な筋力低下を来すことは"ない"といっても過言でない．さらに，高度な感覚運動性ニューロパチーを呈する場合，臨床的に明らかな自律神経障害は必発であるが，本例では認めない．CIDPでは，通常自律神経障害が軽微である[2]．糖尿病にCIDPを伴う頻度が高いことを指摘する論文[3]は多いが，否定的な疫学研究もある[4]．いずれにしても本例では臨床経過・所見から考慮してもCIDPがニューロパチーの主たる病態である可能性は高いが，電気生理学的に伝導ブロックを検出することが決め手になる．一方，DPはCIDPの電気生理学的基準を満たす場合があるので，臨床観察が最重要である．

文献

1) Gibbons CH, Freeman R: Treatment-induced diabetic neuropathy: a reversible painful autonomic neuropathy. Ann Neurol 2010; 67: 534-541.
2) Figueroa JJ, Dyck PJ, Laughlin RS, et al: Autonomic dysfunction in chronic inflammatory demyelinating polyradiculoneuropathy. Neurology 2012; 78: 702-708.
3) Sharma KR, Cross J, Farronay O, et al: Demyelinating neuropathy in diabetes mellitus. Arch Neurol 2002; 59: 758-765.
4) Laughlin RS, Dyck PJ, Melton LJ 3rd, et al: Incidence and prevalence of CIDP and the association of diabetes mellitus. Neurology 2009; 73: 39-45.

11章 リウマチ性多発筋痛症（PMR）

　老年者で日常生活や歩行に伴う運動制限と痛みを主訴とする筋関連疾患の代表はリウマチ性多発筋痛症（polymyalgia rheumatica；PMR）である．PMRを筋関連疾患に含める理由は以下による．PMRは実は筋疾患でも関節リウマチでもない．筋逸脱酵素であるCPK（CK）は上昇せず，筋生検でも特記すべき筋炎・筋膜変所見はなく，関節リウマチの診断マーカーの上昇もない．PMRはおそらく，高齢発症の筋膜や関節滑液膜などに出現する自己免疫機序による疾患であろうと最近は考えられている．

　老年者の歩行・運動障害には，脳由来の病態として，1）高次脳歩行障害，2）Parkinson病やその他の変性疾患，3）正常圧水頭症や慢性硬膜下血腫などの外科的治療の対象疾患，4）Binswanger病や多発ラクナなどの脳血管障害（血管性パーキンソニズム）がある．一方，筋末梢神経や骨関節由来の病態としては，1）筋・末梢神経疾患やリウマチ性多発筋痛症，2）リウマチ性疾患や変形性関節疾患，3）頸椎症・腰椎症などがあり，これらは脳由来の疾患とは異なりそのほとんどが歩行・運動障害と共に痛みを伴う．

　リウマチ疾患（rheumatology・リウマチ科対象疾患）にはABCDEFGで整理される各領域があるが（☞ p.8，表9），この以下のほぼすべての領域が歩行障害，運動痛を示す．
A．関節炎
　　Arthritis（RA），Ankylosing spondylosis，Adult-onset Still（AOS）など．
B．血管炎
　　Blood vessel diseases：ANCA-related arteritis，Behçet disease，Classic PNなど．
C．結合組織病
　　Connective tissue diseases：SLE，Scleroderma，Sjögren syndromeなど．
D．変形性関節症
　　Degenerative joint diseases：Cervical and lumbar spondylosis（変形性脊椎症），Hand and foot joint osteoarthritis（OA），Hip and knee joint OAなど．
E．関節外炎／皮下脂肪織炎
　　Extra-auricular disease：Erythema nodosum，Sarcoidosis，Bursitis／synovitisなど．
F．筋痛・筋炎
　　Fibromyalgia／polymyositis：多発筋炎・皮膚筋炎（PM・DM），リウマチ性多発筋痛症，Fibromyalgia／myofascial pain syndromeなど．
G．全身病
　　General diseases：Gout，Entrapment syndromes，Osteoporosisなど．

1 症例呈示

症例　67歳，女性

【主　訴】両上腕痛，両大腿痛，両下腿痛，歩行障害．

【既往歴】高血圧症，脂質異常症，甲状腺機能低下症．

【現病歴】X年10月中旬より両大腿痛と両下腿痛が，11月下旬より両上腕痛が出現し，A病院を受診した．消炎剤を処方されたが軽快せず，かかりつけのB医院の紹介で，12月19日当科外来を受診した．診察と緊急採血

検査（血沈1時間値とCRP）より，リウマチ性多発筋痛症と診断され，プレドニン（5mg）2Tを処方された．翌朝同剤を1T内服した後，急に歩行困難となった．22日朝より両上腕の疼痛も増悪し，挙上困難となったため，同日，精査・加療目的で当科に入院した．

【入院時現症】

BP 114/68，P80（整），BT 37.1．意識清明．両上腕痛のため，挙上は困難で，両三角筋に圧痛を認めた．また，両大腿四頭筋および腓腹筋に圧痛を認め，歩行は困難であった．

検血：ESR 112/140，CRP 4.68g/dL と高値であった．

心電図，胸部X線：著変を認めず．

針筋電図，大腿筋MRI：異常なし．

【入院後経過】

症候および検査所見よりPMRの増悪と診断され，入院3日目よりプレドニン（5mg）1Tを再開し，副作用のないことを確認した後，5日目より3Tに増量した．これに伴い，1月6日にはESR 30/68，CRP 0.27mg/dLと改善し，四肢の筋痛も軽減，歩行および上肢挙上も可能となり，1月11日軽快，退院した．

2 筋痛を起こす日常的疾患

筋痛を伴う日常的な筋障害には，①筋硬結（肩凝り，首こり，腰こり－腰痛），②筋断裂（肉離れ），③筋膜損傷（筋違え－寝違え，ぎっくり背中，ぎっくり腰）などがあり，それらは日常生活や仕事上の運動負荷・姿勢異常や過剰なスポーツ練習などで出現する．その病態は以下の2つに大別される．

1）遅発性筋痛(delayed-onset muscle soreness；DOMS)：運動後1〜2日で出現，スポーツ障害や筋加齢障害を背景に出現することが多い．

2）筋・筋膜疼痛症候群（myofascial pain syndrome；MPS)：2，3ヵ所の筋に限局した慢性的な筋痛，圧痛点と索状硬結であり，術後状態，うつ，緊張型頭痛にしばしば合併する．ペインクリニックの30〜85％を占めるともいわれる頻度の高い病態である．なお，MPSは線維筋痛症FMS（広汎な筋圧痛点の存在が特徴；後出）とも重なる．

上野は，そのほかに，筋痛と歩行障害を示し筋力低下の目立たない疾患の代表として，①インフルエンザなどのウイルス性感染と，②中年女性に多い筋炎・線維筋痛症，③高齢者に多発するPMRを挙げている．

リウマチ性多発筋痛症（PMR）は高齢女性に好発し，その有病率は高齢者人口の0.5〜2％を占める．主要症候は1〜2ヵ月続く筋痛，体重減少，貧血，うつ，であり血液検査で血沈1時間値40以上とCRP上昇を認める．PMRには"PMRの7不思議"とでもいうべき以下の特異な病像がある．

1）老年期の特に女性に多い．しかし，なぜ老年期の女性に多いのか？運動器・筋の加齢変化，性ホルモンが関係するのか？

2）10mgから20mgの低用量のプレドニゾロンが特異的に有効である．しかし，なぜ低用量プレドニゾロンが劇的な効果を示すのか？視床下部・下垂体・副腎軸や細胞性免疫の異常が関係するのか？

3）血沈とCRPあるいはサイトカイン・肝全身急性反応物が高値を示す．しかし，なぜ血沈とCRPのみが特異診断マーカーなのか？

4）筋痛・こわばり－肢帯部の滑膜炎・筋膜炎・血管炎がある．しかし，なぜ筋痛・こわばりがあるのにCKは正常なのか？

5）側頭動脈炎との合併，共通の診断基準・共通の病態が欧米では強調されている．しかし，なぜ側頭動脈炎と合併するのか？また，わが国ではなぜ側頭動脈炎との合併が少ないのか？

6）リウマチ性多発筋痛症として関節リウマ

チや筋痛を主訴とする疾患との類縁性が古くから指摘されている．しかし，リウマチ性でも筋痛でもないのになぜこの疾患名のままとなっているのか？

7) 医者冥利に尽きる疾患で，"筋痛・ADL低下で来院，その日の血沈1時間値で診断，その日にPSL10〜15mg投与，数日で著明な改善，と診断と治療に独特の起承転結がある．しかし，なぜ誤診や未診断例が多いのか？

3 診断基準

PMR診断の要点はBirdら（1979），西岡ら（1985）によれば以下の4点に集約される．

1) 65歳以上の女性，2) 亜急性，早朝・午前，体幹・四肢近位筋の筋痛とこわばり，3) 歩行困難，体重減少，うつの合併，悪性新生物に注意，4) 血沈亢進（40mm/1h以上）とCRP上昇，CKは正常，5) PSL10〜20mgで劇的改善，NSAIDは有効でない．山口らは（1987）PMR早期診断のためのガイドラインとして，以下のⅠ診断基準項目，Ⅱ除外疾患，Ⅲ参考となる項目を挙げている．

Ⅰ．診断基準項目

1．年齢50歳以上，2．発症月日を同定しうるほどの急性発症，3．発症時に発熱を伴う，4．首，肩または腰帯の朝のこわばりが著明，5．体幹近位筋群の圧痛，ただし筋萎縮または筋原性酵素の上昇を伴わない，6．手指，足趾関節の腫脹，疼痛およびこわばりを伴わない，7．赤血球沈降速度が70mm/1時間以上，あるいはCRP陽性，8．$α2$-グロブリン値が0.8g/dL以上，あるいは血清補体価が40 CH_{50} 値以上，9．リウマトイド因子陰性かつ抗核抗体などの自己抗体を持たない．

上記診断基準項目が7項目以上陽性のときPMRと診断しうる．

表1 試験的なPMRの鑑別診断基準（欧州リウマチ協会・米国リウマチ学会2012）

	点数
点数化アルゴリズムの臨床尺度	
1) 45分以上続く朝のこわばり	2
2) 臀部痛ないし運動制限	1
3) リウマチ因子及び抗CCP抗体陰性	2
4) 他の関節障害のないこと	1
点数化アルゴリズムの超音波検査尺度	
1) 少なくとも一側の肩に subdeltoid bursitis, biceps tenosynovitis, ないし glenohumeral synovitis の存在；および少なくとも一側臀部に synovitis ないし trochanteric bursitis の存在	1
2) 両側肩に subdeltoid bursitis, biceps tenosynovitis ないし glenohumeral synovitis の存在	1

必要とされる要件：50歳以上，両側肩の痛み，および血沈・CRPの異常値．
臨床尺度の点数が4点ないしそれ以上の場合にはPMRと対照患者の鑑別は感度68％，特異度78％，臨床尺度と超音波尺度の点数合計が5点ないしそれ以上の場合は感度66％，特異度81％．

II．除外疾患

下記の疾患が確定するとき本症は診断しない．1．多発筋炎・皮膚筋炎，2．"確定的"以上の慢性関節リウマチ，3．頸腕症候群，4．骨関節症，5．成人発症型 Still 病，6．悪性疾患に伴う筋症状．

III．参考となる項目

1．副腎皮質ステロイドが比較的少量で奏効（プレドニゾロン換算量 10～30 mg/日），2．女性に多い，3．血中アルカリフォスファターゼ，フィブリノゲンの高値．

上記ガイドライン以外にもいくつかの診断基準が欧米から提示されているが基本的に前述のものと大きな相違はない（Jones and Hazleman, 1981; Chuang et al, 1982; Healey, 1984）．最近，欧州リウマチ協会と米国リウマチ学会から試験的な PMR の鑑別診断基準が明らかにされた（表1）．このガイドラインでは症候の点数化と超音波や MRI など画像診断の導入が画期的であり，今後，この試案をさらに進化させ，高齢化社会で増加しつつあり，かつ治療可能な本疾患に対する国際的に汎用可能な診断基準の確立が求められる．

4　自験 15 例のプロフィール

表 2 に呈示症例を含めた PMR 自験例 15 例のプロフィールをまとめた．最初の 12 例は PMR の典型例であるが，あとの 3 例はやや若年発症で癌ないし自己免疫疾患との合併例である．最初の 12 例の予後は全体として良好で治療によく反応した．

5　鑑別診断

PMR は主訴症候としての痛み，こわばり，うつ，体重減少からしばしば変形性関節症，慢性関節リウマチや偽痛風，線維筋痛症，うつや転換障害（ヒステリー），結節性紅斑，SLE，PN，MCTD などと誤診されていることがある．PMR は加齢依存性に発症し副腎皮質ステロイドが有効な免疫疾患であるが特異自己抗体は明らかにされていない．鑑別疾患ないし類縁・合併病態としては，関節リウマチ－滑膜筋炎と側頭動脈炎－血管結合織炎をまず考えなければならない（図1）．関節リウマチ関連では，第一にリウマチ因子陰性慢性関節リウマチ・脊椎関節炎（症），高齢発症強直性脊椎炎・乾癬性関節炎．次に，RS3PE 症候群（McCarty ら，1985）；remitting seronegative symmetrical synovitis with pitting edema を考えなければならない．図2は PML 様症候で初発（PMR-like onset）した 116 例の 12 カ月後の転帰を縦断的に経過観察した結果である（Caporali ら 2001）．50 歳以上，肢体痛 1 カ月以上，血沈 40 mm/1h 以上だった症例群は結局，12 カ月後には PMR が 56%，RA が 35% で側頭動脈炎と malignancy が 3 例ずつ（2.6%）であった．すなわち，PMR-like onset の半分以上はやはり PMR，しかし，1/3 は RA であったことになる．RA で優位に多かった高齢男性・突然発症，多発滑膜炎，手足浮腫が鑑別の手立てとなる．好酸球性筋膜炎（Shulman, 1984）も好酸球増多がある場合，鑑別を要する疾患である．中年発症・激しい運動，びまん性筋膜炎，浮腫性硬化に注意する．同様に好酸球増多筋痛症候群（Eidson ら，1990）；eosinophilia-myalgia syndrome（EMS）にも注意が必要である．EMS の少なくとも 2% は L-トリプトファン服用者ではない．筋膜炎・多発神経炎と浮腫性硬化に留意する．成人発症 Still 病（Bywaters, 1971）も鑑別を要する疾患である．若年発症の多いこと・弛張熱，皮疹・多関節炎，血清フェリチン値上昇に留意する．線維筋痛症（fibromyalgia syndrome；FMS）も多発筋痛を主訴として来院した場合鑑別が必要である．全身

表2 PMR 自験 15 例

		経過	筋痛・症状	PSL	ESR	CRP	RF	抗 DNA	ALP	
1)	67F*	2M	両上下肢 GD	15	112	4.7	正	正	正	甲低，体重減少
2)	90F	3M	肩手 GD	15	85	5.5	正	正	正	熱発，体重減少
3)	83F	2M	肩上肢 GD	10	↑	↑	正	正	正	Dep, 体重減少, Dem, OA
4)	85F	1M	四肢 GD	10	42	3.4	正	正	正	HT
5)	69F	13M	肩膝足	20	48	1.7	正	正	正	HT, DL, 膵胆嚢炎
6)	82F	2W	肩足 GD	(60)	↑	↑	正	正	?	Dem
7)	66F	3M	両上下肢 GD	15	127	7.8	正	正	正	OA, Dep, 体重減少, DL
8)	80F	1M	肩上腕手	10	120	6.9	正	正	正	帯状疱疹後
9)	68F	3M	四肢 GD	15	↑	↑	正	正	?	familial OA
10)	71F	2M	両上下肢	15	114	6.5	正	正	正	DL
11)	82M	1M	両上下肢	10	↑	↑	正	正	正	DM, 正常圧水頭症
12)	72F	4M	両肩 GD	15	98	8.7	正	正	正	Dep, 体重減少, 熱発
13)	59M	3M	肩四肢	15	↑	↑	正	↑	?	Pa Cancer（半年後）
14)	60M	6M	四肢体幹	(60)	↑	↑	正	?	?	Pa Cancer（1年後）
15)	42F	4M	肩膝手足	10	132	3.3	正	7.7	正	結節性紅斑（4年前）

＊呈示症例，甲低：甲状腺機能低下症，Dep：うつ病，Dem：認知症，HT：高血圧症，DL：脂質異常症，DM：糖尿病，Pa Cancer：膵臓癌

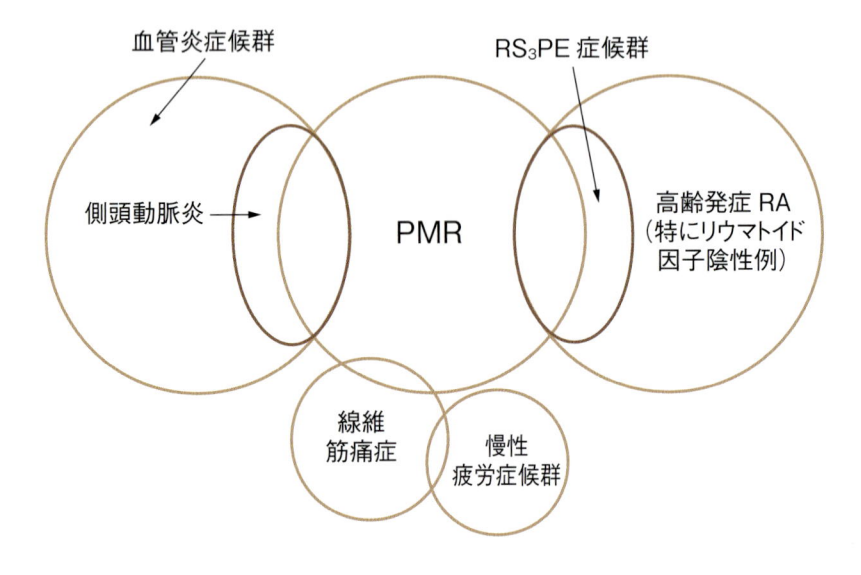

図1 PMR の位置づけ

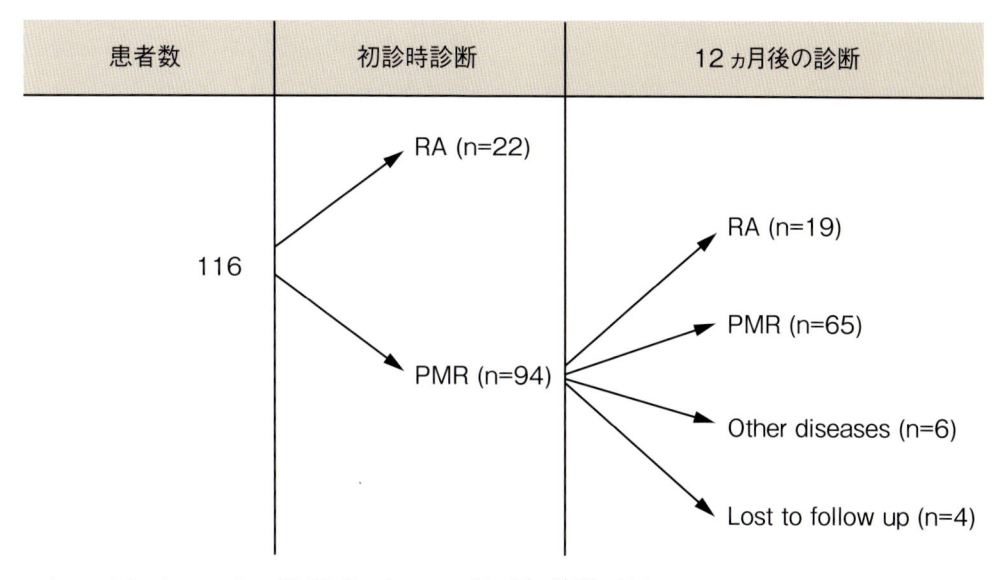

患者数	初診時診断	12ヵ月後の診断
116	RA (n=22) PMR (n=94)	RA (n=19) PMR (n=65) Other diseases (n=6) Lost to follow up (n=4)

polymyalgia rheumatica (PMR)-like features 116 例の診断の流れ．RA, Rheumatoid arthritis; PMR, polymyalgia, rheumatica. 3 例が癌合併，3 例が側頭動脈炎合併．

図2　PMR-like onset*の縦断的経過観察（Caporali ら，2001）
(*50 歳以上，肢体痛 1 ヵ月以上，血沈 40mm/1h 以上；PMR 56％, RA 35％, GCA/malignancy 2.6％)

の筋に分布する深部圧痛点 14 ヵ所のうち 12 ヵ所以上の圧痛点（＋）があれば本症と診断されてしまい治療可能な PMR の存在がマスクされてしまう点に十分留意する必要がある．米国リウマチ学会 FMS 診断基準（Wofle et al 1990）でも，1) 広範囲疼痛が 3 ヵ月以上持続，2) 深部圧痛点が 18 ヵ所中 11 ヵ所ある，3) 検査所見に異常がない，の 3 点が診断に必要としているが，そもそも検査所見に異常がなく圧痛点のみを診断根拠とする本症候群についてはその存在根拠について十分な検証が必要と思われる．

6　PMR と側頭動脈炎

頭蓋内外の中小サイズ動脈の内中膜を中心とした血管炎と弾性板の断裂破壊・巨細胞の出現を特徴とする側頭動脈炎ないし巨細胞性動脈炎 giant cell arteritis（GCA）はしばしば PMR と合併する．GCA と PMR の合併頻度については欧米では GCA の 40％に PMR，PMR の 10％に GCA が合併する．わが国では GCA は 50 歳以上の日本人の 1.5/10 万（眼動脈病変による視力喪失はその 6.5％と欧米より低頻度）であり，PMR はその 30％に合併する．一方，PMR は 50 歳以上の欧米人で 13～68/10 万，50 歳以上の北米人で 0.5％，60 歳以上の英国人で 2％とされる．しかし，わが国の PMR に関する信頼できる有病率データは未だにないし，したがって PMR における GCA の頻度については不明である．筆者の印象では高齢者中心の外来患者 1200 人のうち少なくとも 20 人で PMR が存在するので（GCA については，組織診断は行っていないものの 1 例にその疑いがあった），高齢者における PMR の頻度は 2％内外と考えられる．最近の米国オルムステッドにおける疫学調査では PMR における GCA の合併は全体

の15％であったこと，PMRには独自の病態があること，PMR診療における家庭医の重要性が強調されている．それによればPMRは50歳以上の地域住民の0.6％（平均73歳）で，67％が女性であった．寛解・治癒まで平均して1～2年を要し，4年追跡で49％が再燃した．PSLは平均20mg，NSAIDS使用例は50％であった．40％が一般家庭医のみを受診して治療を受け，30％が経過中にリウマチ医を一回受診した（男，合併症を有する者，GCAの症例に多かった）（Kremersら，2005）．Corneliaら（2003）によれば，GCAからみた他の合併病態（subtypes of GCA syndrome）には，1）cranial arteritis，2）systemic inflammatory syndrome with arteritis，3）large-vessel arteritis or aortitis，4）isolated PMRがあり，わが国では1）と4）は別々のことが多い．自験GCA 4例でも1）が3例，2）が1例でGCAとPMRの合併は前述のように1例のみであった．

PMRと側頭動脈炎の共通点，相違点については，共通点として，1）北半球北部の白人に多い，2）女性に多い，3）HLA-DR4との正の相関，4）赤沈値亢進，血中IL-6高値，5）血中で活性化単球の増加，6）側頭動脈局所においても各種サイトカイン産生の亢進があること（IL-1，IL-6，TGFβ，IL-2）が指摘され，相違点としては1）側頭動脈に血管炎の存在，2）側頭動脈局所におけるIFN-γ産生の亢進（正確にはmRNAの合成亢進，ただし，一部PMR症例でも亢進は認められる）が指摘されている．

7 ｜ 成因と免疫異常・病理

免疫学的には，（a）ICAM-I，CRH，IL-6などの遺伝子多型やHLA-DR4の関与，家族発生のあること，（b）IL-1，IL-6，IFN-γなどcytokineの産生亢進と，その結果，全身炎症（肝・筋・血管など）によるESR・CRPの亢進・上昇が認められること，（c）IFN-γ（T cell）が血管壁・結合織の免疫応答（Mφ・巨細胞）を亢進させ血管結合織炎をもたらすこと，などが報告されている．そのほかにPMRでは，ストレス・炎症状態（視床下部－下垂体－副腎軸異常，stressful life events，加齢）が対照群と比べ有意に亢進していることや，ウイルス感染との関連（parvo B19など）が指摘されている．画像病理所見としては，PMRではhip synovitis（滑膜炎）とtrochanteric bursitis（関節嚢炎）がMRIと超音波診断でほぼ100％にみつかること（Cantiniら，2005）が指摘されている．悪性新生物との関連ではParaneoplastic PMRという概念がManganelliらにより提唱され，膵臓癌とPMRの合併例や前立腺癌とPMRの合併例で癌治療によりPMRが寛解したことが報告されている．一方，PMRとmalignancyとの間に有意な関連はないとの報告もあり一定の見解は今のところない．

おわりに

PMRは神経内科医のみでなく一般開業医，内科専門医，リウマチ専門医，整形外科医，麻酔科医（ペインクリニック）が関わる重要な病気である．PMRは起承転結のはっきりした医者冥利に尽きる疾患の典型例で，60歳以上の200人に1人の頻度，典型的な加齢依存性疾患である．診断にあたっては，1）65歳以上女性，亜急性の上下肢帯痛と歩行障害で発症し，ADL障害・体重減少・微熱・うつを伴う．疑ったら2）すぐに血沈を測定（CRP・CK・RFも検査），血沈1時間値が40以上であればPSL10～15mgを当日から投与し，1～2週後の外来で症状と検査所見の（劇的）改善を確認する．一般に，筋筋膜疼痛症候群や線維筋痛症との鑑別は容易．ただし，RAとmalignancyに注意を要する．

文献

1) Kermani TA, Warrington KJ: Polymyalgia rheumatica. Lancet. 2013; 381: 63-72.
2) Soriano A, Landolfi R, Manna R: Polymyalgia rheumatica in 2011. Best Pract Res Clin Rheumatol. 2012; 26: 91-104.
3) De Bandt M: Current diagnosis and treatment of polymyalgia rheumatica. Joint Bone Spine. 2014; 81: 203-208.
4) Kremers HM, Reinalda MS, Crowson CS, et al: Use of physician services in a population-based cohort of patients with polymyalgia rheumaticaover the course of their disease. Arthritis Rheum. 2005; 53: 395-403.
5) Nishioka J, Shichikawa K, Nakai H, et al: Symptomatological study of polymyalgia rheumatics in Japan--induction of diagnostic criteria for Japanese patients. Ryumachi. 1985; 25: 265-273.
6) 上野征夫：リウマチ病診断ビジュアルテキスト．改訂2版．医学書院．2008.
7) Ginat DT, Rastalsky N: Teaching NeuroImages: Polymyalgia rheumatica and giant cell arteritis. Neurology. 2013; 81: e96.
8) Wendling D, Stabile A, Guillot X, et al: Positron emission tomography assessment for polymyalgia rheumatica. Arthritis Rheumatol. 2014; 66: 1686.
9) Caporali R, Montecucco C, Epis O, et al: Presenting features of polymyalgia rheumatica (PMR) and rheumatoid arthritis with PMR-like onset: a prospective study. Ann Rheum Dis. 2001; 60: 1021-1024.

12章 重症筋無力症および Lambert-Eaton 症候群

神経筋接合部は血液神経関門が解剖学的に欠如しているため，免疫性神経障害が生じやすい環境にある．重症筋無力症（myasthenia gravis；MG）と Lambert-Eaton〔筋無力〕症候群（Lambert-Eaton myasthenic syndrome；LEMS）は，自己免疫性神経筋接合部疾患の代表であり，両疾患とも自己抗体の関与により神経筋接合部でのシナプス伝達に異常を来す．

病態機序は両疾患では異なっており，重症筋無力症ではシナプス後部（筋側）のアセチルコリン受容体が障害されるのに対して，Lambert-Eaton〔筋無力〕症候群ではシナプス前部（神経終末）からのアセチルコリン放出障害が発症に関わっている．

1 症例呈示

症例1

40歳代男性．主訴は眼瞼下垂と嚥下障害．3ヵ月前より眼瞼下垂あり．1ヵ月前より嚥下困難，開鼻声が出現した．疲れると症状が悪くなり，首もだるく下がってくることを自覚していた．

一般身体所見に特記事項なし．神経学的には右眼瞼下垂，開鼻声，頸部・上肢帯に易疲労性を伴う軽度筋力低下を認めた．握力は10回の施行で42kgから30kgに低下あり．

テンシロン試験にて眼瞼下垂・頸部脱力・開鼻声の改善を認めた．血液検査では抗 AChR 抗体陽性，CPK が 697 と上昇していた．電気生理検査では反復刺激検査で短母指外転筋で

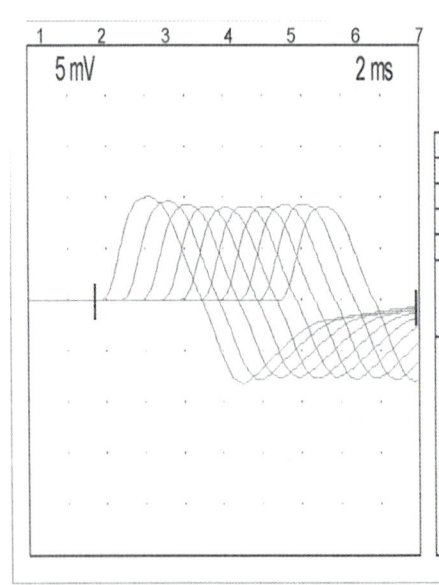

a

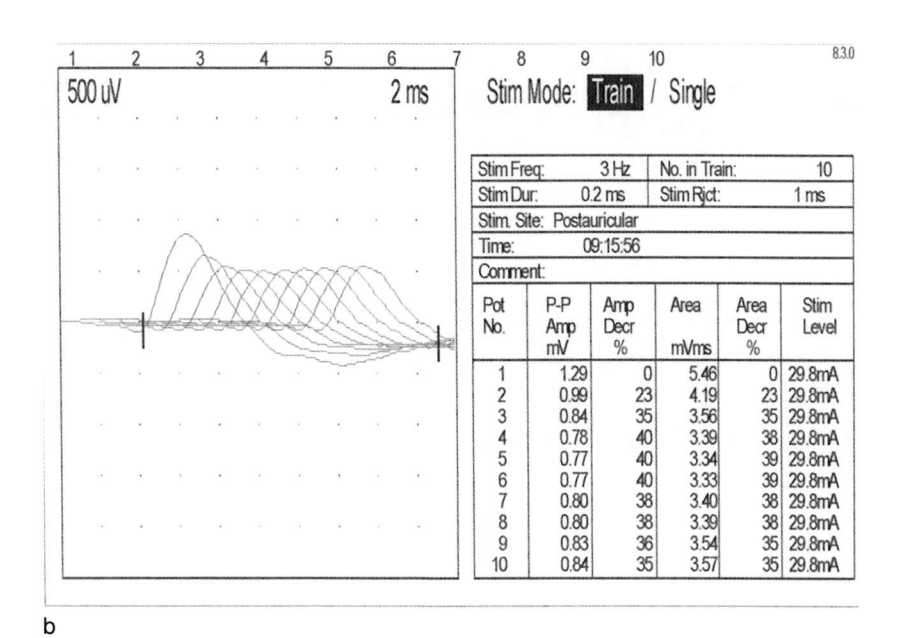

図1 反復刺激検査（3Hz）
短母指外転筋（a）では10％，鼻翼筋（b）では40％，三角筋（c）では60％の漸減現象を認める．重症筋無力症では筋により程度に差があることに注意する．

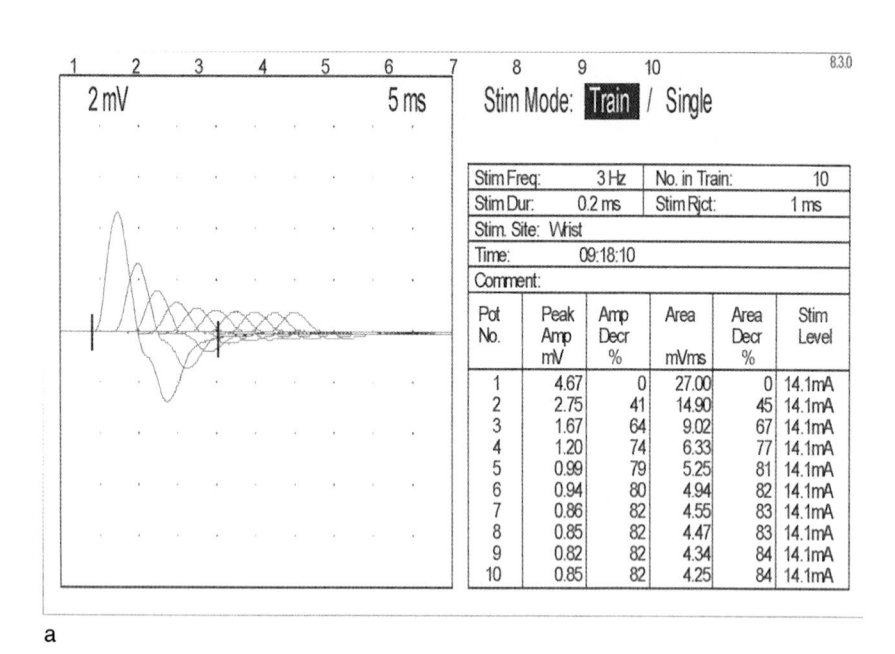

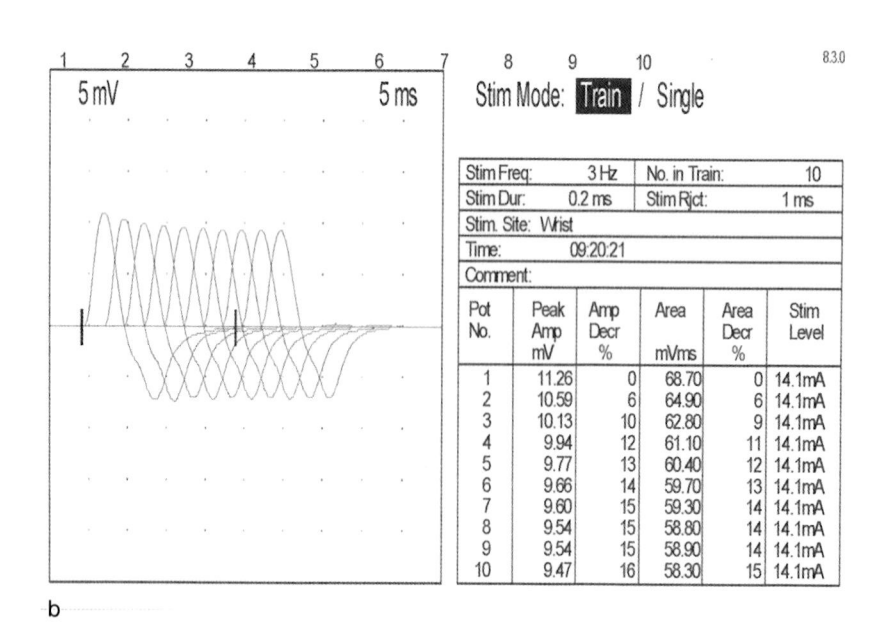

図2 短母指外転筋での反復刺激検査（3Hz）a：安静時，b：強収縮後

安静時には80％の漸減現象を認める．
強収縮後により，M波振幅（1発目）は4.7mVより11.3mVへ100％以上の増大を認める（運動後促通現象）．漸減現象も15％と軽減している．

10％，鼻翼筋で40％，三角筋で60％の漸減現象があり（図1），三角筋の針筋電図には線維自発放電，陽性鋭波および筋原性変化を認めた．胸部CTでは胸腺腫を認めた．

胸腺腫を伴った中等度全身型重症筋無力症と診断した．CPK上昇を伴い筋電図上も筋炎の合併が示唆された．

症例2

60歳代女性．胃癌摘出術後に呼吸停止を生じ，挿管・人工呼吸器管理となった．神経学的には軽度四肢筋力低下と眼瞼下垂を認めた．

テンシロン試験陽性．電気生理検査では短母指外転筋の反復刺激検査にて80％の漸減現象を認めた（図2a）．強収縮後のM波振幅は100％以上の増大を認め（運動後促通現象），漸減現象も15％に軽減していた（図2b）．血液検査では抗AChR抗体は陽性，抗VGCC抗体は陰性．胸部CTでは明らかな胸腺腫なし．

術後の呼吸停止を契機に診断された重症筋無力症で，電気生理学的にはLEMSの合併が示唆された．

2 重症筋無力症

重症筋無力症（MG）は，自己免疫学的な機序により神経筋接合部のシナプス後膜に存在するアセチルコリン受容体（AChR）に機能障害が生じるため，シグナル伝達が障害され，結果として骨格筋の筋力低下と易疲労性をきたす疾患である．

重症筋無力症患者の多くでは，AChRに対する自己抗体が認められる．抗AChR抗体は主に結合型抗体として働き，補体介在性に膜破壊を生じることによりAChR数を減少させる．

抗AChR抗体の他には，筋特異性チロシンキナーゼ（MuSK）が重症筋無力症の発症に関与していることが知られている．MuSKはAChRの終板への凝集に必要な膜蛋白であり，抗AChR抗体陰性例の約半数で抗MuSK抗体が陽性となる．

臨床的には運動反復により筋力低下が増悪する易疲労性を示すのが重症筋無力症の最も疾患特異的な所見である．症状の日内変動や日差変動もよくみられる特徴である．眼瞼下垂，複視，顔面・頸部・四肢近位筋の脱力，嚥下障害，構音障害が頻度の高い症状であり，重症例では呼吸筋障害をきたすことがある．

胸腺異常との関連が深く，胸腺腫や過形成をしばしば伴う．

また甲状腺機能亢進症や他の自己免疫疾患を合併することがある．

重症筋無力症の診断には以下の検査が行われる．

A．エドロフォニウム（テンシロン，アンチレクス）試験

短時間作用性のコリンエステラーゼ阻害薬を投与することで，受容体に結合するアセチルコリンの数を増やし，一過性にシグナル伝達障害を改善させる．筋力低下や疲労現象が改善するかどうかを臨床的に観察する．偽陽性に注意する．

B．アイスパック試験

眼瞼下垂のある目にアイスパックを3～5分当てると，眼瞼下垂が一過性に改善する．低温によりコリンエステラーゼの活性が低下するためと考えられる．

C．反復刺激検査（repetitive nerve stimulation, Harvey-Masland test）

運動神経を3Hzの低頻度で10回程度の連続刺激を行い，複合筋活動電位（M波）に漸減現象が見られるかどうか評価を行う．重症筋無力症では4～5発目でM波振幅は最小となり，

その後はやや増大することが多い．7～10％以上の振幅低下を陽性と判断する．四肢遠位部での陽性率は低いため，近位筋や顔面筋で検査を行うことが必要である．5発目以降も振幅が低下し続ける場合には，技術的誤りであることが多い．

D. 抗 AChR 抗体，抗 MuSK 抗体

85％程度の患者で抗 AChR 抗体が陽性となる．同一患者内での抗体価の推移は症状とある程度連関するが，患者間では抗体価と重症度は相関しない．

3 | Lambert-Eaton〔筋無力〕症候群

Lambert-Eaton〔筋無力〕症候群（LEMS）は，自己免疫学的機序により，神経終末からのアセチルコリン放出が障害される結果，筋力低下をきたす稀な疾患である．

神経筋接合部のシナプス前膜に存在する P/Q 型電位依存性 Ca チャネル（VGCC）はシナプス小胞からのアセチルコリンの開口放出を制御しているが，Lambert-Eaton〔筋無力〕症候群患者の多くではこの P/Q 型 VGCC に対する抗体が陽性となる．

半数以上が肺小細胞癌などに合併して生じる傍腫瘍神経症候群である．下肢近位筋の筋力低下と自律神経症状で発症することが多く，しばしば腫瘍の発見に先行する．運動負荷により一過性に筋力の増強や腱反射の出現がみられるのが疾患特異的な臨床所見である．

Lambert-Eaton〔筋無力〕症候群の診断には下記の検査が用いられる．

A. 電気生理検査

運動神経伝導検査において，安静時の複合筋活動電位（M 波）振幅低下と，運動負荷により M 波増大がみられる運動後促通現象を認める．60％以上の増大があれば陽性と診断する．重症筋無力症の漸減現象と異なり，異常は全般性にみられるため，一般的には遠位筋のみ評価すれば十分である．

20Hz 以上の高頻度刺激による漸増現象も同意義であるが，苦痛を伴うため，運動後促通で評価を行った方がよい．

B. 抗 VGCC 抗体

抗 P/Q 型 VGCC 抗体が約 85％の患者で陽性である．

13章 筋萎縮性側索硬化症

　筋萎縮性側索硬化症（amyotrophic lateral sclerosis：ALS）は代表的な神経難病のひとつである．上位および下位運動ニューロンの原因不明の系統的な変性により，呼吸筋を含む全身の筋力低下・筋萎縮を来す．数年の経過で全身麻痺により寝たきりとなり，人工呼吸器をつけない場合は呼吸筋麻痺で死に至る．

　上位運動ニューロンというのは，大脳運動野のBetz細胞から前角細胞までの錐体路をいい，下位運動ニューロンは前角細胞およびそれ以遠の神経路のことである．上下合わせて大脳皮質の細胞からシナプス一つだけ（前角細胞に）の高速の神経回路で随意運動遂行の基本をなす系であるが，小脳と大脳基底核からの調整が必要で，それによって初めて随意運動は効率的に円滑に遂行できる．

　症状としては，前角細胞を含む下位運動ニューロンの変成・消失により下記が生じる．
1）筋トーヌスと筋力の低下
2）筋萎縮
3）筋線維束性収縮（fasciculation）
4）深部反射および表在反射の低下ないし消失

　他方で上位運動ニューロンが障害されると下位運動ニューロンは抑制から解放されて原始的なパターンで働くようになる．
1）痙縮（spasticity）
2）深部反射の亢進，手指・足趾屈曲反射・クローヌス，病的反射の出現
3）共同運動，連合反応，緊張性頸反射，緊張性迷路反射など

　また脳幹の運動ニューロン変性によるものを特に「球麻痺」と呼ぶ．構音障害，嚥下障害，舌の麻痺・萎縮および線維束性収縮である．

　運動ニューロンとは異なる神経の系統は，ALSでは障害されず，以下は原則として生じない（陰性徴候）．しかしながら長期経過では障害されるものもある：他覚的感覚障害，外眼筋麻痺，膀胱直腸障害および褥瘡（自律神経障害），小脳症状，錐体外路症状．

1 症例呈示

症例　60歳代，男性

　約1年前より右上肢の筋力低下，ついで右下肢も脱力感があり，歩くのが頼りなくなってきたという自覚あり．またこの半年で両手の拇指球が少しずつ萎縮してきた．箸など持つのに力が入りにくく，両手とも手指のふるえを感じる．嚥下困難は無いが，咳払いなど少ししにくい．流涎無し．右下肢の筋力は，やや弱く階段を上りにくい．労作時の息切れはなし．

　既往に頸椎・腰椎脊柱管狭窄．

　握力は左右とも20kg強．両手指の振戦あり．両手とも骨間筋と拇指球の萎縮を認める．右前腕に筋線維束攣縮を視認する．右足関節は背屈・底屈とも弱い，背部の筋肉なども少し消耗（wasting）ある印象．歩行時少し腰を前屈する．温痛覚障害なし．四肢の腱反射は正常範囲．Babinski反射はなし．

　神経伝導検査：右手根幹症候群を認める．広範な伝導ブロック・伝導速度の低下は無し．複合筋活動電位（CMAP）が脛骨神経において右

＞左で著明に低下．両側正中神経においてもやや低め．

下肢感覚誘発電位（SEP）のP40潜時は両側42msと延長あり．

針筋電図では右総指伸筋・右第一骨間筋，左上腕三頭筋，右大腿直筋，左前脛骨筋および第8胸椎近傍の傍脊柱筋それぞれにおいて程度の差はあるが線維自発電位・陽性棘波を認め，弱収縮時には大きな多相性の波形が少数で高頻度出現するパターンを認めた（☞ p.83，筋電気生理の図3）．

手根管症候群や脊髄症はあるが，これらより四肢・体幹の種々の筋で脱神経所見を筋電図に得るとは考えにくく，臨床経過と併せ系統的に運動ニューロンの変性を来している ALS に合致と診断された．筋電図検査した時点で肺活量 2.3 L（%FVC は 73 %）であったが 3 ヵ月後にはそれぞれ 1.8 L（59 %）に低下した．

2 | 検査所見

筋萎縮性側索硬化症を疑ったら電気生理検査を実施する．電気生理検査としては針筋電図，神経伝導検査を行う．特に針筋電図が重要であり，改訂 El Escorial 基準や Awaji 基準といった筋電図による診断基準が提唱され用いられている．これらは身体（脳神経領域，上肢，体幹，下肢）の複数の部位において，脱神経所見を確認することで系統的な運動ニューロン変成の進行の裏付けを取るというものである．また最近では，筋超音波検査で線維束性収縮を確認するのも補助診断として有望視されている．また類似の病態を呈しうる多発性脳梗塞・脊椎椎間板ヘルニア・炎症性疾患などの除外が重要であり，脳や脊髄の MRI や髄液検査などを鑑別するために行う．各検査所見を概ね下記のようになる．
1) 筋電図：筋自発放電における脱神経所見（fibrillation, positive sharp wave）筋収縮時の神経原性変化（持続時間が長くかつ高振幅波形および多相性波形）
2) 神経伝導検査：速度は通常正常
3) 筋生検（あまり施行しない）：神経原性変化（筋線維の群集萎縮，筋線維型群集）
4) 血液検査：正常だが血清 CK が軽度上昇することがある
5) 髄液検査：正常
6) 画像検査：正常だが頭部 MRI で錐体路に異常信号を呈することがある

また鑑別診断として次のものがある．
1) 下位運動ニューロン障害のみを示す変性疾患＝脊髄性進行性筋萎縮症
2) 上位運動ニューロン障害のみを示す変性疾患＝原発性側索硬化症（ただしこの疾患と当初は思っていても，後ほど ALS と判明することが非常に多い）
3) 脳幹病変によるもの：腫瘍，多発性硬化症など
4) 脊髄病変によるもの：頸椎症，後縦靱帯骨化症，椎間板ヘルニア，腫瘍，脊髄空洞症，脊髄炎など
5) 末梢神経病変によるもの：多巣性運動ニューロパチー（Lewis-Sumner 症候群），ポリニューロパチー（遺伝性，非遺伝性）
6) 筋病変によるもの：筋ジストロフィー，多発筋炎など
7) 偽性球麻痺

3 | 疫学および原因

有病率は 10 万人当たり 2〜3 人．中年以降に発症することが多いが，最近は比較的高齢での発症例も増加傾向にある．男性のほうが女性より 1.5〜2 倍多い．ほとんど孤発性，一部（約 10 %）に家族性がある．現在のところ，原因不明で有効な治療法がない．予後が悪く 2〜5 年

でほとんど死亡する．病因・機序については以下の説などがある：グルタミン酸毒性説，酸化ストレス説，ミトコンドリア障害説，軸索輸送障害説，Neurofilament の異常説，ユビキチン・プロテアゾーム系／TDP-43，神経栄養因子の障害説，など

4 治療・管理

筋萎縮性側索硬化症の治療は，リルゾール内服が現在では保険適応のある唯一の薬剤である．残念ながら，その効果は極めて軽微であり，病状は確実に進行し 2 〜 5 年で嚥下障害・呼吸不全を呈する．

食事摂取が困難に対しては，経管栄養・経静脈栄養が必要になる．呼吸困難については本人と相談の上で非侵襲的陽圧呼吸（NIV）の導入や気管切開を行い，人工呼吸器を装着する．特に人工呼吸器を装着して生きていくかどうかは個々人の価値観によるところも大であり，また実際には考えがゆらぐことも多いため，主治医・患者間のみで抱え込まず，病状受け入れへの配慮も含め，特定疾患申請・身体障害認定・介護保険の利用などを通して，看護・介護・福祉，必要あれば心理士を含めた多職種の連携を取ることが望ましい．

Memo ALSの臨床的特徴，病型および予後

1. 特徴
   1) 上位と下位運動ニューロン（MN）という二極の離れた細胞群で起こるプロセスであることが他の変性疾患と異なる．また，上位運動ニューロンは脳側面から頭頂部にかけて 15 cm，下位運動ニューロンに至っては，脳幹・上位頸髄から腰・仙髄にかけて 45 cm の距離があるシステム障害の病期である．
   2) 病態としては，筋支配の脱神経（active denervation）が特徴であり，原因として，中毒／欠乏・overuse／外傷・蛋白変性／酸化ストレス／遺伝子異常が考えられている．
      focal process（細胞死）→ cascade（システム死）→ respiratorh death（個体死）
   3) 表現型は，発症する身体部位，上位と下位運動ニューロンの障害度で決まる．単一の分子メカニズム（SOD1，TDP43 変異など）が多様な表現型を作り，一方，多様な分子メカニズムが ALS という単一の表現型を作る．

2. 初発症候・表現型
   1) 部位別：bulbar*，spinal*，pseudopolyneuritic*，flail arm（bibrachial），truncal
   2) 上位／下位運動ニューロン症候別：progressive pseudobulbar palsy，primary lateral sclerosis（上位運動ニューロンのみ），spinal progressive muscular atrophy（下位運動ニューロンのみ）
   ＊：3つの主要臨床病型を形成する．最も多いのが，上肢発症の spinal（common）form で全体の半分以上，次いで bulbar form が 20 〜 30％，下肢発症の pseudopolyneuritic form（偽多発神経炎型）が 15 〜 20％を占める．

3. 予後・進展様式の特徴
   1) 進展は，同一個体ではほぼ線状であるが，個々の症例でそのスピードにはばらつきがあり，生命予後には 1 年から 10 年の幅がある．わが国では，現在 8,500 人の ALS 患者がいて，高齢発症化し，かつ増加している．
   2) 生命予後は進展様式とは別個であり，呼吸筋障害の病態（下記の表）と発症年齢とに密接な関係がある．

表　呼吸筋障害の 3 つの病態

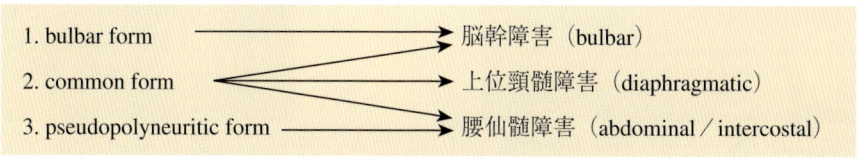

1. bulbar form	脳幹障害（bulbar）
2. common form	上位頸髄障害（diaphragmatic）
3. pseudopolyneuritic form	腰仙髄障害（abdominal／intercostal）

（秋口一郎）

14章 多発筋炎

1 症例呈示

A. 症例　80歳，男性

20XX年4月上旬から両肩，大腿にぴりぴりした疼痛があり，6月頃から嚥下障害も出現した．8月には筋肉痛が増悪．入院時の神経学的所見では，四肢の軽度筋力低下（MMT 4）を認めた．皮疹は認めなかった．

筋電図では，三角筋，胸鎖乳突筋において，低振幅の運動単位電位（motor unit potential；MUP）を認め，early recruitment があり筋原性変化と考えられた．

血液検査では，CPK 2173U/L（40-200），GOT 144U/L（8-35），GPT 48U/L（5-40），アルドラーゼ 8.2U/L（2.1-6.1）と上昇を認めた．CRPは3mg/dl．MPO-ANCAとPR3-ANCAは陰性であった．各種自己抗体（抗Jo-1抗体，抗Scl-70抗体，抗RNP抗体）は陰性．抗核抗体は40倍．腫瘍マーカーは，CA19-9が，426U/mL（0-37）と上昇.

骨格筋MRI（肩～上肢）では，ほぼすべての筋組織に脂肪抑制像で，高信号を認め筋炎が疑われた（図1）．胸部CTでは，左肺にGGA（Ground Glass Attenuation）を認め，多発筋炎による肺病変（OPパターン）が疑われた．また左胸膜の肥厚，少量の胸水を認めた（図2）．Gaシンチでは，左鎖骨上窩に高い集積があり，

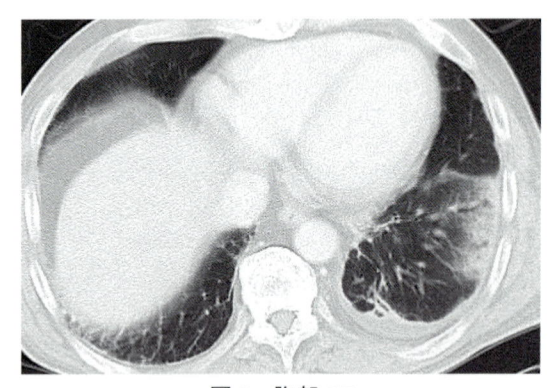

図2　胸部CT

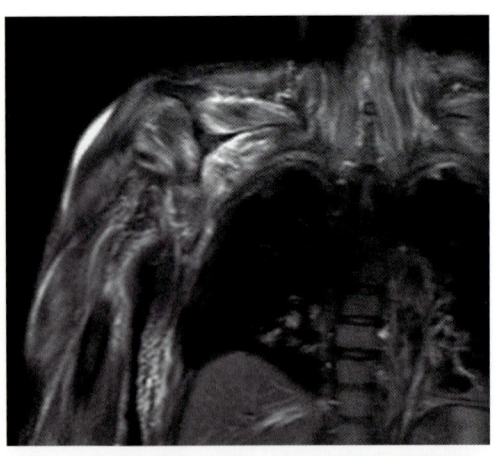

図1　骨格筋MRI（肩～上肢）脂肪抑制画像
筋組織に高信号を認める．

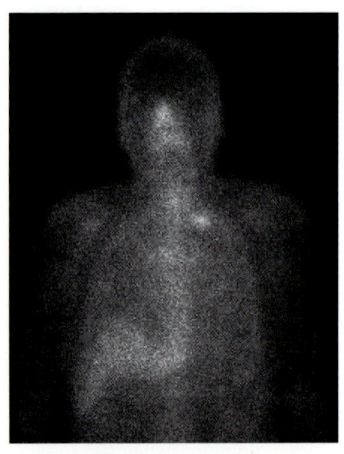

図3　Gaシンチ
左鎖骨上窩に高い集積を認める．

リンパ節転移が疑われた（図3）．同部位の生検の結果，膀胱癌由来であることがわかった．

筋生検（左三角筋）では，筋内血管からリンパ球と好中球が周辺組織内に浸潤し，筋線維を破壊し，壊死している筋線維を認めた（図4）．筋の大小不同も認め，多発筋炎と矛盾しない所見であった．

高 CPK 血症，筋電図，骨格筋 MRI，筋生検所見より多発筋炎と診断し，ステロイドの投与（プレドニゾロン 30mg/day）を行った．CPK 値は改善したが，嚥下障害などの運動機能は改善しなかった．左鎖骨上窩の膀胱癌のリンパ節転移に関しては，化学療法および放射線療法を施行した．20XX 年 12 月上旬より肺炎が増悪し，呼吸状態が悪化した．消化管出血を疑う貧血の進行も認め，20XX 年 X 月永眠した．

2 病態

多発筋炎／皮膚筋炎は，四肢近位部の筋力低下，筋肉痛を特徴とし，皮膚，筋肉だけでなく，肺など他臓器にも病変を認める全身性の自己免疫疾患である．多発筋炎／皮膚筋炎は，その症状によって，神経内科や膠原病内科，皮膚科で治療される．

皮膚症状は，主に皮膚筋炎の症例で認める．代表的な皮膚病変としては，ヘリオトロープ疹（眼の周囲の紫紅色調の浮腫を伴う紅斑），顔面紅斑，ゴットロン徴候（手指，肘，膝などの関節伸側の紅色〜紫紅色斑），機械工の手（機械工にみられる手あれのようなひびわれ．抗アミノアシル tRNA 合成酵素（ARS）抗体症候群で頻度が高い），爪囲紅斑，scratch dermatitis（かゆみのためにひっかいたような線状の皮疹），V サイン（頸部〜胸元の V 字型の紅斑），ショールサイン（後頸部〜肩の紅斑）などがある．また，皮膚筋炎にみられる特徴的な皮膚病変を呈するものの，筋力低下や筋原性酵素の上昇など筋炎の所見を認めないものは無筋症性皮膚筋炎（amyopathic dermatomyositis）と呼ばれる．

多発筋炎／皮膚筋炎では，筋炎特異自己抗体を認め診断に有用である．この筋炎特異自己抗体は，臨床症状によく相関すると考えられている[1-3]．

抗アミノアシル tRNA 合成酵素（ARS）抗体（抗 Jo-1 抗体など）陽性例は，間質性肺炎を高頻度に合併する．ステロイド治療に比較的に良好に反応するが，再燃が多く，肺病変は進行することが多いと考えられている．抗 SRP（signal

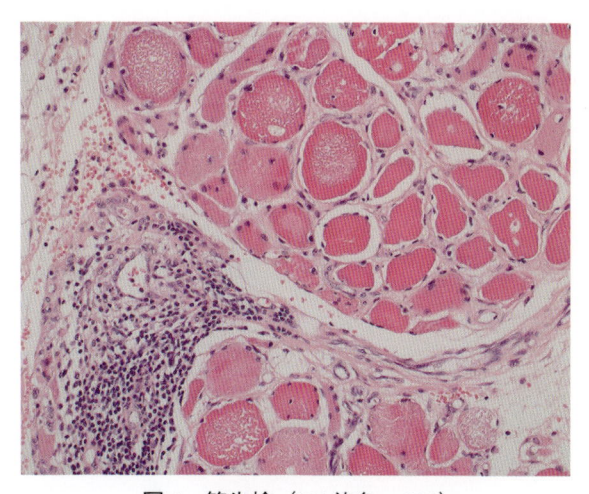

図4 筋生検（HE 染色×200）

recognition particle）抗体陽性例は，炎症細胞の浸潤に乏しく，筋線維の壊死が目立つ．近年では，壊死性ミオパチーに特徴的と考えられている．抗 CADM-140（melanoma differentiation-associated gene 5；MAD5）抗体は，皮膚筋炎に特異性が高い抗体である．急速に進行する間質性肺炎を伴うことがある．抗 Mi-2 抗体も，皮膚筋炎に特異性が高く，多発筋炎にはほとんどみられない．皮疹と筋症状があり，間質性肺炎の合併は少ない．また治療への反応がよいと考えられている．抗 155/140（TIF1-γ）抗体陽性例は，悪性腫瘍の合併が多いが，間質性肺炎を合併することは少ない．抗 NXP-2（MJ）抗体は，小児皮膚筋炎で高率に出現する．抗 SAE 抗体陽性例では，皮膚症状が進行し，嚥下障害が多い．

多発筋炎／皮膚筋炎の診断基準としては，ボーハンとピーターの診断基準がよく用いられている[4]．ボーハンとピーターの診断基準の項目としては，（1）進行性の四肢近位筋，頸筋の対称性筋力低下，（2）血清中の筋原性酵素の上昇，（3）筋電図での筋原性変化，（4）筋生検：筋線維の壊死，再生，大小不同，間質への単核球浸潤，（5）皮疹：ヘリオトロープ疹，ゴットロン徴候がある．この診断基準では，皮膚症状の有無で多発筋炎／皮膚筋炎を区別する．

3 電気生理

筋電図では，低振幅で短持続の運動単位電位（MUP：motor unit potential）や early recruitment を認め，安静時に fibrillation, positive sharp wave を認めることもある．

骨格筋の MRI では，筋炎により炎症や浮腫のある部位が T2 強調像で高信号となる（図 1）．T2 強調像では脂肪も高信号になるが，脂肪は T1 強調像でも高信号になるのに対し，炎症および浮腫は T1 強調像で等信号となる．T2 強調像の脂肪抑制条件（CHESS 法や STIR 法など）で撮像することで脂肪の影響を除外することができ診断に有用である．造影 T1 強調像は，炎症の部位に一致して高信号になる．骨格筋 MRI の信号異常のある部位を筋生検するのが望ましいが，骨格筋の MRI 上で信号変化がなくても筋炎の存在は否定できない．

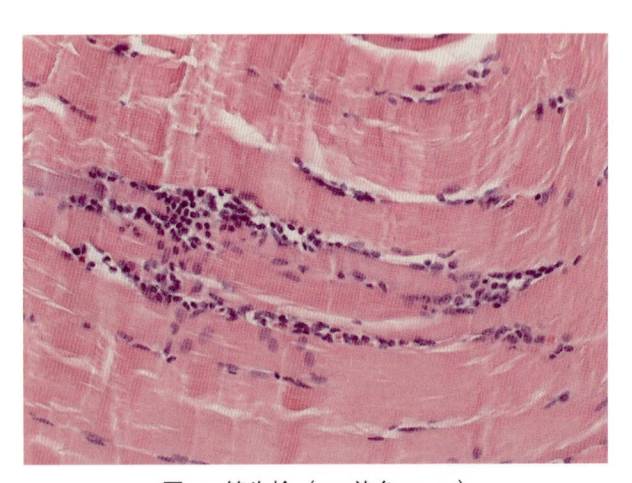

図 5　筋生検（HE 染色×200）
抗 Jo-1 抗体陽性の多発筋炎患者の筋組織．炎症細胞浸潤を認める．

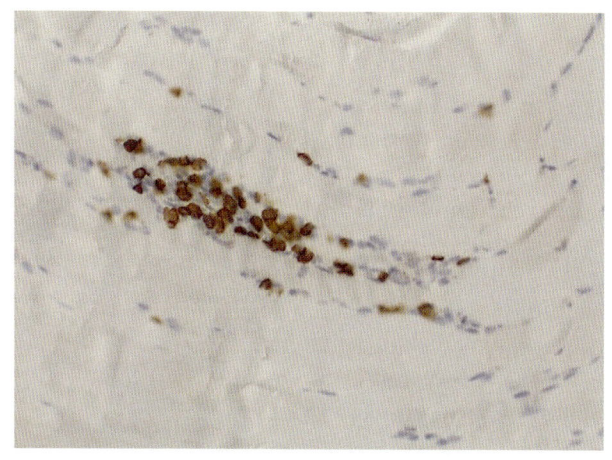

図6　筋生検：抗CD8抗体による免疫染色（×200）
抗Jo-1抗体陽性の多発筋炎患者の筋組織．浸潤した細胞は，CD8陽性．

4 筋生検

　筋生検では，多発筋炎の場合，炎症細胞浸潤，筋線維の大小不同，中心核，間質の線維化や浮腫性変化，壊死，再生線維を認める（図4，5）．CD8陽性細胞（図6）が，MHC-1抗原を発現する非壊死線維を取り込み浸潤する像[5]が多発筋炎に特徴的（CD8/MHC class1 complex）な所見と考えられている．皮膚筋炎では，perifascicular atrophy（筋束周辺の筋線維が小径化）が特徴的な所見と考えられている．血管周囲への細胞浸潤も認める．

5 診断と治療

　主な合併症としては，悪性腫瘍と間質性肺炎がある．悪性腫瘍の併発頻度は多発筋炎と皮膚筋炎で違うが9〜15％程度といわれている[6]．間質性肺炎には急速進行性と慢性の場合がある．血清KL-6やフェリチン高値の場合には，のちに間質性肺炎が進行性に増悪することがある[7,8]．間質性肺炎の治療にはステロイドと免疫抑制剤の併用を行う．
　筋炎の治療としては，まずステロイドの投与を行う．プレドニゾロン換算で体重1kgあたり1mg/dayを3〜4週間投与する．効果がないときはさらに4週間程継続する．CPKが正常化し筋力が改善傾向を示せば，その後減量していき，5〜20mg/dayのプレドニゾロンで維持する．また，経口プレドニゾロン投与に対して効果が少ない症例，間質性肺炎合併例などでは，ステロイドパルス療法も考慮する．ステロイド治療においては，ステロイドミオパチーの出現や早めの減量による症状の再燃に注意する．また，ステロイド治療では効果が不十分な場合，免疫抑制剤の併用を考慮する．また，ステロイド治療に抵抗性の筋炎には，免疫グロブリン大量静注療法を検討する．

文献

1) Gunawardena H, Betteridge ZE, McHugh NJ: Myositis-specific autoantibodies: their clinical and pathogenic significance in disease expression. Rheumatology (Oxford). 2009; 48: 607-612.
2) Fujimoto M: Dermatomyositis: myositis-specific autoantibodies and skin manifestations. Clin Exp Neuroimmunol. 2012; 3: 74-84.
3) Mammen AL: Autoimmune myopathies: autoantibodies, phenotypes and pathogenesis. Nat Rev Neurol. 2011; 7: 343-354.
4) Bohan A, Peter JB: polymyositis and dermatomyositis (first of two parts). N Engl J Med. 1975; 292: 344-347.
5) Dalakas MC, Hohlfeld R: Polymyositis and dermatomyositis. Lancet. 2003; 362: 971-982.
6) Sigurgeirsson B, Lindelof B, Edhag O, et al: Risk of cancer in patients with dermatomyositis or polymyositis: N Engl J Med. 1992; 326: 363-367.
7) Matsuki Y, Yamashita H, Takahashi Y, et al: Diffuse alveolar damage in patients with dermatomyositis: a six-case series. Mod Rheumatol. 2012; 22: 243-248.
8) Connors GR, Christopher-Stines L, Oddis CV, et al: Interstitial lung disease associated with the idiopathic inflammatory myopathies: what progress has been made in the past 35 years?. Chest. 2010; 138: 1464-1474.

Memo 多発／皮膚筋炎の臨床病型とその自己抗体および予後

多発筋炎（PM）／皮膚筋炎（DM）は，特発性の炎症性筋疾患であるが，骨格筋の障害だけでなく，肺・皮膚・関節などの全身諸臓器の障害を伴う．すなわち PM／DM は骨格筋・皮膚・肺を主要標的臓器とする多様な自己免疫疾患症候群であり，その予後は合併する間質性肺疾患（interstitial lung disease；ILD）と悪性腫瘍により左右される．

表は PM／DM における自己抗体と関連する臨床病型および ILD タイプをまとめたものである．個々の自己抗体はこれらの異なる病型と関連しており，予後をふまえた病型分類にきわめて有用である．筋炎全体の 2／3 で，これら既知の自己抗体を認め，PM／DM 臨床病型の生命予後を規定するのは主に ILD と悪性腫瘍であり，自己抗体により予後不良病型の抽出が可能である．

（桑名正隆　一部改変）

表　筋炎関連自己抗体が関連する PM/DM 臨床病型と ILD タイプ

自己抗体	PM	Classic DM	CADM	JDM	オーバーラップ（強皮症）	悪性腫瘍関連	ILD 急速進行性	ILD 慢性
抗 ARS 抗体 # Jo-1/PL-7/PL-12/EJ/KS	（抗 ARS 抗体症候群） ○	○	△		△			◎
抗 SRP 抗体 #,##	◎（壊死性ミオパチー）							
抗 Mi-2 抗体		◎		○				
抗 CADM-140 抗体*		△	◎				◎	
抗 p155 抗体*	△	△	△	○		◎		
抗 MJ/p140 抗体	△	△	△	○		○		
抗 U1RPNP 抗体 #			△		◎			○
抗 Ku 抗体 #,#					◎			○

抗体陽性例における頻度：◎ 高頻度（≧50%），○ しばしばみられる（20〜50%），△ 時にみられる（<20%）
CADM：臨床的に筋症状のない DM，JDM：小児 DM
＃：保険適用，＃＃：外注可能検査
＊：抗 CADM-140 抗体陽性者は，90% 以上に間質性肺炎を伴う．
　また，抗 P155 抗体陽性者では高率に悪性腫瘍を伴い，この両病型の 3 年生存率はそれぞれ 55〜65% であり，両者は予後不良筋炎の 2 大臨床マーカーである．

（秋口一郎）

15章 封入体筋炎

1 症例呈示

症例　71歳，男性

【主　訴】四肢筋力低下．

【現病歴】某年8月に階段の昇降困難を感じるようになった．また，食事の際むせることが多くなった．元々重い機械を扱う仕事をしていたが，同じころより今まで以上の力がいるようになった．その後四肢の筋力低下と萎縮が進行し，嚥下困難も出現したため翌年9月初めに前医神経内科を受診，高齢男性に発症し，大腿四頭筋に萎縮を認めること，軽度のCK高値を認めることなどから封入体筋炎を疑われ，10月末当科に入院した．

【既往歴】高脂血症．

【家族歴】神経筋疾患なし．

【入院時現症】顔面は正常，構音障害を認めず．

【徒手筋力テスト】頸前屈4，大胸筋（右／左）4-/4-，三角筋，上腕二頭筋力5/5，上腕三頭筋4/4，手関節と手指屈・伸筋力は正常，握力16/10kg，腸腰筋4/4，大腿四頭筋4/4，大腿屈筋群，前脛骨筋，腓腹筋力は正常，深部腱反射は正常，異常反射なし．感覚系，協調運動系，自律神経系は正常．Gowers徴候陽性で歩行はやや開脚気味である．

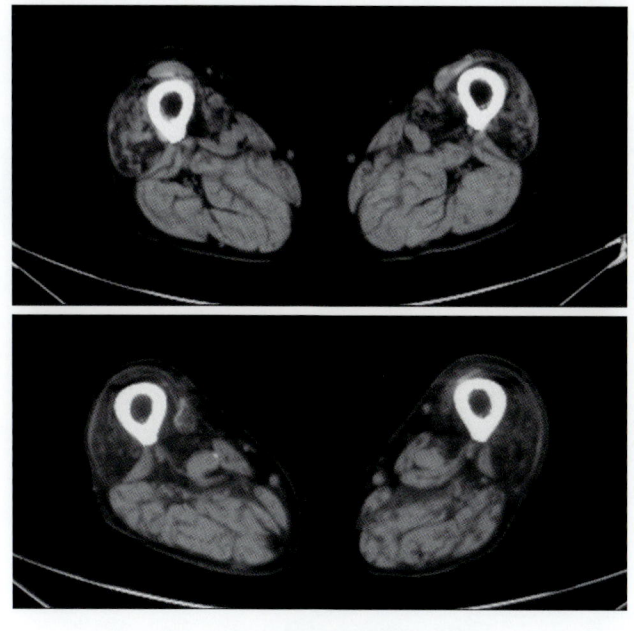

図1　IBM患者の骨格筋CT像
上は初診時の大腿部CT水平断．下は7年後のもの．大腿四頭筋の顕著な萎縮に比べ，他の筋は比較的良く保たれている．

【検査所見】CK 876 IU/L その他特記すべき異常なし．抗核抗体，ss-A, ss-B, Jo-1 抗体陰性．骨格筋 MRI では上腕三頭筋，大腿四頭筋に T2-WI で高信号領域を多数認める．筋電図では自発放電多数，神経筋ユニットは低電位であるが一部に高電位が散見された．早期動員が主であったが，一部の筋では後期動員を示す筋もあった．左大腿四頭筋より筋生検を施行し，封入体筋炎と診断した．

2 臨床

A. 臨床症状

封入体筋炎（inclusion body myositis）は特発性自己免疫性筋炎に分類される．中・高年で発症，慢性進行性で，診断までに数年の経過を示すことが多い．進行した封入体筋炎は，特有の障害筋の分布を示し，典型例では手指の深層屈筋群と大腿四頭筋の選択的萎縮・筋力低下がみられる（図1）．足関節の背屈が弱く，垂れ足を示すこともしばしばある．また，嚥下障害が高頻度にみられ，生命予後を規定する．多発筋炎や皮膚筋炎と異なり，間質性肺炎の合併や悪性腫瘍の頻度上昇はみられない．ステロイド・免疫抑制剤治療にはあまり反応がみられない．

B. 有病率

封入体筋炎の有病率は人種により差がある．報告では，トルコでは人口100万人中1人，オランダでは4.7人，西オーストラリアでは14.9人，USA のコネチカット州では10.7人である．同じ USA でもミネソタ州 Olmsted 郡では100万人中71人であり，多発筋炎より頻度が多かった．一方，日本には全国で1,000〜1,500人の患者がいるといわれ，ほぼトルコの有病率に近い．ただし疾患の認知に伴い有病率は上昇する可能性がある．

C. 検査所見

血清 CK は上昇しても軽度にとどまり，通常 1,000 IU/L 以下である．筋電図では自発放電を伴うことが多く，神経筋ユニットはミオパチー様変化が主であるが，神経原性変化も混じることが多い．約20％の患者では抗核抗体が

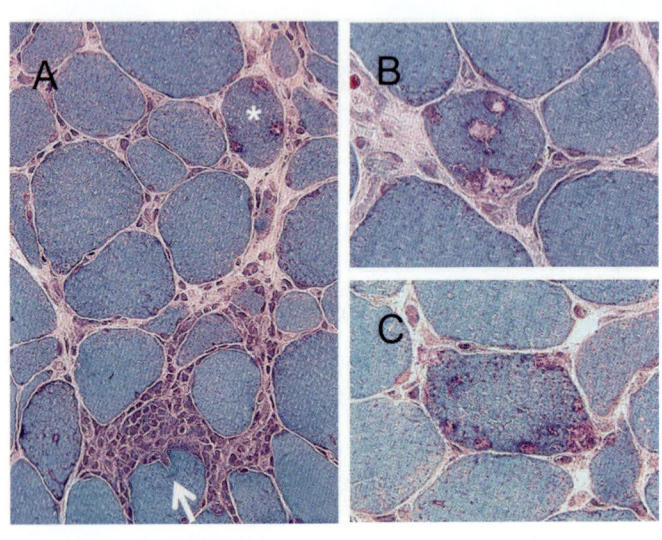

図2　封入体筋炎の Gomori トリクローム変法染色
A：非壊死筋線維周囲の細胞浸潤像，単核細胞の侵入像（矢印）と縁取り空胞（＊）．
B，C：縁取り空胞を有する変性線維．

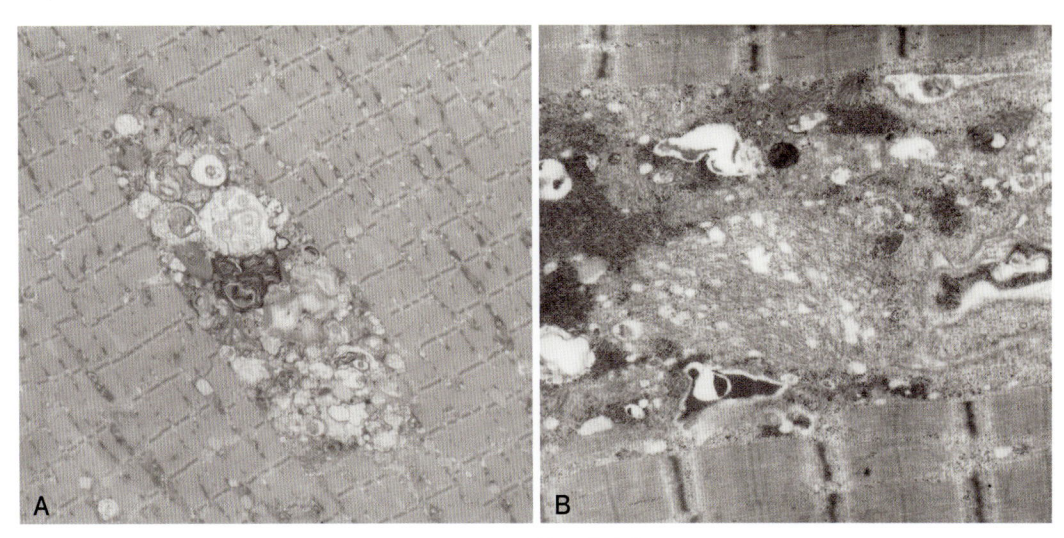

図3　IBM筋の電顕像
A：ミエリン様封入体．原図：×2,500．
B：筋原線維の間にtubulofilamentsの集塊を認める．原図：×8,000．

陽性で，およそ15％の患者ではSLEやSögren症候群などの自己免疫性疾患を合併する．

3 筋病理

　封入体筋炎の筋生検所見の特徴は，まず，非壊死筋線維周囲にみられるリンパ球，マクロファージの浸潤像である．これは多発筋炎と同様であるが，それに加えて縁取り空胞とよばれる，H&E染色では青く，トリクローム染色では赤い顆粒状の物質によって縁取りされた空胞が約1～6％の筋線維に観察される（図2）．電子顕微鏡では，しばしば細胞質に，時に核に直径15～18nmのフィラメント構造の封入体がみられ，このことにより封入体筋炎の名称が与えられている（図3）．その他，筋線維の大小不同，間質の増生がみられる．萎縮筋線維は，神経原性変化にみられるような小径角化線維の散在をなすことがあり，小群性萎縮を認めることもしばしばある．ミトコンドリア脳筋症のragged red fiberは高齢者には正常でも少量みられることがあるが，それを考慮しても当疾患では多い．また，cytoplasmic body，チトクロームC酸化酵素陰性線維がみられる．空胞の内部，壁または核に小さいCongo-red陽性の沈着物が観察される．これは蛍光顕微鏡によりさらに検出感度が増すとされる．

4 概念の確立

　封入体筋炎（inclusion body myositis）の名称は，1971年にYunis and Samahaが用いたのが最初である．慢性に経過する多発筋炎患者の生検筋の電顕像において，核や細胞質に上で述べた直径15～18nmのtubulofilaments（管状フィラメント）とよばれる中空のフィラメント構造の封入体がみられたことから，封入体筋炎と名前がつけられた．1978年にはtubulofilamentsとともにヘマトキシリンで縁取りされた小空胞（縁取り空胞：rimmed vacuoles）の存在もこの疾患に特徴的であることが指摘された．当初散発的な報告がなされていたが，1989年，Mayo Clinicのグループが多数の封入体筋炎の臨床・筋病理学的検討を行い，筋炎の中でも稀ではな

いこと，高齢発症で男性に多いこと，緩徐進行性でしばしば四肢遠位筋が侵されること，ステロイド抵抗性であることなどを指摘した．1991年には筋線維の細胞質や核にCongo-red陽性の構造物がみられることが発表され，1995年には封入体筋炎の診断基準が提唱された．それによると封入体筋炎の筋病理診断では，①単核細胞が，非壊死筋線維を囲み侵入している像（図2），②光顕でCongo-red陽性の構造物を確認するか電顕で管状フィラメントを認める，③縁取り空胞の3つが必要である．非壊死筋線維周囲の単核細胞浸潤像は多発筋炎でみられるものと同様である．また，筋原線維性ミオパチーでは，封入体はCongo-red陽性を示し，時に縁取り空胞がみられる．縁取り空胞を伴う遠位型ミオパチー（GNEミオパチー）やその他いわゆる遺伝性封入体ミオパチーの筋病理では，細胞浸潤像がないが，縁取り空胞，管状フィラメントを認める．

5 病態機序

A. 免疫学的側面の研究

生検筋を用いて筋炎の免疫学的機序を探る試みは1986年以来盛んに発表されている．それらによると，封入体筋炎では，浸潤細胞は筋線維周囲に多くみられ，時に筋線維に侵入している像がみられる．浸潤細胞はCD8陽性の細胞障害性T細胞が優位である．また，細胞浸潤を受けている筋線維細胞膜にはMHC-Iが発現していることから，筋細胞由来の自己抗原に対するMHC-I制限性の細胞障害性T細胞を介した反応が推定される．その後，サイトカイン，接着因子，TCR repertoireの解析がなされ，グランザイム-パーフォリン系やFas-Fasリガンドが筋細胞障害に関与していること，それにもかかわらず，TUNEL法による検討ではアポトーシスの関与はあまりみられないことなどが報告

されている．さらに，T細胞への強力な抗原提示能を有するmyeloid dendritic cell（骨髄系樹状細胞）が，筋線維間にみられ，また筋線維に浸潤している像がみられることから，封入体筋炎では筋線維が抗原提示細胞であることが支持された．以上の所見は，多発筋炎でも同様であるため，のちに述べる封入体筋炎特有の空胞化を伴う筋線維変性を説明することができない．

一方，液性免疫系の関与について，近年，封入体筋炎と多発筋炎の筋線維周囲の浸潤細胞には成熟したplasma cellが混入していることが明らかにされた．また，2011年にウェスタンブロットで，43-kDを示す筋線維蛋白に対する抗体が封入体筋炎患者血清に高頻度に認められる一方，他の筋炎では陰性で，疾患マーカーとなりうることが示された．2013年にはその43-kD蛋白がcytoplasmic5'-nucleotidaseという核酸代謝に関わる蛋白であることが2つのグループから同時に発表された．核酸代謝の関わる蛋白質に対する抗体ということから，封入体筋炎の核障害と密接に関わっている可能性がある．

B. 筋変性機序

1）核の変性

封入体筋炎における核の異常については1967年にChouが電顕により核内のフィラメント構造を指摘，1993～1996年の論文により，CarpenterとKarpatiらのグループが縁取り空胞は核の崩壊産物であると提唱した．1999～2003年，筋細胞再生・分化に関わる蛋白質が核周囲に凝集している像から，Nakanoらは細胞質−核間輸送の障害を示唆，さらに2006年以降，Greenbergら，Nakanoらが縁取り空胞の壁，内部にはlamin A/Cや，emerin，histone H1などの核の基本的な成分がみられることから，縁取り空胞は核の崩壊産物であり，核変性が封入体筋炎の筋変性では重要であることを指摘した．さらに核の崩壊の原因か結果は不明で

あるが，DNA 二本鎖切断やその修復酵素の異常発現がみられることが明らかにされた．封入体筋炎の自己抗体として核酸代謝に関わる蛋白対する抗体がみいだされた現在，核ならびに DNA 損傷と封入体筋炎の病態機序の関係はさらに重要視されていくと考えられる．

2）神経変性疾患関連蛋白の異所性発現

1991 年に筋線維の細胞質や核に Congo-red 陽性の封入体がみられることが報告された後 1992 年 Askanas らのグループは免疫組織化学法により Congo-red 陽性構造物は β アミロイドであると発表，以降同グループは β アミロイド以外にも Alzheimer 関連蛋白質の沈着物が封入体筋炎の筋線維に蓄積，Alzheimer 病と同様の変化が封入体筋炎筋に起こっていると指摘してきた．ところが最近では，封入体筋炎と神経変性疾患での関係では，むしろ前頭側頭型認知症や筋萎縮性側索硬化症の病理と比較されることが多い．発端は 2008 年 IBMPFD の中枢神経細胞に封入体をなす TDP-43 という DNA/RNA

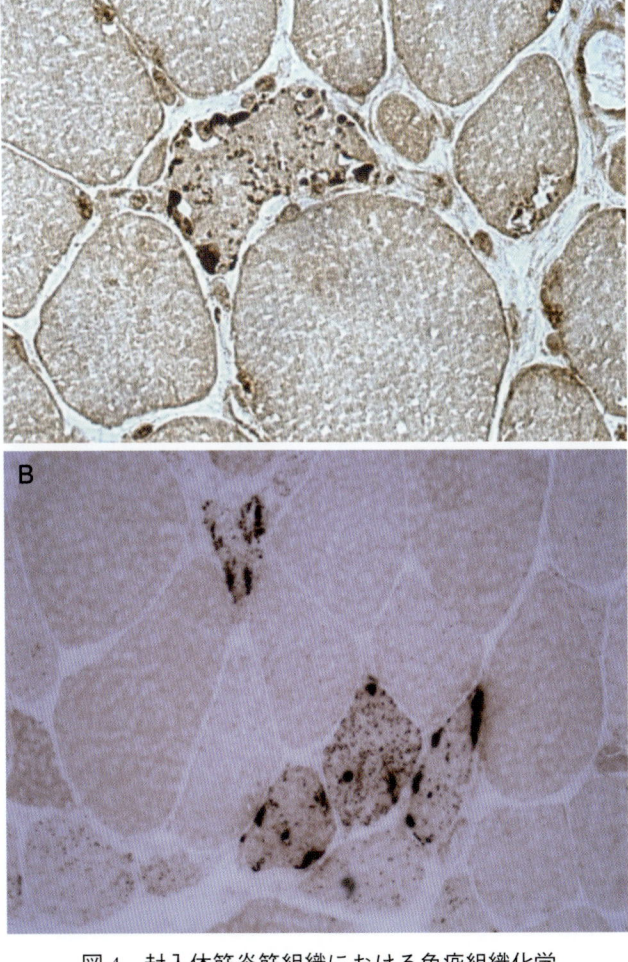

図 4 封入体筋炎筋組織における免疫組織化学
A：TDP-43
B：p62/sequestosome．いずれも空胞化線維や形態異常を示す筋線維に封入体状の陽性沈着物を認める．

結合蛋白質が封入体筋炎の筋線維にも封入体としてみられることから始まった．その後いくつかのグループにより追試がなされ，TDP-43とこれもやはりIBMPFDで中枢神経に封入体を形成するp62/sequestosomeが，封入体筋炎の診断マーカーとして感度と特異性共にβアミロイドやリン酸化タウなどよりも優れていることが明らかにされてきている（図4）．

IBMPFDはFrontotemporal dementia（FTD）with inclusion body myopathy and Paget disease of boneの略であり，封入体ミオパチーと，Paget病，前頭側頭型認知症が同時に起こる，常染色体優性遺伝を示す稀な病気である．封入体ミオパチー（inclusion body myopathy）とは筋病理上，封入体筋炎と同様に縁取り空胞線維を示すが，細胞浸潤像のみられないミオパチーをさす．総称はhereditary IBM（h-IBM）であり，それに対して封入体筋炎はsporadic IBM（s-IBM）といわれる．同じMでもh-IBMではmyopathyの略であることに注意が必要である．IBMBFDはvalosin-containing protein（VCP）の遺伝子変異による．VCPは細胞の自己貪食や核や細胞内小器官の膜形成に関わる蛋白質である．TDP-43は核細胞間をシャトルしている蛋白であり，この蛋白質が細胞質に凝集することは，細胞にとって有害である．その後VCP遺伝子変異は，IBMPFDの他に，家族性筋萎縮性側索硬化症の原因となりうることが分かった．TDP-43やp62/sequestosomeはIBMPFDの他に孤発性筋萎縮性側索硬化症の前角細胞にも凝集体を形成する．

6 病態機序の解明と治療

現在のところ封入体筋炎の確立された治療法はない．ステロイドの治療に関しては，1ヵ月程度試みてもよいが，効果がみられないようであれば，速やかに撤退を考えるべきであろう．免疫グロブリン大量療法は，嚥下困難に対し限定的ではあるが効果を示すという報告がある．免疫抑制剤やインターフェロンβ，インフリキシマブの有効性は見いだされていない．CD52（成熟T細胞と単球の表面抗原）に対するモノクローナル抗体の対する抗体）の非盲検試験が行われ，一定の有効性が得られている．今後，筋変性機序の解明が治療に生かされることが期待される．

文献

1) Lotz BP, Engel AG, Nishino H, et al: Inclusion body myositis. Observations in 40 patients. Brain. 1989; 112: 727-747.
2) Griggs RC, Askanas V, DiMauro S, et al: Inclusion body myositis and myopathies. Ann Neurol. 1995; 38: 705-713.
3) Needham M, Mastaglia FL：Sporadic inclusion body myositis: a continuing puzzle. Neuromuscul Disord. 2008; 18: 6-16.
4) Greenberg SA：Biomarkers of inclusion body myositis. Curr Opin Rheumatol. 2013; 25: 753-762.

16章 周期性四肢麻痺

1 症例呈示

症例　25歳，男性

【主　訴】四肢脱力．

【既往歴】特記すべきことなし．

【家族歴】父に若年時に患者本人と同様のエピソードあり．

【現病歴】15歳ころから激しい運動や睡眠不足などの翌朝に起き上がれないなどの四肢脱力の症状があった．16歳の2月に体育で運動したのちに3日間持続する全身性の筋力低下，嚥下困難が出現したため近医を受診した．CK 2000 IU/L程度あり，某大学病院を紹介された．しかし受診時にはCKは正常化しており，経過観察となった．また同じ年，家人の入院付き添いでよく眠れなかった．翌朝には全く立ち上がれなくなったため当科を受診．血液検査でカリウム 2.1 mEq/Lと低カリウム血症あり，低カリウム性周期性四肢麻痺の診断にて入院加療を受け，発症4日目から徐々に回復した．この時点では予防内服はせず，症状出現時にカリウム製剤を内服することで対応．その後も年に1〜2回程度の発作を繰り返したが，安静にすることで自然回復していた．今回8月某日，特に誘引なく上肢，次いで下肢にも脱力が出現し，翌日には全く起き上がれなくなったため，救急外来を受診．血液検査で血清カリウム著明低値であり，カリウム補正のため緊急入院した．

【入院時現症】顔面は正常，構音障害を認めず．徒手筋力テスト（右/左では上肢2/2，下肢3/2両上肢に筋痛あり．深部腱反射は上肢低下，下肢は正常．異常反射なし．立位不可，寝返りも自分では打てない．

【検査所見】CK 331 IU/L，Na 141 mEq/L，K 1.9 mEq/L，Cl 105 mEq/L，Ca 8.8 mg/dL．心電図ではU波あり．

【入院後経過】入院当初よりKCL 80 mEq/日にて点滴投与開始，開始後もさらにカリウムが低下したため，カリウム26 mEq/日の経管投与開始，翌日未明より脱力軽快傾向を示した．血清カリウム5.4 mEq/Lとなったためカリウム補給は中止，夕方の採血ではCK 1189 IU/L．入院3日目には四肢筋力は完全に回復，入院時よりアセタゾールアミドと経口カリウム製剤を開始した．

【遺伝子解析】本人，父親の*CACNA1S*遺伝子を解析したところ，ヘテロ変異1583G＞A，R528Hを認めた．

2 概念

A. 遺伝性周期性四肢麻痺

周期性四肢麻痺（periodic paralysis）は，四肢筋の無痛性・弛緩性の麻痺を発作性に起こす疾患である．周期性という名称ではあるが，発作間隔は不規則である．遺伝性のものは発作時の血清カリウム値により低カリウム血性，正カリウム血性，高カリウム血性に分類されていた．しかし，後2者は同じ遺伝子異常によることがわかり，現在では低カリウム血性と高カリウム血性に分類されることが多い．両者は骨格筋チャネロパチーに属する疾患で，その他の病型も含めた骨格筋チャネロパチーについて簡潔に

表1 骨格筋チャネル病の各病型比較

		先天性ミオトニー		カリウム惹起性ミオトニー（Naチャネルミオトニー）PAM	先天性パラミオトニー PMC	高カリウム性周期性四肢麻痺 HyperPP	低カリウム性周期性四肢麻痺 HypoPP
		Thomsen	Becker				
原因遺伝子		CLCN1		SCN4A			CACNA1S SCN4A
遺伝様式		AD	AR	AD			AD
発症年齢		10歳	20歳	10歳	10歳	10歳	5～20歳
麻痺発作	有無	なし	±	なし	あり	あり	あり
	発作時間		一過性		数十分～数時間	数十分～数時間	数時間～数日
臨床的ミオトニー	程度	軽度～中等度	中等度～重度	動揺性～重度までさまざま	軽度～中等度	中等度	なし
	眼瞼	あり		あり	あり	あり～±	なし
麻痺またはミオトニーの誘因		安静		運動, カリウム摂取	運動, 寒冷	運動, 寒冷, カリウム摂取	炭水化物, 運動後の安静, ストレス
ミオトニーに対する影響	くりかえし運動	改善（warm-up現象）		なし	悪化（paramyotonia）	?	
	寒冷	なし		はっきりしない	増悪	増悪	
筋肥大		軽度	中等度	軽度～中等度	±	±	なし

（骨格筋チャネル病とその関連疾患に関する診断基準：平成21年度 厚生労働省 難治性疾患克服研究事業「本邦における筋チャネル病の実態に関する研究班」報告書より引用）

まとめ，表1に示した．

遺伝性低カリウム血性周期性四肢麻痺は，遺伝子変異の同定できるものが80％程度あり，約70％は，ジヒドロピリジン受容体カルシウムチャネルαサブユニット*CACNA1S*遺伝子の点変異が，10％は，ナトリウムチャネルαサブユニット*SCN4A*遺伝子の点変異が明らかにされる．しかし，わが国では低カリウム性周期性四肢麻痺患者で，両者の変異を見いだせない例が非常に多いという報告がある．

遺伝性高カリウム性周期性四肢麻痺では，ナトリウムチャネルαサブユニット*SCN4A*遺伝子の点変異が示されている．それ以外に，最近，正カリウム性周期性四肢麻痺とmultiminicore病の合併した例におけるリアノジン受容体（*RYR1*）（カルシウムイオンチャネル内蔵型受容体に属する）の変異が証明された．特異な病型として，Andersen-Tawil症候群がある．この疾患は，周期性四肢麻痺に加えて心伝導障害，特有な顔貌，骨格異常を呈する．多くは内向き整流性K⁺チャネル Kir2.1遺伝子（*KCNJ2*）異常による．

B. 二次性周期性四肢麻痺

非遺伝性・二次性の周期性四肢麻痺については，最初に甲状腺機能亢進症を伴う低カリウム性周期性四肢麻痺があげられる．これは，日本も含め東洋人に多い．甲状腺機能亢進症自体は女性に多いが，周期性四肢麻痺を来すのはほぼ男性で，20～40歳の発症が多い．最近，カリウムチャネルの一種，内向き整流性K⁺チャネル（inwardly rectifying potassium channel: Kir2.6）

の遺伝子変異を有する例が0〜33％を占めることが示された．Kir2.6は骨格筋に発現し，甲状腺ホルモンによって転写が制御されていることが分かっている．

他に二次性周期性四肢麻痺は，カリウムが高値あるいは低値となる種々の病態で発症する．低カリウム性周期性四肢麻痺としては，腎疾患尿管結腸吻合など，尿中の排泄の増加を来す病態，グリチルリチン，低カリウム血症を来す利尿薬など薬剤性のもの，嘔吐・下痢など消化管からの喪失などが原因となりうる．高カリウム性周期性四肢麻痺の原因として，Addison病，薬剤性（スピロノラクトンなど），腎不全があげられる．

3 診断

A. 症状，徴候

遺伝性低カリウム性周期性四肢麻痺は，初発は5歳から20歳が多く，発作は夜間，早朝，休息後あるいは過食後に生じやすい．発作時，意識は清明で，下肢から始まり，上肢，体幹に進むことが多い．一般的に呼吸筋，顔面筋は障害されない．麻痺は左右対称性のことが多く，軽い麻痺から，四肢の完全麻痺まで程度の幅が広い．脱力発作時間は，数時間から数日に及ぶ．その際，深部腱反射は，減弱・消失する．遺伝形式は常染色体優性遺伝であるが，患者は男性が多い．女性の浸透率が低く，症状がみられても軽いことが多い．30歳代になると四肢麻痺発作の頻度は減少していく．一部の例では進行性の近位筋優位のミオパチーに移行するものがみられる．

遺伝性高カリウム性周期性四肢麻痺は，多くは10歳までに発症することが多く，全身の脱力，四肢麻痺のことが多い．発作時に筋痛を来す場合がある．時に不整脈を引き起こすことがあるため注意が必要である．高カリウム性周期性四肢麻痺と低カリウム性周期性四肢麻痺を比べた場合，高カリウム性の方が発作頻度は多く，持続時間は短く，1〜4時間である．麻痺の程度はより軽い．カリウムの摂取，運動後の休息が発作の誘因となりうる．高カリウム性の場合も低カリウム性より少ないものの，ミオパチーへ移行する例がみられる．

高カリウム性周期性四肢麻痺はミオトニーを伴うことがあり，寒冷暴露時に眼輪筋，四肢にミオトニーを生じ，同時に四肢の麻痺を生じる．また，非発作時にも約半数にミオトニーが認められる．高カリウム性周期性四肢麻痺は常染色体優性遺伝を示し，男女間で差はみられない．

Andersen-Tawil症候群では発作中の血清カリウムは低下することが多いが，正常あるいは上昇することもある．QT延長症候群，心室性頻脈，心室性二段脈など心室性不整脈を合併し，そのため突然死することもある．低身長，両眼隔離，広鼻根，低耳介などの異形症がみられる．

B. 電気生理

筋電図では発作時には複合筋活動電位の振幅は低下ないし消失する．

非発作時に行われる検査として，prolonged exercise testがある（図1）．これは運動後しばらくして脱力が起こってくることを，複合筋活

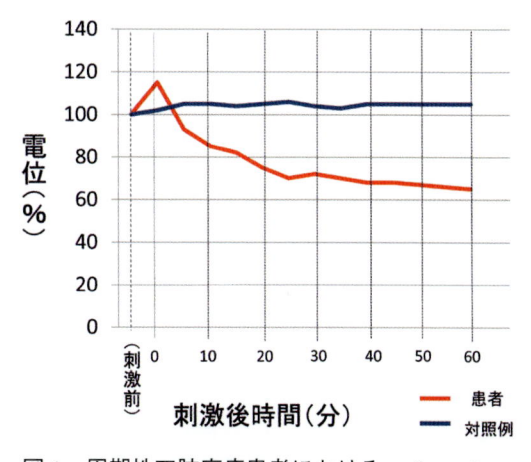

図1 周期性四肢麻痺患者におけるprolonged test

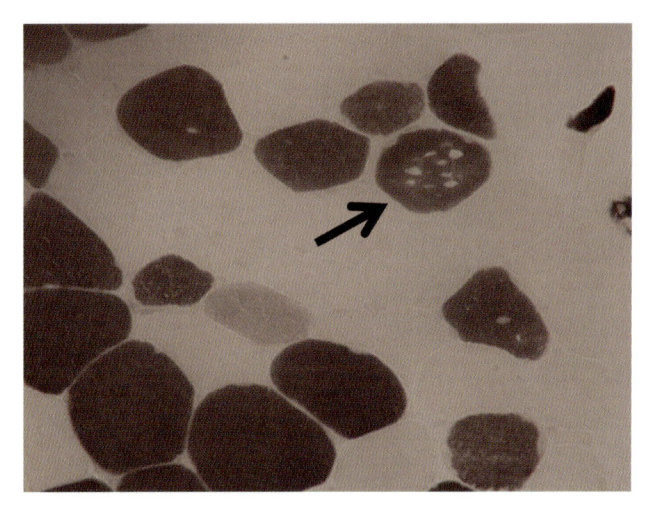

図2 低カリウム性周期性四肢麻痺患者にみられた空胞（矢印）
ミオシン ATPase 染色（pH4.3）．

動電位（CMAP）の変化を通して電気生理学的に評価する方法である．方法は，小指外転筋において，CMAP を記録し基準値とする．その後，5分間の運動負荷，負荷後の CMAP 測定，負荷開始時から，1分毎に1時間，CMAP を記録する．基準値より15％以上の減衰を陽性とする．遺伝性周期性四肢麻痺および甲状腺中毒性四肢麻痺で陽性となる．

C. 筋生検

周期性四肢麻痺では，空胞（図2）や tubular aggregates，ミオパチー様変化がみられる．空胞は筋小胞体の拡張，tubular aggregates は T 管の増殖による．

4 日常生活管理と治療

遺伝性低カリウム性周期性四肢麻痺の日常管理としては，食事は少量を規則正しく摂取し，炭水化物過量摂取は避ける．カリウムを多く含む食品を摂取する．発作時には，カリウム製剤の大量経口投与を行う．やむを得ず点滴する場合は，高カリウム血症にならないように血清カリウム値を頻回にチェックする．点滴を続行する場合，回復期には油断するとすぐに高カリウムとなりうることを警戒すべきである．経口投与では高カリウム血症を来すことは稀である．発作間欠期には，炭酸脱水素酵素阻害薬アセタゾールアミドの予防内服が一般的である．しかし，*SCN4A* の特定の変異による低カリウム性周期性四肢麻痺の場合はアセタゾールアミドによって症状が増悪することが知られている．

高カリウム性周期性四肢麻痺では，果物などカリウムを多く含む食品を制限し，飢餓状態を避けることを心がける．発作時には甘いものの摂取，軽い運動が有効である．血清カリウムが著明高値の場合はカルシウム製剤が用いられる．発作間欠期には，アセタゾールアミドの予防内服により，発作の頻度減少が期待される．

遺伝性周期性四肢麻痺は全身麻酔前後に脱力を来すことがある．また，*CACNA1S* はリアノジン受容体 *RYR1* とならんで悪性高体温症の関連遺伝子として知られている．高カリウム性周期性四肢麻痺の場合もミオトニーを悪化させて悪性高体温症の発症の可能性がある．

5 イオンチャネルとチャネロパチー(チャネル病)

遺伝性周期性四肢麻痺はチャネル病の一つである．チャネル病はイオンチャネルの遺伝子変異によって起こる疾患の総称で，筋疾患のほか，中枢性の発作性疾患や心伝導障害が含まれる（表2）．

A．イオンチャネル

細胞膜は脂質二重層よりできていて，電荷を帯びたイオンは通過できない．イオンが膜を通過するために，特別な膜貫通型の蛋白質があり，それが形成するゲートをイオンが通過する．これがイオンチャネルと呼ばれるもので，通過するイオンにより，ナトリウムチャネル，カルシウムチャネル，カリウムチャネルなどといわれ，それぞれ多くの種類がある．ゲートは開口状態でイオンが通過できるが，開口を起こさせるために膜電位の脱分極が必要な場合，チャネルは電位依存性イオンチャネルと呼ばれる．膜内外の電位差を感知して開閉する．イオンは電気化学的勾配に従って移動し，この際，ATPなどのエネルギーは必要としない（受動輸送）．周期性四肢麻痺に関するチャネルはこのタイプのものである．また，リガンドが結合することにより開口する場合はリガンド依存性イオンチャネルといわれる．神経筋接合部のニコチン型アセチルコリン受容体はNa^+イオンを透過させるリガンド依存性Na^+チャネルである．

電位依存性ナトリウムチャネルは神経や筋肉の細胞膜に存在し，細胞膜の脱分極により開口する．細胞内へのナトリウムイオンの透過性を高め，神経・筋に活動電位を発生させる．フグ毒のテトロドトキシンは，このチャネルを塞ぐことにより，運動神経・骨格筋の活動を抑え，呼吸麻痺をもたらす．電位依存性カルシウムチャネルには，生理・薬理学的特性によりL，T，N，P/Q，R，T型に分類される．*CACNA1S*産

表2　チャネル病の例

疾患	遺伝子	遺伝子産物
失調症		
反復性失調症1	*KCNA1*	Kv1.1
反復性失調症2	*CACNA1A*	Cav2.1
脊髄小脳失調症6	*CACNA1A*	Cav2.1
片頭痛		
家族性片麻痺性片頭痛1型	*CACNA1A*	Cav2.1
家族性片麻痺性片頭痛3型	*SCN1A*	Nav1.1
てんかん		
良性新生児家族性痙攣	*KCNQ2*	Kv7.2
熱性痙攣を伴う全般てんかん	*SCN1A*	Nav1.1
	SCN1B	Nav.1.2
乳児重症ミオクロニーてんかん	*SCN1A*	Nav1.1
	SCN1B	Nav.1.2
若年ミオクロニーてんかん	*CACNA1G*	Cav3.1
小児欠神てんかん	*CACNA1H*	Cav3.2
突発性全般てんかん	*CACNA1H*	Cav3.2
周期性四肢麻痺		
高K性周期性四肢麻痺	*SCN4A*	Nav1.4
低K性周期性四肢麻痺	*CACNA1S*	Cav1.1
	SCN4A	Nav1.4
Andersen-Tawil症候群	*KCNJ2*	Kir2.1
甲状腺中毒性四肢麻痺	*KCNJ18*	Kir2.6
筋強直症		
先天性筋強直症	*CLCN1*	CLC1
先天性パラミオトニー	*SCN4A*	Nav1.4
その他		
無痛症，先端紅痛症	*SCN9A*	Nav1.7
Timothy症候群	*CACNA1C*	Cav1.2
先天性QT延長症候群	*SCN5A*	Nav1.5
Brugada症候群	*SCN5A*	Nav1.5

Cav，Nav，Kv：電位依存性Ca^{2+}，Na^+，K^+チャネル，Kir：内向き整流性K^+チャネル

物Cav1.1はL型に属する．L型はジヒドロピリジン，ベンゾチアゼピンなどのカルシウム拮抗薬の作用点である．

内向き整流性カリウムチャネルは，リガンド依存性チャネルと異なるタイプで，静止時の細

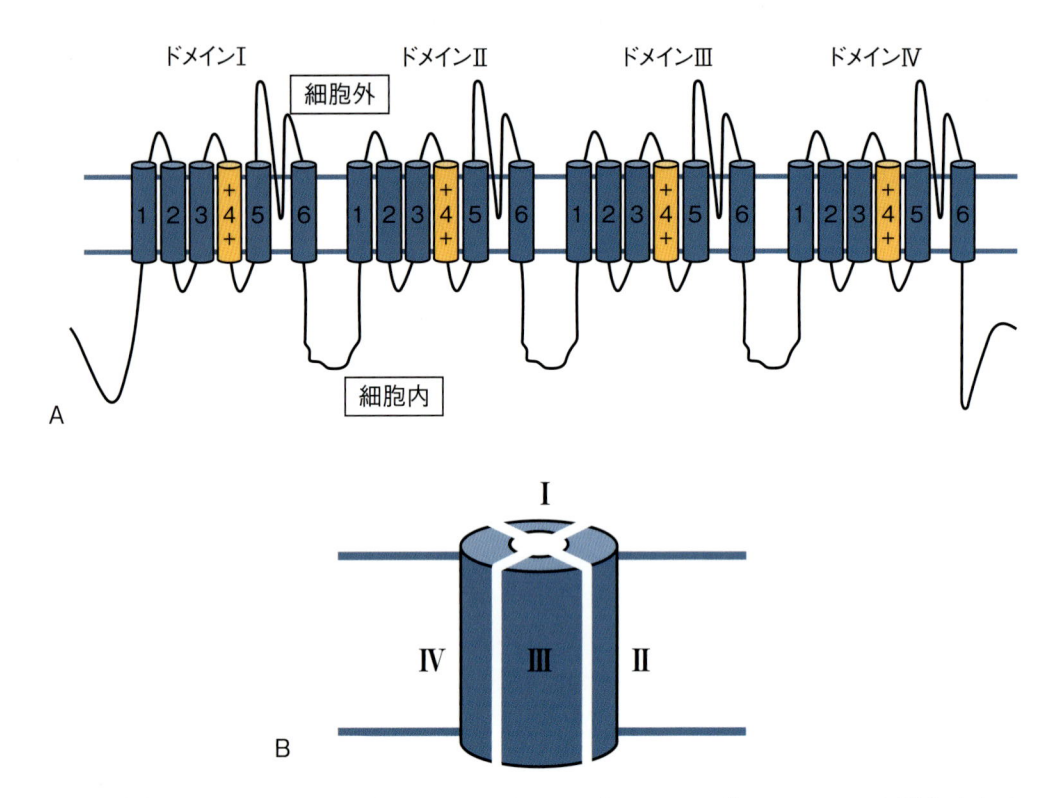

図3 電位依存性ナトリウムチャネルとカルシウムチャネルのαサブユニットの2次構造（A）とトポロジー（B）の模式図

胞内外のカリウム濃度の平衡を調整する役割を持つ．

B. イオンチャネルの基本構造

イオンチャネルの中心機能を担っているものはαサブユニットと名付けられている．電位依存性ナトリウムチャネルのαサブユニットの構造は，4つの相同性の高いドメインの反復で構成され，各ドメインは6つの膜貫通ヘリックスを含んでいる．αサブユニットの二次構造は他の電位依存性イオンチャネル（電位依存性カルシウムチャネル，電位依存性カリウムチャネルなど）も同様であり，各ドメインの最初の4つの膜貫通ヘリックス（S1-S4）は膜電位を感知する電位センサーとして働き，残りの2つ（S5，S6）はナトリウムイオンを透過させるための孔（ポアドメイン）を構成する（図3）．遺伝性低カリウム性周期性四肢麻痺ではCACNA1SあるいはSCN4AのS4セグメント内のアルギニン残基の置換にとって起こるものが大部分である．アルギニン分子により＋に帯電していたものが，電荷のないアミノ酸（たとえばヒスチジン）に置換されることにより，イオンの透過性が変化する．

文　献

1) Ryan DP, Ptácek LJ：Episodic neurological channelopathies. Neuron. 2010; 68: 282-292.
2) Raja Rayan DL, Hanna MG：Skeletal muscle channelopathies: nondystrophic myotonias and periodic paralysis. Curr Opin Neurol. 2010; 23: 466-476.
3) Cannon SC：Voltage-sensor mutations in channelopathies of skeletal muscle. J Physiol. 2010; 588: 1887-1895.

17章 筋強直症候群（ミオトニー症候群）

筋強直（ミオトニー）が病的に延長する疾患の総称である．最も代表的な疾患は筋強直性ジストロフィーである．これらの疾患はチャネロパチーであることが多い．

1 症例呈示

症例　20歳代，男性

大学1年生の時に握力を測ってみたら20kg弱と以前の30kgと比べて低下してるのに気が付いた．その後高いところによじのぼりにくくなってきた．また滑舌の悪さを指摘されるようになってきた．

既往歴は特になく，白内障や糖尿病もない．家族歴も特記すべきことなし．

両側まつげ徴候陽性，発語はやや鼻声，その他に嚥下障害など明らかな球症状なし，口笛も吹ける．前頭部の禿なし，斧様顔貌というほどではないが，そういう目で見れば，口はやや開き気味の傾向がある．

歩行や階段昇降に異常なく，握力は左右とも20kg弱，把握性ミオトニー・叩打性ミオトニーとも認める．CK値は517IU/Lと軽度上昇．

神経伝導検査では異常なし．針筋電図では第一骨間筋などで図1の所見を得た．入院して精査の結果，筋強直性ジストロフィーと診断した．心筋症や不整脈・白内障・糖尿病の合併は今のところはなし．遺伝子検査は希望されなかったので施行していない．

2 筋強直性ジストロフィー

進行性の筋萎縮・筋力低下・ミオトニーを主徴とする常染色体優性遺伝をしめす遺伝性ミオパチー．第19染色体長腕のCTG反復配列に関係するトリプレットリピート病の一種である．この他に稀ではあるが第3染色体長腕に遺伝子座をもつ2型筋強直性ジストロフィー（DM2）＝近位型筋強直性ミオパチー（PROMM）が存在する（この場合第19染色体に責任遺伝子のある高頻度のものを1型筋強直性ジストロフィーと呼ぶ）．

遺伝的特徴としては，発病年齢が代を重ねるにしたがって早まる表現促進（anticipation）があり，発症した親よりも子が重症となる傾向がある．新生児から症状がみられる先天性筋強直性ジストロフィーはもっぱら母親からの遺伝である．有病率は10万人に1～5人，好発年齢は20～30歳代であるとされる．ミオパチーであるが心臓病・白内障・精神発達遅滞・糖尿病の合併など全身病として捉えてフォロー・管理すべき病気である．ミオパチーの程度，全身の合併症の有無・程度とも個人差が大きい．ぐにゃぐにゃ乳児（floppy infant）として出生する先天性筋強直性ジストロフィーから一生発症に気づかずすごす軽症者まで存在する．

A. 進行性筋萎縮，筋力低下

頭頸部においては，側頭筋・咬筋・胸鎖乳突筋の萎縮が目立ち斧様顔貌（hatchet face）を示す．"hatchet"は片手で使う小さめの斧の意である．胸鎖乳突筋の萎縮・筋力低下により仰臥

位のまま首が起きあがることができない．進行すると顔面筋の筋力低下，眼瞼下垂，外眼筋麻痺が出現することが多い．四肢ではどちらかというと遠位筋が強く障害される傾向がある．前脛骨筋の障害は早期からみられ，鶏歩となる．進行すると後頸部の諸筋の萎縮がめだち，首さがりとなり，また座位での頭部の固定が困難となる．他の筋の障害分布については個人差が著しい．

B．ミオトニー

収縮した筋が弛緩しにくい現象である．把握性ミオトニー（握った手指が開きにくい）や叩打性ミオトニー（拇指球の叩打により拇指の対立，舌の叩打によって舌のクローバ状変形が生じるなど）が診察室で容易に認められる．これにより筋電図では特異的なミオトニー放電を呈する（図1，2）．

C．全身合併症

下記の表のような多彩な症状が現れる．

診断：上記の特徴的な顔貌を含む臨床像，および原因遺伝子を検査会社にオーダーすることより診断は容易である．なお血清CKは筋力低下を示し歩行可能な患者であれば高値であるが，普通は1,000IU/L以下である．AST，ALT，LDHは筋病変に伴い高値となる．

また各種全身合併症の有無についての検査が不可欠である．合併症として重要なものはまずは不整脈・心筋症である．心房細動・心房粗動・房室ブロックの頻度が高い．ホルター心電図や心エコーなどのチェックが必要である．呼吸障害は本症の死因の中で最も頻度が高く，定期的な呼吸機能検査は不可欠である．また中枢性の呼吸障害を合併し，肺活量に比して低酸素血症，高炭酸ガス血症がめだつ．進行した症例では咽頭筋麻痺，食道拡張があり，嚥下障害を高率に認める．誤嚥は肺炎や突然死の死因となる．耐糖能異常／糖尿病と脂質代謝異常も高頻度に認められる．

表1　筋強直性ジストロフィーにみられる多系統の臓器障害

神経系	脳病変（脳神経原線維変化，脳萎縮，認知症，性格変化，過眠症，先天性筋強直性ジストロフィーでは高度の知能障害）
眼	白内障，網膜変性症，眼圧低下，眼瞼下垂，眼球運動障害，衝動性眼球運動が少ない，瞬目が少ない
耳	感音性難聴
皮膚	若年禿頭／頭髪脱毛，石灰化上皮腫
消化器	齲歯，咀嚼障害，嚥下障害，胃拡張，イレウス，巨大結腸症，便秘，まれに下痢，胆石　脂肪肝
呼吸器	肺胞低換気，呼吸調節障害，嚥下性肺炎
循環器	心伝導障害，心筋病変，動脈硬化症
内分泌代謝	耐糖能異常（インスリン過反応）／糖尿病，高脂血症，男性不妊（精巣萎縮），高頻度の流産，月経異常，早期閉経
免疫系	低ガンマグロブリン血症
骨格系	頭蓋骨肥厚，後縦靱帯骨化症，関節脱臼（顎関節など），副鼻腔巨大化
腫瘍	種々の悪性・良性腫瘍を発生，女性は子宮筋腫が極めて多い

出典）川井　充：筋強直性ジストロフィーの治療とケア．医学書院．東京．2000年．多系統臓器障害

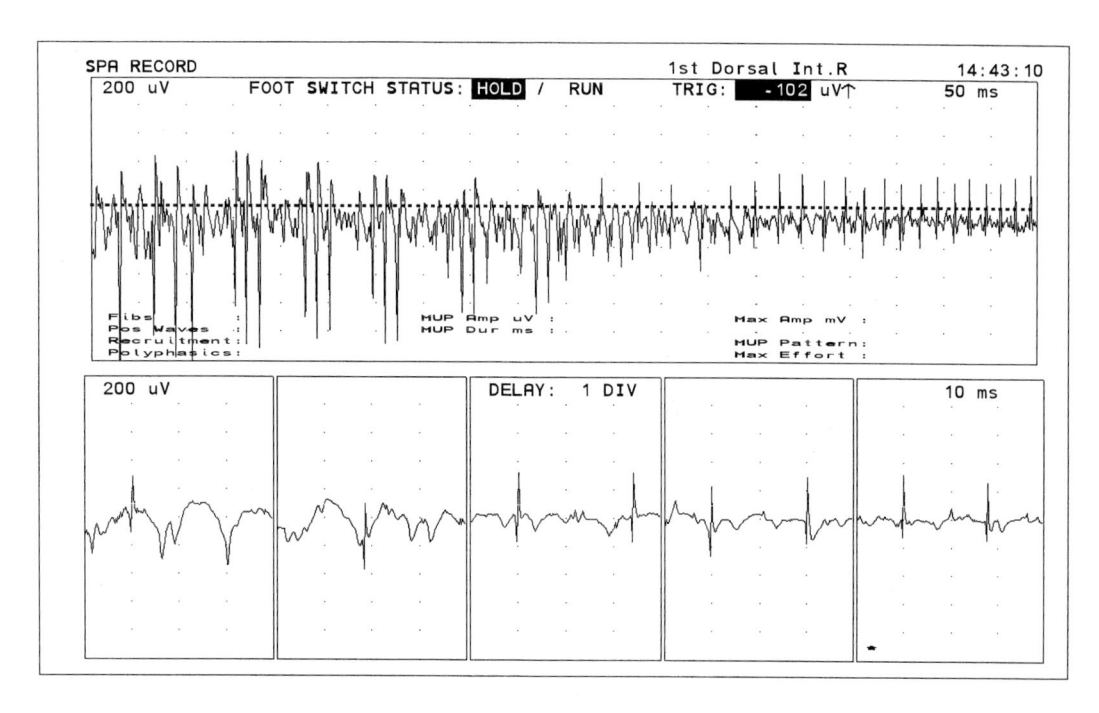

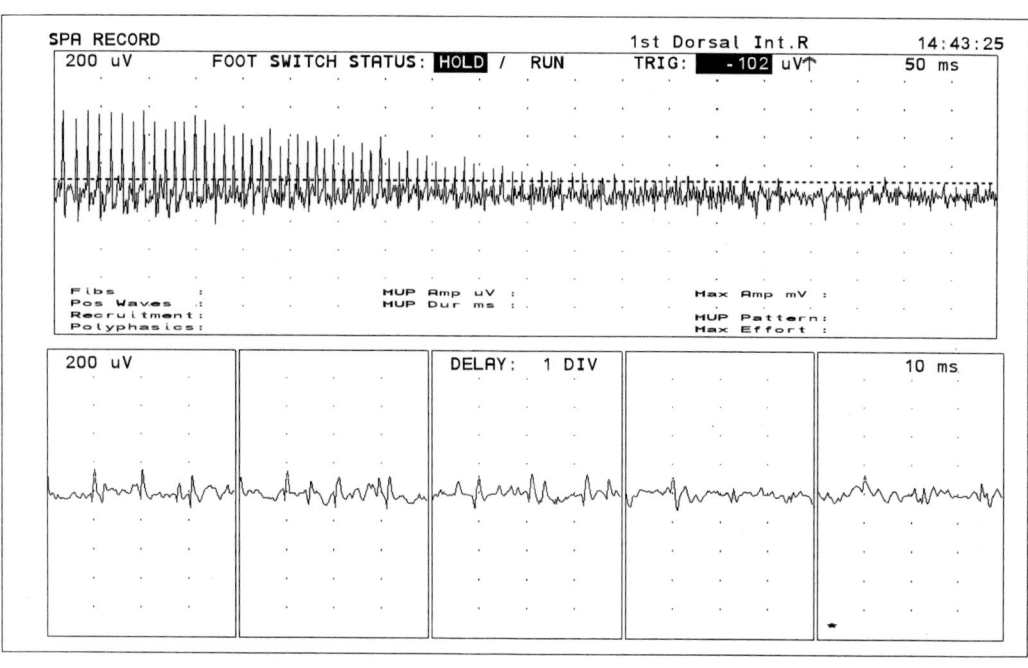

図1 高頻度の連続波形がその振幅と周波数を次第に減衰していくミオトニー放電

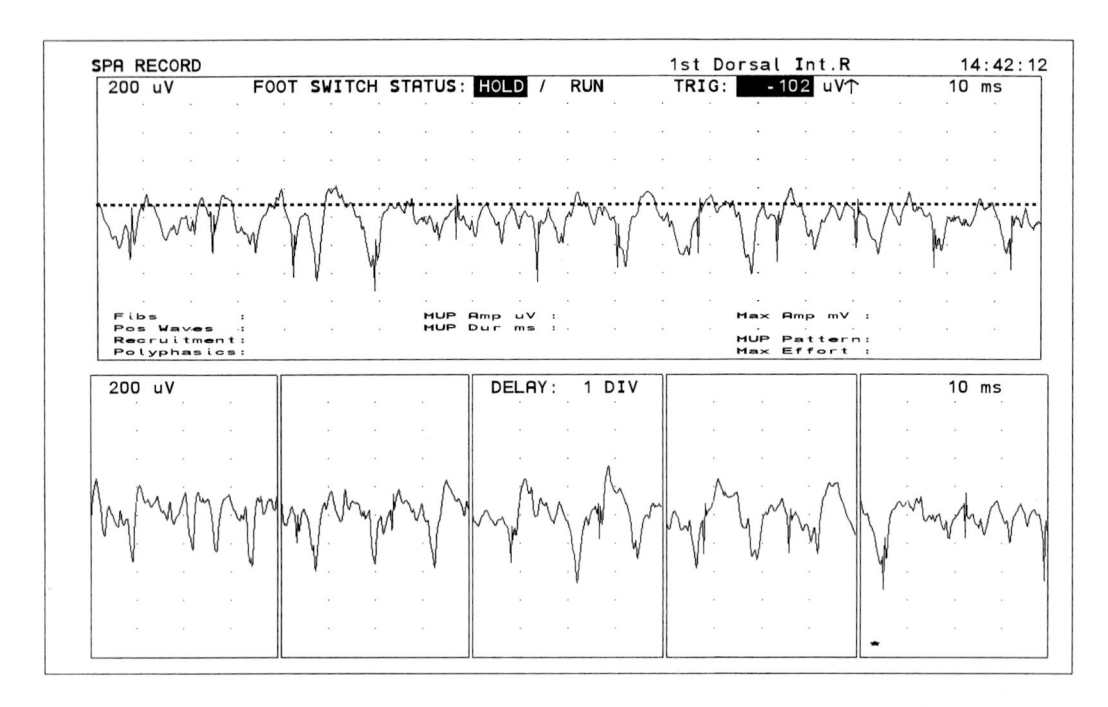

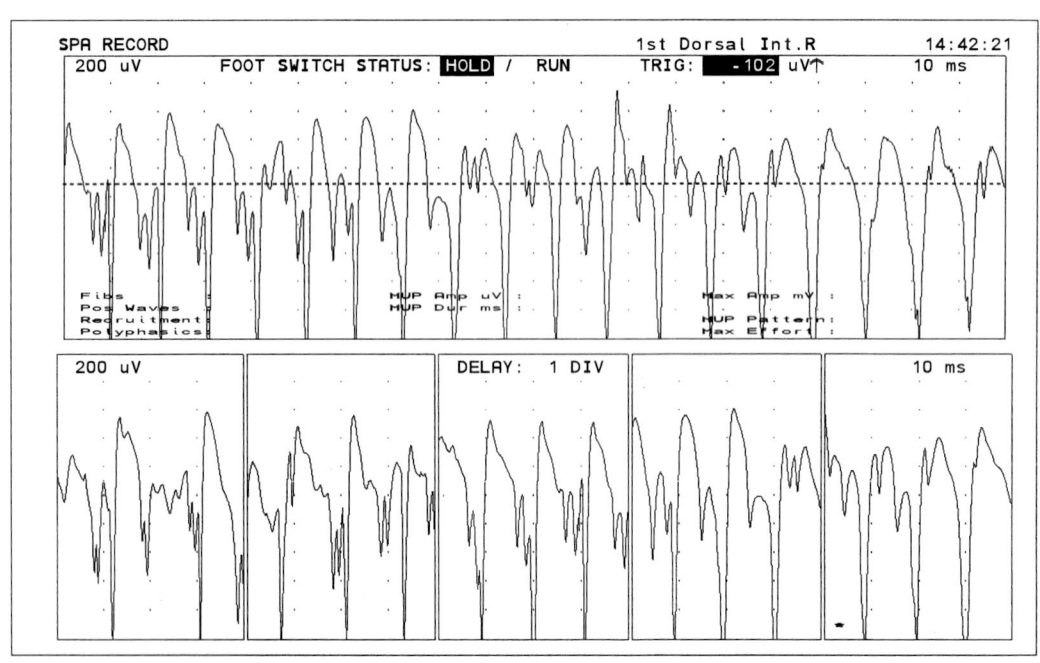

図2 ミオトニー放電をタイムスケールを拡大して記録．振幅の大きい陽性鋭波の連続である

3 その他のミオトニーを呈する疾患

A. 先天性ミオトニー

先天性ミオトニー（myotonia congenita）は，小児期より出現する筋のこわばり（ミオトニー）を特徴とする．筋緊張は筋を繰り返し収縮させることにより軽減する（warm-up現象）．筋はたいていの場合，肥大している．先天性ミオトニーには常染色体優性遺伝のThomsen病と常染色体劣性遺伝であるBecker型の2つが知られている．両者ともCl（クロール）チャネル遺伝子であるCLCN1が責任遺伝子である．筋線維の大小不同とタイプ2線維の減少が認められる．筋強直性ジストロフィーでみられる．中心核やsarcoplasmic massはほとんど認められない．常染色体劣性遺伝形式をとる筋強直症症例の方が常染色体優性遺伝形式をとる症例よりもしばしばミオトニーがより重度となる．常染色体劣性遺伝形式をとる患者においては，進行性の遠位筋優位の筋力低下，休息後の運動により誘発される一過性の脱力発作を呈することもある．発症年齢は様々である．常染色体優性遺伝形式の先天性ミオトニーにおいては，たいてい乳児から幼児期初期であるのに対し，常染色体劣性遺伝形式の先天性ミオトニーでは，平均発症年齢が僅かに高い．双方において発症年齢が30〜40歳代と遅い症例もある．先天性ミオトニーの臨床診断は，幼児期初期から始まった筋強直のエピソードの存在，短い運動によるミオトニーの軽減，筋に叩打を加えることによるミオトニーの誘発，針筋電図でのミオトニー放電所見，血清CK値の上昇，常染色体優性または劣性遺伝形式と一致する家族歴をもとにして行う．塩化物イオンチャネルをコードしているCLCN1が，先天性ミオトニーに関連していることが解明されている唯一の遺伝子である．シークエンス解析により，双方の遺伝形式の先天性ミオトニーを起こす症例の95％以上で，CLCN1遺伝子の変異が同定される．

B. 先天性パラミオトニー

古くから知られるミオトニーが運動によって緩和されるのに対し，この疾患群の場合は運動で症状が悪化するという逆の特徴をもつためパラドキシカルなミオトニーとして「パラミオトニー」と称されたらしい．先天性パラミオトニー（paramyotonia congenita）は常染色体優性遺伝であり，寒冷で暴露時に増悪するミオトニーを特徴とする．高カリウム性家族性周期性麻痺と同様にナトリウムチャネルSCN4Aに変異がある．筋病理では筋線維の大小不同が認められる．周期性四肢麻痺で認められる筋原線維の乱れやtubular aggregateが時に認められる．高カリウム性周期性四肢麻痺と先天性パラミオトニーは別のものと考えられていたが，同一疾患の中で表現型の相違と現在は考えられている．

C. Schwartz-Jampel症候群

Schwartz-Jampel（シュワルツ・ヤンペル）症候群は，別名，軟骨異栄養性筋強直症と称され，ミオトニー症状と軟骨異常を伴う遺伝性疾患で，生命予後は良いが成長と共に日常生活動作が障害される．顔面筋の緊張のため眼裂は狭小となり，口を尖らせた特徴的な顔貌を呈する．骨格異常としては，低身長，大関節の屈曲拘縮などが認められる．この疾患では，骨格異常とミオトニーという特異な臨床症状の組み合わせが知られていた．本疾患で観察されるミオトニーは，持続性，全身性に出現し，筋電図上も静止時に複合反復放電（complex repetitive discharge）と称される特徴的な所見を示す．骨格異常としては，低身長，大関節の屈曲拘縮，脊椎の後弯が認められる．日本国での報告例は10名以下であるが，診断方法が確立しておらず実際の患者数は不詳である．最近，原因遺伝子としてパールカン（HSPG2）遺伝子変異疾

患であることが示された.

D. ミオトニー以外の筋緊張亢進をともなう疾患

1) Isaacs syndrome

アイザークス症候群では後天的に電位依存性Kチャネルに対する抗体（抗VGKC抗体）が産生され，これにより中枢神経，末梢神経，自律神経の過興奮が起こる疾患である．fasciculation cramp syndromeとも呼ばれる．睡眠時も持続するミオキシア，運動により増強する有痛性筋けいれん・筋硬直，neuromyotoniaといった不随意運動および発汗過多・唾液／涙分泌過多・膀胱直腸障害などの自律神経症状，不整脈（期外収縮，QT延長），不眠・不安・抑うつなどの精神症状，体重減少などを呈する．神経学的には四肢の筋硬直，把握性ミオトニー，筋硬直に起因する歩行障害がみられるが，ミオトニー疾患と異なり，叩打性ミオトニーは認められない．検査所見としては血清抗VGKC抗体陽性，髄液 oligoclonal band 陽性．筋電図にて myokymic discharge, neuromyotonic discharge, 神経伝導速度にてCMAPあるいはF波に引き続く低振幅反復性筋電図（反復放電 stimulus induced repetitive discharge；SIRD）がみられる．重症筋無力症や橋本病など他の自己免疫疾患の合併していることもある．

2) rippling muscle disease

機械的な刺激により骨格筋収縮が惹起され叩打による筋の収縮・こわばりや mounding 現象を呈するミオパチー．もっぱら波打った（rippling）ような筋収縮だけで筋萎縮・筋力低下などは一般に伴わず病気とも思われず放置されている症例の方が多いとも思われる．遺伝性・孤発性いずれも報告されている．ミオトニーでは無く，筋電図上もミオトニー放電など著変はないが，時にミオトニー関連疾患との鑑別になりえる．

3) stiff-person disease

成人に発症する持続性の全身性筋硬直と発作性有痛性筋けいれんを主症状とする疾患．体幹筋に初発することが多いが，数週から数カ月で全身性・持続性となる．抗 gultamic acid decarboxylase（GAD）抗体が50〜70％の患者で陽性．GADはL-グルタミン酸からGABAの生成に働く酵素であり，抗体産生によりGADの機能が阻害されGABA作働性ニューロンが障害されてα運動ニューロンの興奮性が高まり，多シナプス性の外受容体反射の亢進が生じるという病態とされている．表面筋電図では安静時にも持続的な筋活動が認められて拮抗筋も同時に収縮する（continuous motor unit activity）現象が認められる．乳癌，肺癌，大腸癌，Hodgkinリンパ腫，咽頭癌，胸腺腫などの合併も知られており傍腫瘍性神経症候群として発症することもある．この疾患もミオトニーとは明らかに異なった疾患であるが，筋緊張の亢進を呈する疾患ということで，取り上げた．

文 献

1) 川井 充：筋強直性ジストロフィーの治療とケア．多系統臓器障害，医学書院．2000.
2) Dunø M, Colding-Jørgensen E: GeneReview. Myotonia Congenita Autosomal Dominant Myotonia Congenita, Autosomal Recessive Myotonia Congenita.
3) 厚生労働省 難治性疾患克服研究事業 筋チャネル病および関連疾患の診断・治療指針作成および新規治療法開発に向けた基盤整備のための研究班：Schwartz-Jampel症候群のわが国における診断システム確立とモデルマウスによる病態解明と治療研究班のまとめより．
4) Maki T, Matsumoto R, Kohara N, et al: Rippling is not always electrically silent in rippling muscle disease. Muscle Nerve. 2011; 43: 601-605.

18章 ミトコンドリア脳筋症

1 症例呈示

症例1

15歳のとき，意識消失発作にて発症し，その後何回か意識消失発作を繰り返した．18歳時よりふるえのため書字がやりにくくなった．26歳時に左三角筋から筋生検を行い，遺伝子診断を施行したところ，ミトコンドリアDNA（Mt DNA）の8344の点変異を認めた．脳波にて棘波を認め，抗てんかん薬を開始した．36歳頃から歩行時のふらつきが強くなった．また不随意運動（ミオクローヌス）のため，コップをおとしてしまうようになった．38歳時には，構音障害，四肢の軽度筋力低下，小脳性運動失調症を認め，歩行は失調性歩行であった．MMSEは27点であった．頭部MRIでは，小脳，大脳のびまん性の軽度萎縮を認めた．脳波では，全般性に棘徐波を認めた．なお家族歴があり，母親が同様の症状であった．

症例2

筋力低下にて発症し，平成X年に筋生検を施行した．筋生検では，筋線維の軽度大小不同を認め，わずかに壊死，再生線維を認めた（図1）．Gomori-trichrome染色では，少数のragged red fiberを認めた（図2）．チトクロームc酸化酵素（CCO）染色では染色性を欠く線維を認めた（図3）．その後，徐々に四肢体幹の筋力低下，嚥下障害，眼球運動障害は進行した．眼球運動は全方向性に障害され眼瞼下垂を認めている．現在，独歩は困難で，車いすにて移動している．

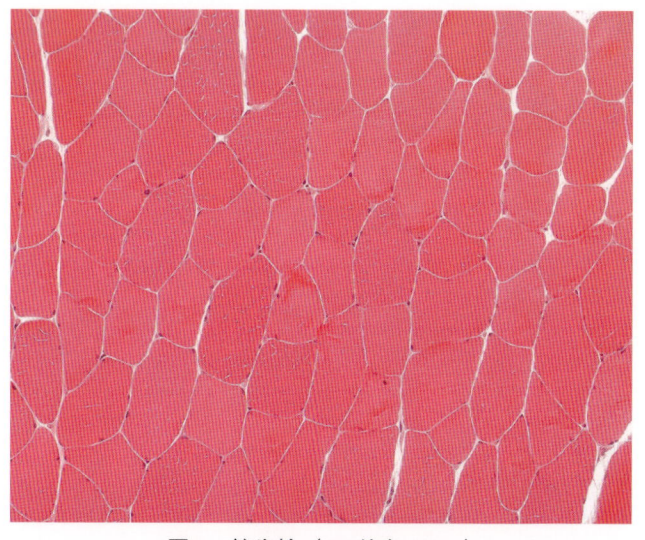

図1 筋生検（HE染色×200）

2 病態

　ミトコンドリア病は，ミトコンドリアの異常により種々の臓器の障害が引き起こされる病気である．

　ミトコンドリアは，内膜と外膜からなる2重膜に囲まれた直径 0.5～1μm の楕円状の細胞内小器官である．ミトコンドリアは，細胞内におけるエネルギー産生の場であり，ミトコンドリアの異常によりエネルギー依存の高い脳や筋肉が障害されやすい．ミトコンドリアは，独自の環状の DNA（Mt DNA）をもつ．精子にもミトコンドリアは含まれるが，受精の際に精子のミトコンドリアは排除されてしまう．このため，受精の時のミトコンドリアは卵子由来のものだけになる．したがって，ミトコンドリアの DNA は母親由来のものが，子どもに引き継がれていくことになる（母系遺伝）．

3 診断

　ミトコンドリア病の診断に有用なバイオマーカーは，乳酸とピルビン酸であり，血液や髄液で乳酸，ピルビン酸の高値を認めることがある．血液が正常でも髄液で，乳酸，ピルビン酸が高値になることがある．最近では，FGF-21 と GDF-15 がミトコンドリア病の新しいバイオマーカーとして注目されている．また，ミトコンドリア病では，代謝性アシドーシスもよくみられる．

　筋生検では，Gomori Trichrome 染色において，増加した異常ミトコンドリアは ragged red fiber（赤色ぼろ線維）として認識できる．ミトコンドリアを特異的に染色するコハク酸脱水素酵素（SDH）染色でも濃染する．コハク酸脱水素酵素（SDH）染色で動脈壁が濃染されることがあり，SSV（strongly SDH reactive blood vessels）と呼ばれる．チトクローム c 酸化酵素（CCO）染色では，染色性を欠く線維を認める．

　欠失をもつ変異 MtDNA は，正常の MtDNA と1つの組織で共存している（ヘテロプラスミー）．その割合は，症例間や組織によって異なる．血液には，変異 MtDNA の割合が少ないので，診断には変異 MtDNA の割合の多い筋肉を用いる．

　ミトコンドリア tRNA 遺伝子の点変異や

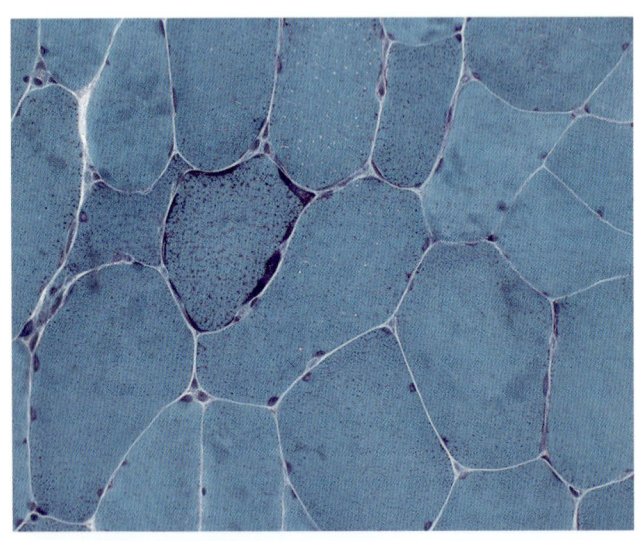

図2　筋生検（Gomori trichrome 染色×400）
ragged red fiber を認める．

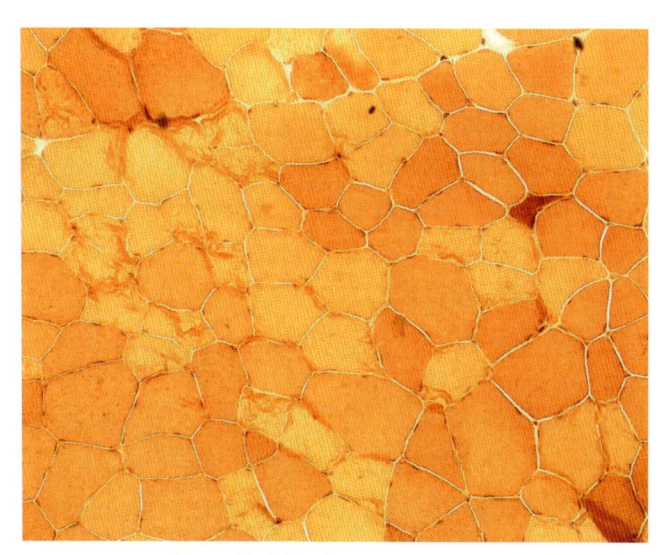

図3 筋生検（CCO染色×200）

MtDNAの大欠失では，基本的にはragged red fiberを認めるが，MtDNAの電子伝達系酵素の点変異の場合，ragged red fiberは陰性となることがあり，ragged red fiberを筋生検で認めなくても，ミトコンドリア病は否定できない．

ミトコンドリア病の3大病型として，MERRF（myoclonus epilepsy associated with ragged red fiber），CPEO（chronic progressive external ophthalmoplegia：慢性進行性外眼筋麻痺），MELAS（mitochondrial myopathy, encephalopathy, lactic acidosis and stroke-like episodes）がある．症例1は，MERRF，症例2はCPEOの症例である．

4 MERRF

MERRFは，日本のFukuharaらにより最初に報告された進行性ミオクローヌスてんかんを呈するミトコンドリア病である[1]．ミトコンドリアおよびMtDNAは，母親の卵細胞を介して遺伝する母系遺伝の形式をとるので，MERRFは母系遺伝形式を示す．家系内では，症状にかなりの違いがある．

MERRFの主な原因遺伝子は，MtDNAのリジンtRNA領域の8344におけるアデニン（A）からグアニン（G）への点突然変異（A8344G）であり[2,3]，MERRFの患者の80％程度にこの点変異を認める．その他の変異としては，T8356C, G8363A, G8361Aなどがある．MERRF患者では，各臓器で正常のMtDNAと変異型MtDNAが混在しており，その割合も異なっている（ヘテロプラスミー）[4]．発症年齢は，小児期から中高年であるが，10歳前後が比較的多い．症状としては，ミオクローヌス，けいれん発作，小脳失調，認知機能障害などを認める．症状は緩徐進行性である．検査結果としては，血液および髄液中の乳酸，ピルビン酸の高値および乳酸アシドーシスを認める．頭部CT/MRIでは，小脳，脳幹や大脳皮質の萎縮を認める．脳波では，基礎律動の徐波化に加え，光刺激で多棘徐波を認める．筋生検では，Gomori trichrome染色でragged red fiberを認める．チトクロームc酸化酵素（CCO）染色で染色性を欠く線維を認め，コハク酸脱水素酵素（SDH）染色で動脈壁の濃染（SSV：strongly SDH reactive blood vessels）を認める．

5 KSS, CPEO

CPEO の遺伝子変異[5]としては欠失，重複，点変異などがある．大欠失は，骨格筋 DNA を用いて MtDNA の大欠失をサザンブロット法あるいは PCR 法で検出する．

発症年齢は，小児から 70 歳前後と幅があるが，20 歳前後の発症が多いと考えられている．眼瞼下垂で発症することが多い．CPEO は外眼筋麻痺以外の症状としては，筋力低下を認める程度であるが，CPEO のうち，外眼筋麻痺に加えて，網膜色素変性，心伝導障害等を伴うものを KSS（Kearns-Sayre 症候群）という[6]．病気の進行とともに，筋力低下，筋萎縮が進行する．低身長や難聴を合併する症例もある．

運動負荷では，血液，髄液中の乳酸／ピルビン酸比が上昇する．筋生検では，筋線維の大小不同とともに Gomori trichrome 染色で ragged red fiber を認める．チトクローム c 酸化酵素（CCO）染色で染色性を欠く線維を認める．

6 MELAS

MELAS[7] 患者の約 80％程度に MtDNA の A3243G 変異を認める[8]．母系遺伝の形式をとり，同じ家系内でも症状には幅がある．10 歳頃に発症することが多い．脳卒中様発作（突然の頭痛，嘔吐，けいれん，麻痺など）を呈する．脳卒中様発作をくりかえすうちに認知機能は低下し，脳は萎縮していく．片頭痛，筋力低下，難聴，低身長なども認めることがある．

頭部 CT では，大脳基底核の石灰化を認めることがある．頭部 MRI では，病巣は T1 強調像で低信号，T2 強調像で高信号を示すが，病巣は脳動脈の支配領域に一致しない．SPECT では，超急性期は，血流が低下するが，その後血流増加が続く．筋生検では，Gomori trichrome 染色で ragged red fiber を認め出現頻度は高い．

チトクローム c 酸化酵素（CCO）染色では，染色が低下する線維もあれば，濃染する線維もある．コハク酸脱水素酵素（SDH）染色で動脈壁の濃染（SSV：strongly SDH reactive blood vessels）を認める．MELAS では，この SSV の出現頻度が高く，CCO 活性がある．

7 その他の型

他のミトコンドリア病の主なものとしては，Leber 病（LHON：Leber's hereditary optic neuropathy），Leigh 脳症，MNGIE（mitochondrial neurogastrointestinal encephalopathy）などがある．

Leber 病は，若年者に急性あるいは亜急性に片側の視力低下で発症し，その後視神経萎縮が生じる．母系遺伝を示し MtDNA の複合体 1 のサブユニットに属する 3 つ点変異が一次的変異と考えられる[9]．筋生検では明らかな異常は認めず，ragged red fiber も認めない．

Leigh 脳症[10] は，乳幼児期に発症する進行性の知的障害，けいれん，筋力低下，嚥下障害，呼吸障害，眼球運動障害などを呈する疾患である．頭部 CT では，大脳基底核，脳幹に両側対称性に低吸収域，頭部 MRI では，T$_2$ 強調像および FLAIR 像で，大脳基底核，脳幹に両側対称性に高信号域を認めることがある．血液，髄液中の乳酸，ピルビン酸が高値である．

MNGIE[11] は，thymidine phosphorylase 遺伝子変異により生じる病気である[12]．主な症状としては，進行性外眼筋麻痺と消化管運動障害がある．筋生検では，Gomori trichrome 染色で ragged red fiber を認める．

8 治療

ミトコンドリア病の治療としては，これまでのところ，根本的な治療法はないが，コエンザイム Q10，L-アルギニンの投与やてんかんに対

して抗てんかん薬の投与，MELAS の発作の際の L-アルギニンの点滴などが報告されている．

文　献

1) Fukuhara N, Tokiguchi S, Shirakawa K, et al: Myoclonus epilepsy associated with ragged-red fibers (mitochondrial abnormalities): disease entity or a syndrome? Light-and electron-microscopic studies of two cases and review of literature. J Neurol Sci. 1980; 47: 117-133.
2) Yoneda M, Tanno Y, Horai S, et al: A common mitochondrial DNA mutation in the t-RNA (Lys) of patients with myoclonus epilepsy associated with ragged-red fibers. Biochem Int. 1990; 21: 789-796.
3) Shoffner JM, Lott MT, Lezza AM, et al: Myoclonic epilepsy and ragged-red fiber disease (MERRF) is associated with a mitochondrial DNA tRNA (Lys) mutation. Cell. 1990; 61: 931-937.
4) Tanno T, Yoneda M, Tanaka K, et al: Uniform tissue distribution of tRNA (Lys) mutation in mitochondrial DNA in MERRF patients. Neurology. 1993; 43: 1198-1200.
5) Moraes CT, Dimauro S, Zeviani M, et al: Mitochondrial DNA deletions in progressive external ophthalmoplegia and Kearns-Sayre syndrome. N Engl J Med. 1989; 320: 1293-1299.
6) Kearns TP, Sayre GP: Retinitis pigmentosa, external ophthalmoplegia and complete heart block: Unusual syndrome with histologic study in one of two cases. Arch Ophthalmol. 1958; 60: 280-289.
7) Pavlakis SG, Phillips PC, Dimauro S, et al: Mitochondrial myopathy, encephalopathy, lactic acidosis, and stroke like episodes: a distinctive clinical syndrome. Ann Neurol. 1984; 16: 481-488.
8) Goto Y, Nonaka I, Horai S: A mutation in the tRNA-Leu (UUR) gene associated with the MELAS subgroup of mitochondrial encephalomyopathies. Nature. 1990; 348: 651-653.
9) Wallace DC, Singh G, Lott MT, et al: Mitochondrial DNA mutation associated with Leber's hereditary optic neuropathy. Science. 1988; 242: 1427-1430.
10) Finsterer J: Leigh and Leigh-like syndrome in children and adults. Pediatr Neurol. 2008; 39: 223-235.
11) Hirano M, Silvestri G, Blake DM, et al: Mitochondrial neurogastrointestinal encephalomyopathy (MNGIE): clinical, biochemical, and genetic features of an autosomal recessive mitochondrial disorder. Neurology. 1994; 94: 721-727.
12) Nishino I, Spinazzola A, Hirano M: Thymidine phosphorylase gene mutations in MNGIE, a human mitochondrial disorder. Science. 1999; 283: 689-692.

索 引

日本語索引

あ
アイザークス症候群	74, 192
アイスパック試験	165
アミロイド沈着	45
アレルギー性肉芽腫性血管炎	127

い
1型筋強直性ジストロフィー	103
意識障害	9
位相相殺	31
痛み	107
遺伝性圧脆弱性ニューロパチー	113, 146
遺伝性高カリウム血性周期性四肢麻痺	182, 183
遺伝性周期性四肢麻痺	181, 183
遺伝性低カリウム血性周期性四肢麻痺	182, 183
遺伝性ニューロパチー	145

う
運動異常	14
運動失調	15
運動神経伝導検査	29
運動単位電位	80
運動単位の動員	35
運動麻痺	10
運動優位ポリニューロパシー	5

え
壊死性血管炎	44
壊死性ミオパチー	172
エポン包埋トルイジンブルー染色	40
遠位型ミオパチー	105
遠位対称性脱髄性末梢神経障害	72
（塩化）エドロフォニウム試験（テンシロンテスト）	75, 101, 165

お
オニオン・バルブ形成	44, 148

か
外眼筋麻痺	68
外側大腿皮神経障害	113
解離性感覚障害	5, 18
家族性アミロイドニューロパチーの診断基準	21
カリウム惹起性ミオトニー	182
眼咽頭筋ジストロフィー	104
感覚障害の評価法	17
感覚障害の部位別症候	19
感覚神経活動電位	28
感覚神経伝導検査	28
ガングリオシド抗体	54
ガングリオシド複合体抗体	55
関節リウマチ	157
顔面肩甲上腕型筋ジストロフィー	104
顔面神経麻痺（Bell麻痺）	68

き
機械工の手	171
キサントクロミー	52
キャンピロバクター	54
急性運動麻痺	4, 10
急性運動感覚性軸索型ニューロパチー	71
急性運動性軸索型ニューロパチー	71
急性炎症性脱髄多発ニューロパチー	71
急性横断性脊髄障害	10
急性硬膜外血腫	9, 10
急性硬膜外膿瘍	9
急性呼吸不全	9
急性頭痛	9
急性脊髄硬膜外圧迫	9
急性めまい	9
局在性炎症性ニューロパチー	118
ギラン・バレー症候群	10, 36, 52, 54, 71, 133
ギラン・バレー症候群の診断基準	137
起立性低血圧	22
筋萎縮性側索硬化症	11, 167, 168
筋萎縮性側索硬化症の診断手引き	12

索引

近位糖尿病性ニューロパチー	59, 69
筋炎	76
筋強直	187
筋強直症候群	187
筋強直性ジストロフィー	13, 103
筋・筋膜疼痛症候群	155
筋原性変化	84
筋原線維間網	91
筋原線維性ミオパチー	96
筋ジストロフィー	13
筋疾患	76
筋疾患遺伝子診断	103
筋疾患の組織化学的診断	86
筋生検	85
筋線維束放電	80
筋線維束性収縮	167
筋電気生理	80
筋電図	80
筋病理学的診断	85
筋無力症候群	101
筋力の評価法	17

く
クリオグロブリン血症	132

け
頸椎症	5
血管炎性ニューロパチー	126, 129
腱反射	6
腱反射異常	18
腱反射の評価法	17
顕微鏡的多発血管炎	131

こ
抗 ARS 抗体	77
抗 CADM140 抗体	77, 172, 174
抗 dystrophin 抗体	96
抗 ganglionic AchR 抗体	76
抗 Jo-1 抗体	77, 171
抗 MDA5 抗体	77
抗 MUSK 抗体	76
抗 MuSK 抗体陽性重症筋無力症	101
抗 P／O 型 VGCC 抗体	166
抗 SRP 抗体	77, 174
抗 VGKC 抗体	74, 192
抗アセチルコリン受容体抗体	75
抗アミノアシル tRNA 合成酵素抗体	171
抗筋特異的受容体型チロシンキナーゼ	75
好酸球性多発血管炎性肉芽腫症	127
好酸球増多筋痛症候群	157
甲状腺機能亢進症を伴う低カリウム性周期性四肢麻痺	182
叩打性ミオトニー	188
後天性ミオパチー	13
硬膜内髄外性圧迫	9
硬膜内髄内性圧迫	9
抗ミエリン関連糖蛋白抗体	72
絞扼性神経障害	36, 113
ゴットロン徴候	171

さ
再生筋線維	90
サリドマイド	124
サルコイドニューロパチー	47

し
時間的分散	30, 31
時間的分散の増大	31
軸索型シャルコー・マリー・トゥース病	146
軸索障害	33
軸索変性	43
四肢麻痺	4
肢帯型筋ジストロフィー	95, 104
実験的自己免疫性末梢神経炎	134
刺入電位	80
しびれ	107
脂肪抑制 MRI-T2 強調画像	78
尺骨管症候群	113, 117

尺骨神経障害	69	線維自発電位	80
シャルコー・マリー・トゥース病	145	漸増現象	35
シャルコー・マリー・トゥース病の病型分類	146	先天性筋強直性ジストロフィー	103
シャルコー・マリー・トゥース病の病態	147	先天性筋ジストロフィー	106
周期性四肢麻痺	13, 181	先天性筋線維タイプ不均等症	105
重症筋無力症	13, 75, 100, 162, 165	先天性パラミオトニー	182, 191
重症筋無力症の診断手引き	15	先天性ミオトニー	182, 191
重症乳児型筋細管ミオパチー	105	先天性ミオパチー	105
終板電位	100	セントラルコア病	105
手根管症候群	68, 113, 116		
手根管症候群の電気診断	116	**そ**	
小径有髄線維	41	側頭動脈炎	159
小児皮膚筋炎	172		
小脳性運動失調	15	**た**	
侵害受容性疼痛	108	大径有髄線維	41
神経学的緊急症	8	脱神経所見	168
神経筋疾患診察	3	脱髄	31, 33, 43
神経疾患	8	脱髄型シャルコー・マリー・トゥース病	146
神経筋接合部	98	多発筋炎	170
神経筋接合部疾患	75, 98	多発硬化症	10
神経原性変化	84	多発神経炎	36
神経障害性疼痛	108	単神経麻痺	113
神経痛性筋萎縮症	118	蛋白細胞解離	52
神経電気生理	27		
神経伝導検査	28	**ち**	
進行性多巣性ニューロパチー	118	知覚優位ポリニューロパシー	5
診察の要点	4	遅発性筋痛	155
深部感覚異常	17	チャネロパチー（チャネル病）	184, 187
		中心核ミオパチー	87, 105
す		肘部管症候群	69, 113, 117
髄液検査	48		
ステロイドパルス療法	141, 173	**つ**	
		対麻痺	4
せ			
成人発症 Still 病	159	**て**	
正中神経障害	68	電気生理検査	27
赤色ぼろ線維	90	テンシロンテスト	75, 101
脊髄後索性運動失調	15	伝導ブロック	31
線維筋痛症	159		

索 引

と
凍結標本	40
瞳孔異常	22
橈骨神経麻痺	113
糖尿病筋萎縮	69
糖尿病性多発神経障害の診断基準	65
糖尿病性多発性神経障害の簡易診断基準	64
糖尿病性多発ニューロパチー	59, 150
糖尿病性単ニューロパチー	68
糖尿病性ニューロパチー	59, 150
糖尿病性腰仙部神経根叢ニューロパチー	69
ときほぐし線維法	42
トリクローム染色	86, 90

な
内鞘浮腫	46
軟骨異栄養性筋強直症	191

に
2型筋強直性ジストロフィー	103
二次性周期性四肢麻痺	182
ニューロミオトニー	74

ね
ネマリンミオパチー	105

は
把握性ミオトニー	188
排尿障害	22
パジャマ徴候	16
パラフィン標本	40
針筋電図	34
ハンセン病	46
反復刺激検査	34, 165

ひ
腓骨神経麻痺	69, 113
微小終板電位	100
非全身性血管炎性ニューロパチー	131

皮
皮膚筋炎	171
皮膚筋炎および多発筋炎の診断手引き	13
腓腹神経生検	39
皮膚反射異常	18
表在感覚異常	16
病的反射	18
表皮内神経	67

ふ
部位診断に有効な6S感覚障害型	5
フィッシャー症候群	54, 133, 143
フィブリノイド変性	44
封入体筋炎	175, 176
封入体筋炎の筋生検所見	177
封入体ミオパチー	180
複合筋活動電位	29
複合知覚異常	17
複合反復放電	80, 191
福山型先天性筋ジストロフィー	95, 106
不随意運動	14
縁取り空胞	90, 177

へ
ヘリオトロープ疹	171
片麻痺	4

ほ
歩行障害の検査法	16
補助検査の要点	7
本態性振戦	14

ま
末梢神経遺伝学的診断	55
末梢神経血液生化学	48
末梢神経障害	71
末梢神経生検	38
末梢神経病理	38
慢性炎症性脱髄性ポリニューロパチー	20
慢性炎症性脱髄性多発根ニューロパチー	139

慢性進行性外眼筋麻痺	195		免疫グロブリン大量静注療法	173
慢性疼痛	109			

み

ミオキミー放電	80
ミオトニー	187, 188
ミオトニー症候群	187
ミオトニー放電	80, 188
ミオパチーの鑑別診断	13
ミトコンドリア	194
ミトコンドリア脳筋症	193
三好型遠位型ミオパチー	95

む

無筋症性皮膚筋炎	171
虫食い像	91

め

メルファラン	124
メロシン欠損型先天性筋ジストロフィー	106

も

モルヴァン症候群	75
問診の要点	3

よ

陽性鋭波	80

ら

ランバート・イートン［筋無力］症候群	75, 101, 162

り

リウマチ疾患	8
リウマチ性多発筋痛症	154, 155

わ

腕神経叢炎	74
腕神経叢ニューロパチー	118

索 引

外国語索引

A

α-dystroglycanopathy　95
acute inflammatory demyelInatIng
　　polyradiculoneuropathy（AIDP）　133
acute motor axonal neuropathy（AMAN）　133
acute motor sensory axonal neuropathy（AMSAN）
　　　133
AIDP　10, 71, 133
AMAN　71, 133
AMSAN　71, 133
amyopathic dermatomyositis　171
amyotrophic lateral sclerosis（ALS）　11, 167
Andersen-Tawil 症候群　182, 183
ATPase 染色　86, 93

B

Becker 型筋ジストロフィー　95, 103
Bell 麻痺　68
ber type grouping　93
Bickerstaff 型脳炎　71

C

calpain-3 欠損症　91, 95
carpal tunnel syndrome（CTS）　116
central core disease　91
centronuclear myopathy　87
Charcot-Marie-Tooth disease（CMT）　145
Charcot-Marie-Tooth 病 1A 型　44
chronic inflammatory demyelinating
　　polyradiculoneuropathy（CIDP）　31, 139
chronic progressive external ophthalmoplegia
　　（CPEO）　195
Churg-Strauss 症候群　50, 73, 127
CIDP 診断基準　20
complex repetitive discharge（CRD）　81, 191
compound muscle action potential（CMAP）　29
conduction block　31
Crow-Fukase 症候群　50, 122

cytoplasmic body　90

D

Dejerine-Sottas 病
delayed-onset muscle soreness（DOMS）　155
diabetic neuropathy　59, 150
Duchenne 型筋ジストロフィー　96, 103
dysferlin 欠損症　95

E

E-C カップリング　33
early recruitment　84, 170
EGR2　57
Emery-Dreifess 型筋ジストロフィー　95, 105
endplate potential　100
eosinophilia-myalgia syndrome（EMS）　157
eosinophilic granulomatosis with polyangiitis
　　（EGPA）　127
experimental autoimmune neuritis（EAN）　134

F

F 波　29, 30
facioscapulohumeral muscular dystrophy　104
fascicular biopsy　39
fasciculation cramp syndrome　192
fasciculation potential　80
fasciulation　167
fibrillation potential　80
fibromyalgia syndrome（FMS）　159
Fisher syndrome　133, 143

G

γ グロブリン大量療法　119
GBS の診断基準　137
GD1a　55
GD1b　54
GM1　54
Gowers 徴候　16

GQ1b	54
grouped atrophy	87
Guillain-Barré 症候群（GBS）	133
Guyon 管症候群	117

H
Hansen 病	46
Harvey-Masland test	165
HE 染色	86, 87
Hughes の functional grade	135

I
IBMPFD	180
inclusion body myopathy	180
inclusion body myositis	176
insertion potential	80
intermyofibrillar network	91
Isaacs syndrome	74, 192

K
Kearns-Sayre 症候群	196

L
Lambert-Eaton［筋無力］症候群（LEMS）	35, 75, 101, 162
late recruitment	84
Leber 病	196
Leigh 脳症	196
Lewis-Sumner 症候群	72
limb-gridle muscular dystrophy	104

M
M 蛋白関連ニューロパチー	50
M 波	29
MELAS	196
meralgia paresthetica	113
MERRF	194, 195
MFN2	56
Michigan Diabetic Neuropathy Score	66
miniature endplate potential	100
mitochondrial neurogastrointestinal encephalopathy（MNGIE）	196
mitochoondrial myopathy, encephalopathy, lactic acidosis and stroke-like episode（MELAS）	195
MNGE	196
modified Gomori-trichrome 染色	86
moth-eaten appearance	91
motor unit potential	80
MPZ	56
multifocal acquired sensory and motor neuropathy（MADSAM）	118
multifocal motor neuropathy（MMN）	50, 118
muscle specific tyrosine kinase（MuSK）	99, 99
myasthenia gravis（MG）	100, 162, 165
myelin ovoids	42, 43
myofibrillar myopathy	96
myoclonus epilepsy associated with ragged red fiber（MERRF）	195
myofascial pain syndrome（MPS）	155
myokymic discharge	80
myotonia congenita	191
myotonic discharge	80

N
NADH-TR 染色	86, 90
naked axon	43
neuromyelitis optica（NMO）	11
Neuropathy Impairment Score of Lower Limbs	64
nuclear clump	87

O
Osserman 病型分類	14

P
P/Q 型電位依存性カルシウムチャネル	100
painful neuropathy	109
paramyotonia congenita	191
perifascicular atrophy	87

索 引

periodic paralysis	181
perivascular cuffing	46
PGP9.5 抗体	67
phase cancellation	31
plasma cell dyscrasia	125
PMP22 欠失	56
PMP22 重複	56
POEMS 症候群	50, 122
polymyalgia rheumatica（PMR）	154, 155
positive sharp wave	80, 168

R

ragged red fiber	90, 193, 194, 197
repetitive（nerve）stimulation	34, 165
rimmed vacuole	90, 177
ring finger splitting	113
rippling muscle disease	192
Rochester Diabetic Neuropathy Study	64
RS3PE 症候群	157

S

sarcoglycan 欠損症	95
Schwartz-Jampel 症候群	191
sensory nerve action potential（SNAP）	28
SLE チェックリスト	3
small fiber neuropathy	109
SOX10	57
spastic paraplegia（SPG）	12
stiff-person disease	192
strongly SDH reactive blood vessels	94, 194

T

Tabes dorsalis の WASSERMANN	6
target formation	91
targetoid fiber	91
temporal dispersion	31
Tinel 徴候	116
Toronto Clinical Neuropathy Score	66
tubular aggregates	90
type 1 fiber predominancy	93

U

Ullrich 型先天性筋ジストロフィー	91

V

vascular endothelial growth factor（VEGF）	122
voltage-gated calcium chanel	100

W

waning	100
waxing	35, 101
xanthochromia	52

神経筋の検査と症例診断

2015 年 4 月 15 日　第 1 版第 1 刷 ©

編　　著	秋口一郎	AKIGUCHI, Ichiro
	岡　伸幸	OKA, Nobuyuki
	中野　智	NAKANO, Satoshi
発 行 者	市井輝和	
発 行 所	株式会社　金芳堂	

　　　　　　〒 606-8425 京都市左京区鹿ヶ谷西寺ノ前町34番地
　　　　　　振替　01030-1-15605
　　　　　　電話　075-751-1111（代）
　　　　　　http://www.kinpodo-pub.co.jp/

組　　版	株式会社 データボックス
印　　刷	株式会社 サンエムカラー
製　　本	有限会社 清水製本所

落丁・乱丁本は直接小社へお送りください．お取替え致します．

Printed in Japan
ISBN978-4-7653-1634-7

JCOPY <(社)出版者著作権管理機構 委託出版物>

本書の無断複写は著作権法上での例外を除き禁じられています．複写される場合は，その都度事前に，(社)出版者著作権管理機構（電話 03-3513-6969，FAX 03-3513-6979，e-mail: info@jcopy.or.jp）の許諾を得てください．

●本書のコピー，スキャン，デジタル化等の無断複製は著作権法上での例外を除き禁じられています．本書を代行業者等の第三者に依頼してスキャンやデジタル化することは，たとえ個人や家庭内の利用でも著作権法違反です．